齊藤万比古
Saito Kazuhiko

増補
不登校の児童・思春期
精神医学

増補版 諸言

　2006年10月18日から千葉市の幕張メッセ国際会議場で筆者が会長として開催した第47回児童青年精神医学会総会の初日の朝，書籍販売コーナーの一角にうずたかく積まれていたのが本書の初版であった。それがまさに初めて本書の世に出た瞬間である。不登校に触れた会長講演の終了後，本書を求める長い列ができていたのを覚えている。
　その後現在まで不登校に関する書籍の一つとして10年にわたって世に在りつづけることのできた本書ではあるが，10年という時間は書かれた内容を徐々に風化させていくに十分な力を持っており，本書もまたそれによる劣化を免れるものではない。その例を挙げるなら，第1部の題名である「不登校の現在」がその典型であろう。この「現在」とはいつのことかといえば，それは第1章「最近の不登校のとらえ方」の初出論文が2004年のものであること，そしてその文章が比較の対象としている第4章が章名にもあるように1993年の初出であるといった具合に，まさに10年前と20年前の比較における「(2004年) 現在」の不登校事情なのである。もう一つ例を挙げるなら，第5章「不登校と心の発達」の文末に「不登校と発達障害」という項目を置いているが，その記述は今となってはあまりに薄い記述になっている。その初出論文が1997年に書かれていることからしても，20世紀末わが国の不登校に関する議論において，発達障害は2016年現在ほどの重要な位置は占めていなかったことが一目瞭然である。以上のような側面は存在するにしても，本書初版を構成する各章は現在の私の不登校論，ひいては子どもの精神科臨床論に私の思考を導いてくれた欠くことのできない構成要因であり思考の歴史であるという点で，風化を理由に増補版から削除すべき章はないと考えた。
　一方，まったくといってよいほど風化を免れている章も多い。その典型的な一例を挙げるとすれば第13章「不登校の病院内学級中学校卒業後10年間の追

跡研究」である。これは 2000 年に日本児童青年精神医学会誌である「児童青年精神医学とその近接領域」に掲載された原著論文を初出としたものである。これは義務教育期間中に長期にわたる不登校を経験し，児童精神科入院治療を受けた不登校児の病院内学級卒業後 25 歳までの 10 年間の 1 年ごとの社会適応状況を評価した研究で，不登校の筆者が提案する下位分類（過剰適応型，受動型，衝動統制未熟型，混合型の 4 型）が社会的予後と関連が深いこと，義務教育期間中の不登校状態に随伴していた症状のいくつか（例えば家庭内暴力）が 10 年後の社会的予後の悪さをある程度予言できる要因であること，10 年間の間の前半である 20 歳以下の年代の社会適応状況は 25 歳の社会適応状態と必ずしも一致しないが，21 歳以後 24 歳までの社会適応状況は 25 歳のそれと基本的に一致するといった知見を記述している。このような論文は 10 年の間に追試的な研究や，他の設定での経過観察の結果などによって書き改められるべきものと筆者は考えるが，現在に至るまで教育社会学の観点から調査された森田洋二氏の 2001 年の追跡調査報告がある以外に目立った研究報告はなく，不登校の児童精神医学的観点による長期経過に関する結果と考察として第 13 章は現在でも多くの読者に読んでもらいたいと願っている。読んでもらった上で，不登校の新たな追跡調査研究に取り組む動機を持っていただけるなら，そして結果として第 13 章の資料はすでに古典的資料にすぎないと証明してくるなら，著者としてはそれに勝る喜びはない。

　同じように現在でもけっして古びていないと感じている不登校関連の課題として，第 9 章と第 13 章で取り扱っている不登校の下位分類の概念と，第 10 章，第 11 章で取り組んでいる入院治療の考え方を挙げておきたい。どちらも，不登校の治療・支援を考える上で大切な独創的考え方であると，我田引水となっていないか懸念しつつも，考えてきた。これらの概念はその後の筆者の臨床活動においても，概念化のための思考過程においても，重要な鍵概念であり続けている。

　筆者はこのような思いで本書の考え方を 10 年にわたって温め続け，それを土台に現在の不登校，とりわけ思春期の不登校にあらわれた，2016 年現在の思春期心性をとらえようと努めてきた。本書初版の各章に，筆者の 2016 年現在の不登校論の到達点を示す 3 章（第 19 章，20 章，21 章）を加えることで，本書初版をここまで育んでくれた読者と，これから新たに不登校の治療・支援に関わろうとする若き読者に，不登校論の展開と現在の考え方を一連の流れとしてと

らえる機会を提供し，その展望を持って臨床に関わろうと感じてくれることを期待した。これが本書増補版を世に問う理由である。望むらくは，本書がさらにしばらくの間読者に愛され育まれることで，新たな不登校論の展開を鼓舞する風となり，踏み石とならんことを。そうなったときに初めて，本書は静かに風に同化し，舞い散ることができるだろう。

2016年秋
齊藤万比古

初版 緒言

　本論文集は，20年余にわたり折にふれて書き綴ってきた不登校に関する論述を，テーマ別にまとめて編んだものである。

　不登校は，わが国の戦後児童青年精神医学史における主要かつ象徴的な課題として，自閉症とならんで特有な位置を占めてきた。自閉症が広汎性発達障害という疾患群概念に再編され，わが国特有な発達障害概念の中核をなすまでに発展してきたのに対して，一方の不登校は，病理的現象で子どもの問題をとらえるのが普通であった1960年代から80年代にかけての一時期の隆盛に比べると，国際疾病分類に準じた疾患概念単位で子どもの問題を整理していく現在の児童青年精神医学の潮流の中では，その臨床的単位としての存在意義が著しく低下しているように感じられる。

　もちろん筆者は，疾患概念単位の観点から不登校の子どもを診断・評価し，治療法を組み立てていくことの利点を否定するつもりはない。しかし筆者は，精神医療の立場で不登校の子どもの治療・支援に関与してきた経験から，「不登校」という現象そのものが通常とは異なる特異的な生活様式と対人関係性を特徴とする共通の状況を作り出し，そのことを通じて不登校中の子どもに共通の発達的圧力をおよぼしているのではないかと感じていた。もしそうであるとすれば，不登校児が背景精神疾患の異質性を超えた共通の症状ないし病理現象を不登校中に示し，そのため個々の背景疾患を超えた共通の支援技法と支援戦略が，背景疾患への治療とは独立して考慮されるべきであるということは当然ということになるのではないだろうか。筆者には，不登校は疾患単位としては成立できないにしても，特有な精神発達上の軛を子どもに科す輪郭のかなり明瞭な臨床的単位であるという思いがあり，漠然と現象ないし症状として一般化することには一貫して抵抗がある。やはり不登校の児童青年精神医学的な治療・支援とは，個々の精神疾患の治療という次元に加えて，一人の子どもの不登校という状況にどのような支援

が可能で，どのような見通しを持てるのか，そしてそれらの判断を促すサインとは何かといった臨床上の問いに答えを提供できるような，不登校という臨床的単位の特性を大きくとらえる巨視的な次元を組み込むところに成立するものなのではないだろうか。そして不登校という現象がこれまで筆者の心をとらえて離さなかったのは，不登校のこの包括性にあったように今は思われてならない。

　本書は，以上のような現在の筆者の不登校論を成立させるにいたった経過を示す論文を集めたものであり，人間が乳幼児期から思春期・青年期を通じてたどる心の成熟過程にも似て，円を描きながら螺旋状に高度を上昇させていく思考経路を再録している。すなわち本書は，現在の筆者の不登校論を横断的に展開することを目的としたものではなく，不登校をめぐる筆者の思考過程を時間軸に沿い，かつテーマに沿って行きつ戻りつするという内容となっている。そのため本書は，あちこちで同じ用語や概念が繰り返し現れ，しかも徐々にその意味を修正していくという組み立てになっている。読者の中にはこの点が冗長に感じられる向きもあろうかと思われるが，筆者が不登校概念を通じて流動的かつ不定形な児童青年精神医学を徐々に消化し，自分なりに組み立てていった思考過程に関心を持っていただけるなら幸いである。

　本書では不登校を表現する用語として「登校拒否」と「不登校」の両者が使用されている。これは不登校概念が 1950 年代に「学校恐怖症」という用語で導入され，その後まもなく「登校拒否」という新概念に置き換えられ，そのまま 1980 年代の終わり頃までごく普通に用いられてきたが，1990 年代の前半になって急速に「不登校」へと呼びかえられるにいたったわが国における歴史を踏まえて，各論文の発表当時に採用した概念や用語を修正せずにそのまま用いることにしたためである。誤字脱字や明らかに執筆当時の筆者の誤解であった文章は本書の編集過程で修正したが，それ以外はできるだけ原文のまま掲載している。その代わり，各部のはじめに解題を記して，各論文の執筆当時の意図と，その部に含めた意義を解説した。なお精神疾患の呼称については基本的には執筆当時の疾患名を採用しているが，現在の読者が困惑せずに読み進められるよう，Schizophrenia は参考文献を除いて執筆時期に関係なく，「統合失調症」に統一した。

　本書に含めた論文はいずれも当然筆者の手になる文章ではあるが，その成り立ちには渡辺位先生，上林靖子先生，奥村直史先生，佐藤至子先生など国府台病院の児童精神科臨床で出会った先輩や同僚諸氏の支援があったことはいうまでもない。また，何よりも 27 年間の児童精神科医としての筆者に不登校治療の経験を

与えてくれた当時の子どもたち，そして子ども以上に出会う機会の多かった親御さんたちに助けられ鼓舞されたものであることを特記しておきたい。また，精神科医として歩き始めたばかりの筆者に，千葉大付属病院の児童精神科外来での臨床とスーパービジョンを通じて児童青年精神医学の醍醐味を実感させてくださった野澤栄司先生，国府台病院児童精神科への参加を促してくださり，精神科医としての道を厳しくまた寛容に支えてくださった荒川直人先生，清水順三郎先生，浦田重治郎先生をはじめ国府台病院精神科の先輩諸先生の存在なしに本書は在りえないことを記しておきたい。

齊藤万比古

目次

増補版 緒言　3

初版 緒言　6

第1部　不登校の現在

第1章　最近の不登校のとらえ方　13
はじめに　13　／　I　不登校概念の展開　13　／　II　新協力者会議報告にみる文科省の不登校への新たな対応姿勢　14　／　III　不登校の「精神医学化」　16　／　IV　不登校の多軸評価　17　／　おわりに　20

第2章　不登校概説　22
I　概念　22　／　II　疫学　23　／　III　病因　23　／　IV　臨床的特徴　24　／　V　診断と診断基準　26　／　治療　26

第2部　不登校の諸側面

第3章　不登校に見る子どもの攻撃性と脆弱性　31
はじめに　31　／　I　不登校の諸段階　32　／　II　不登校における「脆弱性」について　33　／　III　不登校における攻撃性について　44

第4章　1993年：登校拒否の現状と治療　48
はじめに　48　／　I　登校拒否論をめぐる二つの潮流　48　／　II　登校拒否の下位分類診断　51　／　III　今日の登校拒否治療　52　／　IV　他部門との連携　54　／　おわりに　55

第5章　不登校と心の発達　58
はじめに　58　／　I　外界への発達過程　58　／　II　外界への発達の危機　60　／　III　不登校（家族内へのひきこもり）　61　／　IV　不登校のもたらした発達危機　63　／　V　不登校と発達障害　64

第6章 思春期心性と不登校　66
Ⅰ　不登校の概念　66　／　Ⅱ　不登校の発現要因　67　／　Ⅲ　不登校の経過中に見られる諸現象　67　／　Ⅳ　不登校への援助　71　／　Ⅴ　不登校の長期経過（予後）　74

第7章 不登校の心身相関　75
Ⅰ　医療対象としての不登校　75　／　Ⅱ　不登校に伴う身体症状　76　／　Ⅲ　不登校の経過における身体症状の出現時期　77　／　Ⅳ　身体症状の質的相違による不登校の心身医学的分類　78　／　おわりに　84

第8章 不登校・ひきこもりの精神医学的観点　86
はじめに　86　／　Ⅰ　定義　86　／　Ⅱ　児童精神医学的診断　87　／　Ⅲ　「不登校・ひきこもり」と区別すべき精神疾患　89　／　おわりに　90

第3部　不登校の治療論

第9章 登校拒否の下位分類と精神療法　95
はじめに　95　／　Ⅰ　精神療法における年齢の問題　95　／　Ⅱ　登校拒否各型の精神療法　98　／　おわりに　104

第10章 入院治療における登校拒否の集団精神療法　106
はじめに　106　／　Ⅰ　メンバーの選択　107　／　Ⅱ　治療の構造と枠組み　108　／　Ⅲ　集団精神療法の経過　109　／　Ⅳ　治療者の役割　114

第11章 登校拒否の入院治療　117
はじめに　117　／　Ⅰ　入院治療が考慮されるとき（その適応と利点）　117　／　Ⅱ　入院治療の構造　119　／　Ⅲ　入院治療の経過について　124　／　おわりに　126

第4部　不登校の長期経過

第12章　不登校だった子どもたちのその後　131
Ⅰ　不登校という現象　131　／　Ⅱ　不登校の回復過程　132　／　Ⅲ　不登校の遷延化　134　／　Ⅳ　不登校の予後について　136　／　Ⅴ　不登校の中学校卒業後の10年　137

第13章　不登校の病院内学級中学校卒業後 10年間の追跡研究　140
はじめに　140　／　Ⅰ　対象および方法　140　／　Ⅱ　結果　141　／　Ⅲ　考察　152　／　Ⅳ　まとめ　164

第5部　不登校の周辺領域

第14章　反抗挑戦性障害　173
はじめに　173　／　Ⅰ　症例　173　／　Ⅱ　考察　177

第15章　家庭内暴力　183
はじめに　183　／　Ⅰ　概念・定義・歴史　183　／　Ⅱ　分類　184　／　Ⅲ　発現要因　185　／　Ⅳ　状態像・診断　189　／　Ⅴ　治療　191　／　予後　195

第16章　青少年の自殺行動をめぐって　198
はじめに　198　／　Ⅰ　わが国における青少年の自殺の実態　198　／　Ⅱ　青少年の自殺願望と自殺企図　201　／　Ⅲ　青少年の自殺の直接動機と準備状態　203　／　Ⅳ　青少年のさまざまな自殺行動　205　／　おわりに　210

第17章　思春期の仲間集団体験における「いじめ」　213
はじめに　213　／　Ⅰ　いじめという現象　213　／　Ⅱ　いじめの構造と展開　215　／　Ⅲ　思春期の仲間集団について　219　／　Ⅳ　現代の子どもの置かれた環境　221　／　Ⅴ　"いじめ"問題を大人はどうとらえるべきか　223

第18章 中学生の心のケア　児童精神科医から学校への提言　225

はじめに 225 ／ Ⅰ なぜ中学生は学校では弱みを見せないのか 226 ／ Ⅱ なぜ内的葛藤の高まりがすぐに"ひきこもり"に結びつかないのか？ 228 ／ Ⅲ なぜ教師は中学生の不適応行動を親の問題と決めつけてはいけないのか？ 232 ／ Ⅳ 中学生の心のケアをめぐる教師への提言 235

第6部　不登校・ひきこもりとその治療

第19章 思春期の不登校の精神医学　243

はじめに 243 ／ Ⅰ 思春期不登校の精神医学的理解 244 ／ Ⅱ 思春期心性の不登校親和性 250 ／ Ⅲ 思春期の不登校の治療・支援 255 ／おわりに 262

第20章 思春期心性の男女差からみたひきこもり　263

はじめに 263 ／ Ⅰ 思春期心性とは何か 263 ／ Ⅱ 思春期心性の男女差とひきこもり支援 266 ／ まとめ 269

第21章 思春期の精神療法をめぐって　271

はじめに 271 ／ Ⅰ なぜ治療契約を結びにくいのか 272 ／ Ⅱ 思春期精神療法の展開を考える 274 ／ Ⅲ 思春期精神療法の治療者が心得ておくべきこと 278

増補版 あとがき　281
初版 あとがき　282
索引　284
初出一覧　289

第1部
不登校の現在

第 1 部　解題

　第 1 部は，現在の不登校をめぐる議論の児童精神医学に占める位置づけを論じた 2 論文を掲載している。「最近の不登校のとらえ方」は文部科学省の不登校に関する 1992 年の調査研究協力者会議の報告と，新たに出された 2003 年 4 月の報告を比較する形で，わが国の不登校概念の変遷について論じたものである。
　1992 年の報告に見られる最大の特徴は，養育環境原因論と学校原因論の間で延々と繰り広げられたわが国特有な論争史に対する教育行政側からの和解の提案と，学校教育の内部だけで抱えられる問題とはいえないほど一般的な現象になってしまったという認識の表明にあったと思われる。しかしその後の 10 年は必ずしも 1992 年報告が期待したような効果を生み出したとはいえず，適応指導教室などの支援機能が充実してきた反面で，一般の学校では「不登校は専門家に」という一種の不戦論が拡大し，何より不登校は増加し続けてきた。その現実への対処として 2003 年報告が提示されたものと筆者は理解した。一方医療側にとってのこの 10 年間は，不登校をめぐる論争に愛想をつかした医療関係者が，不登校を示す子どもを規定する方法として，DSM 診断や ICD 診断による疾患の規定のみに注目し，不登校という側面を過小評価する，あるいは回避するという傾向を強めていった期間であったと筆者は感じている。
　その結果，不登校という状況に陥ることがどのような家族内の関係性や社会との関係性の変化を強いられることになり，子どもはどのような質の心理的重荷を背負わされることになるのかといった不登校特有なダイナミックスに注目する視点が急速に薄れていったと筆者には感じられてならない。そういった傾向を不登校の「精神医学化」ないし「偽精神医学化」とする批判がある中で，筆者はむしろ不登校をこの間に児童青年精神医学が獲得してきた厳密さと科学性の基盤に立って，きちんと精神医学的に規定しなおすことで，児童青年精神科医療が何らかの有効な支援を提案できる責任ある不登校問題の当事者となれるのではないかと考えた。
　不登校の多軸評価という提案はいわばそのような発想から行き着いた筆者における当面の到達点の一つと言ってよいだろう。「不登校概説」は，そのような姿勢から不登校の精神医学的規定を目指した文字通り概説として書いたものであり，本書では不登校の児童青年精神医学的位置づけを明示する入門的な一章と位置づけた。

第1章

最近の不登校のとらえ方

はじめに

　1993年，臨床精神医学誌の「子どもの精神医学」という特集の中で，筆者は「登校拒否の現状と治療」（本書第4章に収載）と題した論述を行った[8]。その時から11年の間を置いて，今回「最近の不登校」というほぼ同じ内容で不登校について論じることとなった。1993年の論述では，不登校論の発現原因をめぐって，子どもの心性や親の特性にそれを見出そうとする潮流と，学校環境の問題とする潮流との間の対立的な論争史を描き出そうと試みた。そして，その対立への和解提案として，「すべての子どもが不登校となりうる」という定義であまりにも有名な，1992年の文部省学校不適応対策調査研究協力者会議（以下"協力者会議"）による報告[3]があることを指摘した。筆者も前論では当時の熱気を受ける形で，不登校をめぐる不信感に満ちた対立を解消し，多種機関の連携による総合的支援へ向かうべき時であると訴えるとともに，その連携のコーディネーターとして児童精神科医が機能すべきであることを提案した。それから10年，不登校事情の現在はどうなっているのだろうか。

I　不登校概念の展開

　不登校概念は，単一の小児神経症概念として成立しうると考えたJohnson, A.M.ら[5]が母子間の分離不安を主症状とする特異的な恐怖症として位置づけ，「学校恐怖症（school phobia）」と呼んだときから激しい議論を呼び続けてきた。不登校概念は1950年代後半にわが国に紹介され，当初はやはり学校恐怖症と呼ばれていた。しかしまもなく，欧米における活発な論争を背景に，「登校拒否（school refusal)」という新しい概念がわが国にも導入され，子どもが欠席する現場である「学校」を意識化した概念として，広く受け入れられるに至った。

わが国におけるこの登校拒否概念をめぐる論争は，主としてその発現要因をめぐる議論を中心に展開してきたという際立った特徴をもっている。子どもの分離不安の背景に存在する強い不安を伴った母子の共生的結びつきや，母子の共生関係を調整する父性の不在ないし弱体化，あるいは子どもの対社会的な活動への不安の高さと回避性など，発現要因を主に親子関係や子どもの人格特性に見ようとする議論がまず展開したことは欧米と同様であった。しかしわが国では，議論の比較的早期から，子どもが回避する学校そのものの病理性・病原性に登校拒否発現の主要因を見ようとする観点が登場し[12]，それがそれまでもっぱら責められる立場に置かれていた親をはじめとする広範な社会的支持を受けるに至った。その結果，1970年代から90年代初期までの約20年間，登校拒否という問題をめぐって，日本社会の子ども観や家族観に始まり，社会観や歴史観までもが狙上に乗せられる広範な議論が巻き起こったことは，わが国特有な展開であったといってよいだろう。

こうした論争史を受けて，1992年前述の協力者会議による報告が世に出たのである。この報告が登校拒否を「どの子どもにも起こりうる現象」として公認したことを機に，「拒否」という強い調子の用語がスティグマとなるというユーザー側からの声が強まり，この現象は1990年代半ばには「不登校」と呼ばれるのが普通になった。不登校問題は，論争の一方が正しく，一方は誤りといった道徳主義・倫理主義的な水準で決着するような類の課題でないことは，長い論争史からわれわれ日本人が傷つきながら学んだことである。

筆者は，不登校が子どもにとって内的葛藤の選択しやすい表現法となったことで，現代の子どもや青年に与えられることになったモラトリアム期間の計り知れない意義を感じている。その一方で，「終りなきモラトリアム」としての青年のひきこもりが無視できないボリュームまで膨れ上がってきたという手強い事実とも，向き合わなければならないのが現実であることも忘れてはならないだろう。

II　新協力者会議報告にみる文科省の不登校への新たな対応姿勢

2003年4月，文部科学省[7]は不登校問題に関する調査研究者会議の報告書として「今後の不登校への対応のあり方」を公表し，再び不登校問題をめぐる議論の方向を変えようとした。これは1992年の協力者会議の報告によって方向転換

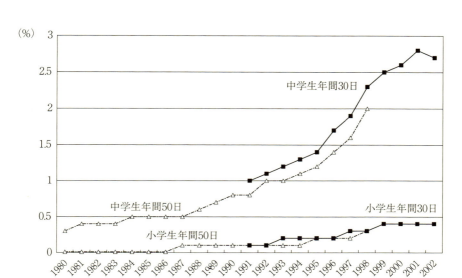

図1　小中学生の不登校率の推移

した文部省の不登校理解と不登校児童生徒への支援姿勢を是としたうえで，にもかかわらずこの10年間は図1に示したように不登校が増加し続けてきた期間であったこと，したがって今や不登校支援をめぐる新たな戦略が必要となったことを認めたものである。そのうえで，不登校は青年の「ひきこもり」につながることがあることも否定できないと指摘し，学校復帰ないし社会への参画を援助するさまざまな働きかけを，学校の内外の機能をあげて考慮すべきであることを提言している。

　これは，報告書には明言されていないが，1992年の報告以後，学校現場に不登校に対する「不戦主義」とでも呼ぶべきある種の回避傾向が醸成されていたことへの危機感の表明であるように筆者には感じられる。しかし，不登校を学校のメイン・ストリームから隔絶した特殊な問題行動として突き放すのではなく，学校内部に展開する現象であることを認めて柔軟に対応しようとする方向を指し示した1992年の提言が，結局は「下手に手を出さない方がよい」といったとらえ方を一部に生んだように，2003年の提言もかつて学校に存在したような子どもの不安や親の戸惑いを無視した乱暴な「積極的介入論」や，親と子どもにのみ発現要因を見出そうとする姿勢を復活させるだけに終わる危険は存在する。そうさせないためには，2003年の提言が示した適切なバランス感覚を現場に浸透させ

る教育行政当局の大きな努力が必要であろう。同時に，われわれ医療関係者や児童福祉関係者など子どもに関わる他領域の関係者もまたそのことに責任をもっているのではなかろうか。

Ⅲ 不登校の「精神医学化」

不登校は原因疾患ないし発現要因の異なる異質性の高い子どもの精神病理的現象であることが20世紀の終盤にコンセンサスとなって以来[1,2]，個々の不登校症例を精神医学的な疾患概念で診断しようとする試みがわが国でも盛んに行われるようになった[4,6]。その結果，時代は確実に変化し，いまや「不登校」という概念なしに不登校状態の子どもを評価し診断することが，児童思春期精神医療の世界では普通になっている。すなわち，分離不安障害，社会不安障害，過剰不安障害，気分変調症，あるいは適応障害の子どもがその症状として不登校を示しているという理解が一般的になったのである。さらに近年，軽度発達障害の子どもの存在に注目が集まっているという状況を背景に，注意欠陥／多動性障害（ADHD）や，アスペルガー障害を含む高機能広汎性発達障害（HFPDD）などの子どもの不登校との親和性が論じられるようになっている。

しかし，こうした各種疾患の随伴症状として不登校をとらえるという姿勢だけでは，不登校状態に陥った子どもが，そのことによって共通に抱えることになった心理社会的課題の特性を正当に評価されない恐れがある。もちろん，「不登校」という現象概念を優先しすぎることによって，子どもが個々の疾患に特異的な治療を受ける機会を後回しにされたり，そもそも与えられなかったりという事態をけっして生じさせてはならないことはいうまでもない。しかし一方で，わが国で不登校であるということの共通の苦痛や共通の課題について無頓着な治療者や援助者が関わることで，子どもにとって必須の精神的休養の機会や家族外の人間への信頼感を育む機会を剥奪され，結果的に心の癒しと成長の好機を奪われるといった事態もまたあってはならないことである。精神医学的疾患概念だけから不登校という現象を理解しようとする観点に対しては，すでに「（登校拒否の）精神医学化」あるいは「偽精神医学化」などの概念を用いた高岡[11]による批判的論評がある。この高岡の指摘を含む前述のようなわが国の不登校論争史をきちんと踏まえ，かつ新しい児童精神医学の息吹を必要十分に組み込んだ，中立的かつ統合的な不登校理解の枠組みが今ほど求められている時代はないのではなかろうか。

Ⅳ 不登校の多軸評価

臨床の場で使いやすく，しかもほどほどに均衡がとれていると筆者が考える不登校理解の枠組みは，平凡ではあるが多軸的な評価システム以外にはない。

多軸評価という場合，軸を何種類に設定するのが最適であるかは各臨床家の裁量の範囲ではあるが，あまり評価法が複雑すぎるのも使い勝手が悪いと思われるので，筆者は次のような5種類の軸を設定するにとどめた。以下，簡略にそれらの内容について述べる。

1．第1軸：背景疾患の診断

不登校を主訴の一つとする子どもの精神状態や精神機能が病理的といえるものか否か，病理的であるならばどの疾患概念が適用されるべきかを評価し，その結果を「診断」として明確にするための軸として設定した。不登校の子どもの現症が精神疾患の診断基準に合致するとすれば，その診断は主として適応障害，不安障害，気分障害，身体表現性障害の4種類の疾患グループに含まれる疾患となるだろう[9]。

このうち適応障害は，不登校が明確な出来事を契機に生じてきた場合に適用される診断であり，不安や抑うつ症状が前景に出るものが多いとされている。不登校の診断のうちもっとも多いのがこの疾患群である。

また，診断として不安障害が適用される場合，大半は過剰不安障害，社会不安障害，分離不安障害の3種類の診断であり，それぞれ順に「傷つきやすいプライド」「過度の内気さ」「家族へのとらわれ」といった不登校ケースの代表的心性が病理水準にまで強まった疾患である。強迫性障害やパニック障害と診断されるケースもここに含まれる。

気分障害は大うつ病を代表とするうつ病群が含まれる疾患群であるが，筆者の経験から不登校児に見出されるうつ状態の大半は，大うつ病よりは気分変調性障害や抑うつ気分を伴う適応障害の水準の抑うつであった。

身体表現性障害には身体化障害，転換性障害，心気症といった疾患が含まれるが，適応障害や不安障害に比べると不登校に一般的な疾患群とはいえない。

また，不登校の中には「精神疾患なし」というケースも少なからず存在する反面，統合失調症や双極性気分障害のような精神病性疾患が不登校として登場するケースも少数とはいえ確実に存在していることを忘れてはならないだろう。また，多軸評価においてこの第1軸評価を設定した意義の一つには，固有の治療法が確立

している疾患（たとえばパニック障害や大うつ病，あるいは統合失調症など）を見過ごさないためのチェックポイントという点にあることを意識しておきたい。

2．第2軸：発達障害の診断

不登校の背景疾患として，第1軸の精神疾患とは別に，発達障害の各概念が診断される場合も少なくない。主に問題となるのは近年，軽度発達障害と称されているもので，DSM-Ⅳに従えば広汎性発達障害の中のアスペルガー障害と特定不能の広汎性発達障害，注意欠陥／多動性障害，学習障害，発達性協調運動障害，コミュニケーション障害，軽度精神遅滞の中の高機能群と境界知能（厳密には境界知能は疾患ではない）あたりがそれにあたる。これらは発達障害としての軽症性が，むしろ人格形成上の特有な脆弱性を亢進させることになるため，不登校の背景要因として重要な評価対象である。さらにこうした発達障害が明確になれば，そのケースの支援に何が必要かという課題に有力な手がかりを与えてくれることだろう。

3．第3軸：不登校出現様式による下位分類の評価

筆者はこれまで不登校ケースの理解にあたり，不登校開始直前までの学校における，あるいは友人関係における対処法および適応姿勢の特徴を評価し，それにより4ないし5種類の下位分類に分類することを提唱してきた[9,10]。ここでは過剰適応型不登校，受動型不登校，受動攻撃型不登校，衝動統制未熟型不登校，混合型不登校の5種の下位分類を採用しておきたい。

これらのうち過剰適応型不登校はプライドが高く，弱音を出さずに強がる傾向がある子どもの不登校，受動型不登校は萎縮し不安に満ちた子どもの不登校，受動攻撃型不登校は一見消極的な受動型のケースにみえるが，実は大人の過剰な干渉に対する努力を放棄するという自虐的な反抗を続ける子どもの不登校，そして衝動統制未熟型不登校は体質的衝動性の高さや対象関係における強度の見捨てられ抑うつなどにより，仲間関係の場における衝動統制がうまくいかず，そのため仲間から孤立した子どもの不登校である。以上に，これらのどれにも絞り込むことができない混合型不登校を加えた。

この評価軸は，所属社会の回避と家へのひきこもりを中心とする精神病理を抱える不登校ケースに対し，診断された精神疾患の治療法とは別に，人間関係や社会活動に対する各ケース固有の関係性の様式や社会的活動への対処法に応じて組み立てた援助システムを，適切に提供することを目的に設定されたものである。

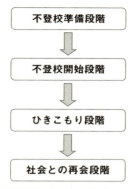

図2　不登校経過の諸段階（齊藤, 2002）

4．第4軸：不登校の経過に関する評価

　第4軸はこれまでの病理の種類を評価する軸と異なり，「現在，この子どもは不登校のプロセスのどの段階にあるのか」を評価する軸として設定した（図2）。不登校の第一段階（不登校準備段階）は，葛藤が不可視領域で展開しており，出現する症状があってもごく一般的な症状であるため，実際にはほとんどそれと認知できない段階と考えてよいだろう。不登校開始直後の第二段階（不登校開始段階）は，激しい葛藤の顕在化による不安定さが際立つ段階であり，その後の第三段階（ひきこもり段階）は退行と顕著な外界の回避が前景に出る中で，徐々に余裕を回復しつつ，各ケース固有の葛藤を解決しようとしている段階といえよう。そうした経過を経て大半のケースは，いつからか，そっと第四段階（社会との再会段階）に入っていく。

　各ケースがこうした展開プロセスのどの段階にあるかによって，当然ながら大人が関わる姿勢は工夫されなければならず，特に第四段階の開始を敏感に感知することは治療・援助の成否を左右する勘所となるだろう。

5．第5軸：環境の評価

　不登校ケースの治療・援助に関わるとき，子どもを取り巻く環境の質や問題点を正確に評価しようとする観点をもっているかどうかは，まさにその治療・援助の死命を制する決定的な意義をもっている。環境の評価としては，少なくとも子どもを支える家族機能の質およびライフイベントの質と量，子どもが所属する学校の特徴そして子どもが生活する地域における，不登校・ひきこもりへの支援機関や子どものメンタルヘルスに対応できる各種相談機関や医療機関の有無などが

評価の対象となる。特に虐待が背景に存在する場合には、不登校自体が虐待の重要なサインであり、救難信号である可能性が大きい。子どもを取り巻く環境要因は、不登校の治療および援助のもっとも基礎的な部分であり、真っ先に取り組むべき介入対象ではなかろうか。

おわりに

　古典的な概念でありながら、児童、思春期の子どもにとってもっとも身近な葛藤表現法の一つとして、現在でも十分衝撃的であり続けているのが不登校である。そして、この現象の持つ「モラトリアム」としての意義が色褪せてしまうまでの何年間かが、不登校ケースに与えられたいわば成熟のための「持ち時間」である。私たちは、これからも児童青年精神医学の知見を応用して不登校の援助にかかわっていくべきであるが、その作業は成熟と生き方をめぐる現代人共有のこころの課題として、私たち自身にも内面との直面を迫り続けることになるのだろう。

文　献

1) Atkinson, L., Quarrington, B., Cyr, J.J.：School refusal：The heterogeneity of a concept. American Journal of Orthopsychiatry, 55；83-101, 1985.
2) Atkinson, L., Quarrington, B., Cyr, J.J. et al.：Differential classification in school refusal. British Journal of Psychiatry, 155；191-195, 1989.
3) 学校不適応対策調査研究協力者会議：登校拒否(不登校)問題について：児童生徒の「心の居場所」づくりを目指して．(文部省中学校課内生徒指導研究会編) 今，登校拒否を考える，学校経営5月号臨時増刊，pp.45-109，第一法規，1992.
4) 星野仁彦，新国茂，金子元久ほか：登校拒否におけるDSM-Ⅲ多軸診断の試み．福島医学雑誌，35；401-411, 1985.
5) Johnson, A.M., Falstein, E.I., Szurek, S.A. et al.：School phobia. American Journal of Orthopsychiatry, 11；702-711, 1941.
6) 栗田広，太田昌孝，清水康夫ほか：DSM-Ⅲ診断基準の適用とその問題点：その15 "登校拒否"の診断学的分類．臨床精神医学，11；87-95, 1982.
7) 文部科学省：今後の不登校への対応の在り方について(報告)．文部科学省ホームページ，2003.
8) 齊藤万比古：登校拒否の現状と治療．臨床精神医学，22；533-538, 1993.
9) 齊藤万比古：不登校の病院内学級中学校卒業後10年間の追跡研究．児童青年精神医学とその近接領域，41；377-399, 2000.

10) 齊藤万比古:不登校.(山崎晃資ほか編)現代児童青年精神医学,pp.343-354,永井書店,2002.
11) 高岡健:「どうする?」を考える(治療論).(門眞一郎,高岡健,滝川一廣)不登校を解く,pp.77-143,ミネルヴァ書房,1998.
12) 渡部位:登校拒否の病理(発現のメカニズム)とその対応.地域保健,1(5);25-38,1979.

第2章

不登校概説

I 概念

　Johnson, A.M. によって1941年に世に出た疾患概念である「学校恐怖症(school phobia)」は，1948年 Warren, W. によって「登校拒否(school refusal)」という概念が提案されたことを機に，疾患概念としての意義が否定され，症状レベルの概念として一般化される方向に展開してきた。わが国でも1960年前後に学校恐怖症概念が紹介されたが，その後まもなくからは主として登校拒否が一般に用いられてきた。「不登校」は1990年代に入る頃から盛んに用いられるようになり，現在では登校拒否に替わって標準的な用語とされている。

　しかし不登校という用語は本来多様な原因によって生じた学校欠席状態を広く意味する一般語であり，従来の登校拒否をはじめ，怠学，経済状態やネグレクトなど家族要因による欠席，身体疾患による欠席などを含んでいると考えるのが普通である。ところが現在汎用される不登校概念は，こうした広範な欠席状態ではなく，従来の登校拒否とほぼ一致する概念として用いられているのである。

　「登校拒否」の時代にその概念をもっとも簡潔に定義したのは英国の Berg, I.[3]である。Bergは，「①たいていは遷延化した欠席状態に至るほど深刻な登校の困難さを示している。②登校を予測した際に深刻な情緒的混乱（過剰な恐怖，はなはだしい癇癪，苦悩，器質因のない身体的愁訴など）を生じる。③登校すべき時間に親も承知のうえで家庭にとどまっている。④盗み，うそ，放浪，破壊行動などの深刻な反社会性障害が存在しない」という条件をすべて満たすものを登校拒否と定義している。ここでは不登校概念を Berg の定義にならって「学校に参加することに恐れや拒否感とともに強い罪悪感をもち，家庭にひきこもる生活は総

じて葛藤的であるといった状態像を伴う長期欠席」のことであるとしておきたい。

不登校という概念は独立した疾患概念ではなく，Atkinson, L. ら[2]が指摘したように，さまざまな原因によって生じてくる「ありふれた症状ないし現象」である。しかし不登校はいったん生じれば必然的に「家庭へのひきこもり」と，その結果としての「母親への過剰接近」という共通の状況と家族内力動を獲得することになり，ある程度共通の状態像と経過を示す特殊な現象である。

II 疫学

医学的観点による不登校の広範な疫学的調査がわが国で実施されたことはなく，利用可能な資料は文部科学省による調査のみである。それによれば小学生は1980年頃から比較的平坦な不登校発現率を示していたが，近年漸増傾向にある。これに対して中学生は「年間50日以上」という基準で1980年には0.3%であった不登校発現率が，1988年頃から急速に増加し始め1998年には2.0%に達してなお増え続けている。1991年からは「年間30日以上の欠席」という基準での集計が始まり，現在はこれが普遍に用いられているが，2001年には小学生は0.4%，中学生は2.8%という出現率であった。

III 病因

不登校概念が疾患概念でない以上，発現要因も「病因」と呼ぶべきものではなく，学校という外的環境と家族内環境の間を揺れ動く児童・思春期の子どもに特有な内的葛藤の一表現形態と考えるべきである。

精神疾患と不登校の関連を考える場合，その精神疾患が不登校を発現させたのか，それとも不登校の結果としてそれは発症したのかを明確に区別する必要がある。前者は，たとえば統合失調症の発症により登校が不可能になった場合のように，不登校を症状の一つとする一次性精神疾患のことであり，後者は，たとえば適応障害と診断された不登校のように，不登校を余儀なくされるようなストレス状況下で，不登校の発現と相前後して発症した二次性精神疾患がそれにあたる。

不登校の発現要因を歴史的にみると，母子間の分離不安，失敗への予期不安，学習された回避反応，父性の不在，管理教育やいじめといった学校要因などの多彩な発現メカニズムに関する仮説が存在する。しかし，これらはすべてそのような不登校もあると考えるべきものであり，このうちの一つで不登校発現のメカニズムが解明されるといったものではなかった。現在のところ不登校は子ども本人，

家族，学校の三領域に存在する諸要因の総和，ないし相互作用として発現してくると考えておくのが実際的かつ妥当なところであろう。

Ⅳ 臨床的特徴

1．臨床経過

不登校の臨床的特徴の第一にその臨床経過を示しておきたい。現象とはいえ不登校はいったん引き金を引かれるとある程度類似した反応を生じることはすでに述べたとおりであり，筆者はその時間的経過について次のような4期にわたる臨床経過を想定している[6]。

不登校の「不登校準備段階」は，内的には不登校に至ることになる葛藤が増幅しつつあるものの，表面的には子どもの学校適応に破綻は生じていない時期である。それに続く「不登校開始段階」は，不登校が始まり激しく情緒が揺れ動く時期である。その開始段階の混乱から直ちに学校復帰が生じる場合も一部にはあるが，多くは家庭へのひきこもりが中心症状となる「ひきこもり段階」に入っていく。やがて不登校の多くは，徐々に社会的活動への関心を育てていく「社会との再会段階」に至るのである。もちろんひきこもり段階を通過できないまま，いわゆる「社会的ひきこもり」が長く続く場合もけっして稀なことではない。不登校の全経過は，不登校開始段階から直ちに学校復帰につながる一群では数日から数週間で終了することもあるが，いったんひきこもり段階に至った多くの不登校は数カ月以上持続することが普通であり，年余にわたる場合も珍しくない。

2．下位分類

不登校を幾つかの下位分類に分けることは多くの研究者が試みている。筆者も不登校を子どもの「学校活動への適応およびその破綻の様式」に注目して以下のような4下位分類を作成し，臨床に用いてきた[5]。学校活動への適応およびその破綻の様式がもっとも顕在的になるのは，不登校の臨床経過の不登校準備段階と社会との再会段階においてである。前者は従来の適応様式をもはや維持できなくなる不適応の様式として，そして後者は不登校を経て外界や同年代集団と再会する際の緊張に満ちた適応様式として顕在化する。

a．過剰適応型不登校

これは不登校準備段階の学校生活で過剰適応的な姿勢が目立っており，不登校は過剰適応の努力が挫折した結果として始まる。元来小学校高学年の子どもや中学生は学校での過剰適応が目立つ年代であるが，それは思春期の心の発達が学校

や仲間への適応によって強力に支えられるからである。しかしそのような過剰適応的な頑張りや背伸びは過剰なるがゆえに必然的な脆弱性を伴っており，過剰適応のもたらす内的ストレス量と環境（学校と家庭）から加えられる外的ストレス量の総和が一定量を超えたときには不登校の引き金が引かれることになる。

b．受動型不登校

これは家庭外の生活で学校活動や仲間関係の迫力に圧倒され萎縮している子どもが，周囲からは些細にみえるストレスの追加によって，学校にそれ以上とどまれないほど不安が亢進した結果始まる不登校である。こうした受動型不登校の亜型として，過干渉な大人による持続的な介入のために能動的意欲の芽をつぶされ，期待を裏切り努力しないことでしか自己主張できなくなっている「受動攻撃型不登校」がある。これはしばしば怠学と誤認されるので注意しておく必要がある。

c．衝動型不登校

これは衝動統制機能の未熟さのために教室の人間関係から孤立しがちだった子どもが，その状況に耐えられなくなった結果生じた不登校である。

d．混合型不登校

以上の3下位分類の複数の特徴をもっているものは混合型ないし分類不能型とすべきであり，準備段階の状態像も混合的で多彩なものとなる。

3．併存症状

不登校はさまざまな身体症状や精神症状を伴って表れることが多い。比較的よくみることのできる症状は頭痛，腹痛，悪心，めまいなどの不定愁訴を中心とする心身症的身体症状，漠然とした不安や耐え難い焦燥感，無気力や悲哀感の亢進などの抑うつ症状，家庭内暴力，不潔恐怖をはじめとする強迫症状，分離不安などである。筆者らの調査[4]では，心身症的身体症状，漠然とした不安・焦燥感，抑うつ症状，睡眠障害，転換症状，強迫症状などはしばしば不登校準備段階の学校生活や仲間関係における葛藤と緊張の高まりを表現する症状である。一方，家庭内暴力，分離不安，恐怖・パニック，自殺企図，著明な退行などは不登校開始段階における家庭にひきこもってから始まる葛藤と比較的関連の深い症状である。また筆者の別の調査[5]から家庭内暴力，抑うつ症状，敏感関係妄想などの妄想関連症状，過剰なひきこもりといった症状を伴う不登校は，そうでないものより青年期後期のひきこもり状態に親和性が高いという示唆を得ている。

V 診断と診断基準

　不登校は現象ないし症状概念であり，疾患単位でないことはすでに述べたとおりである。したがって不登校における診断とは不登校の背景精神疾患の診断にほかならない。

　不登校は概念的にはあらゆる精神疾患に伴う可能性のある症候であるが，親和性の高い疾患が幾つか存在する。登場する疾患名は非常に多いのでDSM-Ⅳ-TR[1]の枠組みに従った数種の疾患群に分類すると理解しやすい。もっとも一般的なものは「不安障害群」と「適応障害群」である。前者には社会不安障害，全般性不安障害，分離不安障害，強迫性障害などのケースが含まれ，後者には家族の病気や死，転校などのライフイベントや，いじめ，過重な学校活動，両親の不和などのストレス要因の発生に続いて高まる不安・恐怖の結果不登校に至ったケースが含まれる。このほか，転換障害や心気症などの「身体化障害群」と気分変調性障害を中心とする「抑うつ群」も不登校によくみる疾患群である。筆者は抑うつ群を気分変調性障害のみならず「抑うつ気分を伴う適応障害」も含めたうつ病の軽症グループと想定している[6]。このほか注意欠陥／多動性障害やアスペルガー障害のような軽度発達障害の存在が不登校を引き起こし，また特徴的な状態像を作り出している場合もある。

　不登校の診断には精神疾患の診断に加えて，前記のような下位分類の評定を行うことを推奨したい。治療を考慮するとき原因疾患の治療という観点と同じくらい，不登校に至る社会適応法の問題点を意識した援助が重要と考えるからである。

Ⅵ 治療

　不登校の治療目標は，不登校という事態を悔やみ呪うのではなく，不登校を生きることで新たな自己・真の自己を確立することにある。性急に学校復帰だけを目指すのではなく，広い視野で子どもの自己との直面を支援していきたい。個々のケースに即したテーラーメイドな治療・援助法を築くには，背景疾患，不登校のどの段階にいるか，各下位分類のどれに属するか，家族機能の質，学校の特徴などのデリケートな評価が求められる。治療・援助ははじめ親だけが登場する形が多いことが不登校の特徴であるが，社会との再会段階に至るとしばしば本人が登場し，治療は一つの頂点を迎える。その際に子どもの不登校という経験を支持しながら，タイミングよく中間段階的な「居場所（適応指導教室，フリースクー

ル,ひきこもりデイケアなど)」のイメージを提供する必要があるだろう。また多くの場合,不登校の治療は親機能・家族機能の再建の好機であることを,治療・援助者は常に心得ておきたい。

　不登校の支援にあたって注意すべきは,診断評価過程で大うつ病性障害,双極性障害における大うつ病エピソード,あるいは統合失調症が疑われた場合である。このような際には不登校という水準にとらわれることなく,速やかに当該疾患の特異的治療(特に薬物療法)にとりかかるべきである。また,注意欠陥／多動性障害やアスペルガー障害など軽度発達障害の存在が疑わしい場合には,その不登校の背景要因として学校生活や家庭生活のどこかに子どもを孤立させ混乱させている原因が存在しているはずであり,その解決法を織り込んだ支援プログラムを学校と家庭に築けるよう医療から学校と親へ情報発信を積極的に行う必要がある。

文　献

1) American Psychiatric Association：DSM-Ⅳ-TR：Diagnostic and statistical manual of mental disorders, 4th ed. Text Revision. American Psychiatric Association, Washington D.C., 2000. (高橋三郎ほか訳：DSM-Ⅳ-TR 精神疾患の診断・統計マニュアル. 医学書院, 2002)
2) Atkinson, L. et al.：Differential classification in school refusal. British Journal of Psychiatry, 155；191-195, 1989.
3) Berg, I.：School refusal in early adolescence. In L. Hersov, I. Berg (eds.) Out of School, pp.231-249, John Wiley & Sons, Chichester, 1980.
4) 齊藤万比古ほか：国府台病院児童精神科外来における身体症状の現状および登校拒否に伴う身体症状について. 厚生省心身障害研究「親子の心の諸問題に関する研究」平成4年度研究報告書, pp.23-32, 1993.
5) 齊藤万比古：不登校の病院内学級中学校卒業後10年間の追跡研究. 児童青年精神医学とその近接領域, 41；377-399, 2000.
6) 齊藤万比古：不登校. (山崎晃資ほか編) 現代児童青年精神医学, pp.343-354, 永井書店, 2002.

第2部
不登校の諸側面

第 2 部　解題

　第 2 部は「不登校の諸側面」と名づけ，不登校が内包するさまざまな要因，切り口によって変化する多彩な諸側面を描き出そうとした 6 論文を収めた。
　「不登校に見る子どもの攻撃性と脆弱性」は不登校への親和性とは何か，思春期に特別に高まる脆弱性とは何かについての筆者の見解を展開し，不登校についての理解を深めようと意図した文章である。その中で二次的脆弱性として，不登校とそれによる家族内力動の特有な変化がもたらす不登校状況の属性としての脆弱性の高まりを検討しているが，元来不登校の子どもの個人的病理や家族内の関係性の特殊な病理として理解されがちであった脆弱性を，不登校に陥ればどの子どもでも高まりうるものとして提案したところにいささかの独自性があると考えている。「1993 年：登校拒否の現状と治療」は 1992 年の文部省（当時）の学校不適応対策調査研究協力者会議の報告の公表を受けて，子ども・親原因論と学校原因論の二つの潮流間の論争過程というわが国特有な不登校事情を止揚する不登校論の新たな展開が始まろうとしているのではないかという，1993 年当時の筆者の思いを論じたもので，筆者がそれまで不登校治療に関わりながら一貫して感じていたある種の疑問をぶつけた文章であった。「不登校と心の発達」は，「発達」というキーワードで不登校への親和性が亢進する，発達過程での局面があること，不登校そのものが発達に重大な影響を与える出来事であることを論じたものである。「思春期心性と不登校」は 1998 年当時の不登校に関する筆者の見解を解説した文章である。特に，不登校に関わる治療・援助者はどのような姿勢で不登校の子どもの問題に関与するべきかという観点から，不登校発現時に 1 項目，全体を通じて 4 項目の計 5 項目にわたる心得を挙げて論じた。筆者がこの文章を第 3 部の治療論に含めるべきではと最後まで迷ったのは，これらの心得が不登校治療における一般的心得として，背景疾患への治療と並んで重要ではないかと現在でも感じているからである。このような発想が多軸評価とそれに基づく重層的治療システムの構築という現在の筆者の不登校論につながったといってよいだろう。「不登校の心身相関」は不登校に関連して現れる身体症状について検討した文章である。筆者はこうした身体症状や不登校行動そのものを大きく「心身症」とくくってしまう立場には以前から違和感を感じており，心療内科関連の雑誌から不登校の身体症状についての解説を求められたことを機会に，不登校の子どもが示しうる身体関連症状を精神病理学的な観点からいくつかのグループに分類して規定することを試みたものである。「不登校・ひきこもりの精神医学的観点」は不登校という現象に関与する主な精神疾患という限定した内容を解説したものであり，不登校という現象の複雑さと多層性について指摘してきた本書の大半の論文に比べると，クリア・カットに過ぎる文章となっている。しかし，医学的な検討課題としての不登校という文脈からすれば，この文章のような観点もまた避けがたいと考え収載することにした。

第3章

不登校に見る子どもの攻撃性と脆弱性

はじめに

　不登校における攻撃性と脆弱性について検討するにあたり，まず不登校という用語について定義しておく必要があるだろう。1990年代以来わが国で標準的に用いられるようになった「不登校」という用語は，本来，語義的には漠然と学校の欠席全般を意味するにすぎず，前提なしに用いるとすればきわめて広範囲にわたる欠席状態を含むことになる。したがって無前提に不登校という用語を使用するのでは，1960年前後からわが国で40年以上にわたって議論されてきたいわゆる「登校拒否」概念を継承し，おおむね同じ事象を規定しているという概念の一貫性があいまいになってしまう。

　そこで筆者は，ここでは不登校をあくまで，Johnson, A.M. ら[4]の「学校恐怖症（school phobia）」論に端を発し，「登校拒否（school refusal）」論へと展開してきた世界的な議論の流れに沿った限定的な用語として使用していきたい。過去にこの点をもっとも簡潔に表現した定義（いうまでもなく原典は登校拒否の定義である）を提示しているのは英国のBerg, I.[2]である（本書第2章，p.22参照）。不登校という用語が常用される現在においても，不登校はBergが定義しているように葛藤の著しい欠席状態，すなわち登校すべきであると感じながら登校できない状態を意味していると理解しておいてよいだろう。蛇足ではあるが，筆者は「不登校とは，学校に参加することに恐れや拒否感を持つ一方で，家庭にひきこもる生活には罪悪感を抱くなど総じて葛藤的であるという特徴を持つ欠席を中核

としているが，それらの特徴が顕在的でなくても，強い葛藤が背景に存在していることが推測できるような欠席も含めた継続的な学校欠席のことである」と仮に定義しておきたい。

　Bergの定義からも推測できるように，不登校とはまさに現象であり，Atkinson, L. ら[1]も指摘しているように，不登校は「均質性を持った一疾患単位」ではなく，さまざまな力動を背景に生じてくる「ありふれた症状ないし現象」なのである。この不登校における攻撃性と脆弱性がここで筆者の論じようとする課題であるが，そもそも不登校における攻撃性あるいは脆弱性といった概念はいずれも明瞭に一つの像を結ぶといったクリア・カットなものではない。そこで筆者は，「不登校の脆弱性」といった漠然としたテーマではなく，「不登校への親和性の高さとしての脆弱性」「不登校の遷延化に関与する脆弱性」などのように，より具体的なテーマを設定してこの課題に取り組みたい。また不登校の攻撃性というテーマについては，攻撃者であるよりは暴力の被害者であることのほうがはるかに多いという不登校児にあっては，その概略を述べるにとどめたい。

I　不登校の諸段階

　不登校の脆弱性を検討する前に，不登校の時間的展開について筆者の考えを述べておきたい（本書第1章, p.19, 図2参照）。

　不登校の経過を検討する際，持続的欠席として発現する以前の段階にあたる「不登校準備段階」という周囲の人間にとってきわめて可視性の低い時期を想定する必要があるのではなかろうか。不登校準備段階は心身症的な身体症状をはじめいくつかの症状を伴う場合もそうでない場合もあるが，いずれにしても，すでに学校にとどまることをめぐって通常より量的・質的に高まったストレスや内的葛藤が存在しており，かつ増大し続けている時期と考えてよいだろう。二番目の「不登校開始段階」は，持続的欠席状況や，登校はするものの教室にはとどまれないといった状態像が現れてきた不登校の急性期であり，実際に学校を欠席することをめぐる内的葛藤と，それによって刺激された家族内人間関係の葛藤が極度に高まった状況を特徴としている。三番目の「ひきこもり段階」は不登校の亜急性期から慢性期と呼ぶべき時期を指しており，通常は内的葛藤が開始段階より鎮まり，家庭内対人関係も，相変わらず父親を避ける傾向は続いていたとしても，開始期よりはずっと穏やかに日常生活の時間が過ぎていくことを特徴的とする段階である。四番目の「社会との再会段階」は不登校の子どもが不登校状態から抜け出し

ていく回復期を意味している。

　なお注意すべきは，この経過論を必ず通る段階論ととらえるべきではないということである。実際多くの不登校を示した子どもが開始段階からすぐに再登校のチャレンジを開始しており，また多くの子どもが周囲からそれと認知されないまま準備段階を通過して不登校に至らないのである。その意味でこの経過はある程度長期化した不登校にもっともよくあてはまるものと考えるべきであるだろう。もっとも，社会的問題になるような不登校とは，まさにその長期化した不登校のことである。またこの段階論はいうまでもなく高木[9]の3期分類（心気症的時期，攻撃的時期，自閉的時期）から影響を受けており，筆者の準備段階末期から開始段階にかけての身体化など，神経症的症状形成が前面に出た局面は高木の心気症的時期に，筆者が開始段階と呼んだ，ひきこもりにより家族内人間関係の葛藤が先鋭化した局面は高木の攻撃的時期に，そして筆者のひきこもり段階の局面は高木の自閉的時期にある程度対応している。

II　不登校における「脆弱性」について

　筆者は不登校という現象における"脆弱性"という問題を次のような3種類の観点から検討してみたい。

1．不登校への高親和性としての"脆弱性"

　不登校への親和性という観点からはこれまでも多くの議論が存在しており，さまざまな仮説が示されてきた。それらを参考に不登校への親和性を高める要因をあげるとしたら，子どもの気質や性格傾向，軽症発達障害の存在，年齢ないし発達段階，親の性格と養育姿勢，家族の身体・精神疾患，親子関係，ライフイベント，友人関係，教師の特徴，学校状況など多彩な要因をあげることができる。このような不登校への親和性を高める諸要因の総体を表現する手段として，筆者はこれまで不登校の臨床的下位分類を用いることが不登校のテーラーメイドな援助体系の構築に有益であると主張してきた[5,8]。この下位分類は，最終的に不登校に至る学校不適応状況の発現要因として，不登校準備段階における子どもと環境の間の交流様式に注目して分類したものである。以下で，不登校の発現しやすさという意味での脆弱性を，この下位分類別に検討していきたい。なお，ここでは過剰適応型不登校（School Refusal with Over-adaptive Attitude to School Activities），受動型不登校（School Refusal with Passive and Negative Attitude to School Activities），衝動型不登校（School Refusal with Immaturity

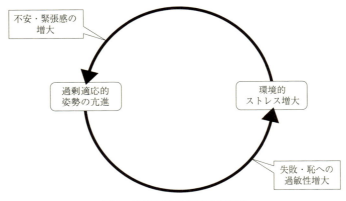

図1　過剰適応的姿勢の悪循環

of Impulse Control in School Activities）の3下位分類を検討の対象とする。

　第一の下位分類である過剰適応型不登校は，学校生活や仲間関係に完璧に適応しようとする過剰ながんばりの挫折が生じた際に，その挫折がおよぼす結果を過大評価して「取り返しのつかない恥をかいた」と感じたために，あるいは無理な過剰適応を続けることによって内的エネルギーの消耗が生じたために登校できなくなる，という不登校発現のダイナミックスを想定している。不登校の中でもっとも多い下位分類で，およそ半数がこのタイプに該当するであろう。

　ところで大人に比べて圧倒的に経験不足な存在である子どもは，誰でも外界に対して過剰適応的であろうとするものであり，それが心身にわたる成長の推進力であるという側面を持っている。とりわけ思春期・青年期がそうした過剰適応的な姿勢の目立つ年代であることに何人も異論はないであろう。まさに思春期心性の発現そのものが，不登校をはじめとする児童思春期の情緒・行動障害への脆弱性を増大させるリスク・ファクターといっても過言ではないのである。

　前述のように過剰適応的姿勢の目立つ子どもは家庭外の世界では日常的に強い緊張を強いられている。その状況でもし学校や友人関係，あるいは家庭など子どもを取り巻く環境からのストレスが質的・量的に増大するような出来事が生じると，子どもの漠然とした不安や失敗への恐れに伴う緊張感が以前にも増して大きくなる。その結果，子どもはますます環境に過剰適応的であろうとして，それまで以上に背伸びした過剰適応的な姿勢を強めることになる。するとそれがますます失敗や恥をかくことに対する過敏性を増大させ，環境的ストレスを過大評価す

るようになる，すると……。このようにして過剰適応と不安・緊張感の悪循環的自己増殖が発生するのであるが，この悪循環（図1）こそ過剰適応型不登校への脆弱性の高まった不登校準備段階と理解してよいだろう。

　この種の悪循環に放り込まれた子どもは，学校で非常に緊張の強い過剰適応的な努力をさらに続けていくしかないのである。なぜなら悪循環に陥る前までの子どもにとって，いくぶん過剰適応気味な学校生活への適応から得られる自尊感情と学校や友人関係との一体感こそ，母親離れを中心とする「第二の個体化過程」[3]にある思春期の子どもの心を強力に支えてくれた重要なサポートであったからである。

　問題は，こうした緊張感と不安の亢進した「過剰適応の悪循環」に放り込まれることで，子どもが学校活動や仲間関係における些細なアクシデントやトラブルを，あたかも取り返しのつかない傷を負ったかのように感じる過敏さを抱えてしまうことにある。この悪循環の渦中にある子どもが，ついにある出来事によって「取り返しのつかない傷」を受けたと感じると，そのため爆発的に高まった無力感，孤立感，羞恥心，劣等感，怒りなどの感情を取り扱いかねて，子どもはもはや第一線の現場たる学校にとどまることができなくなる。これこそ筆者が過剰適応型不登校と呼ぶ下位分類の発現状況である。

　第二の下位分類である受動型不登校は，ある子どもの周囲で繰り広げられる学校活動や仲間集団の活動において優勢な（とりわけ思春期の到来とともにその傾向が爆発的に強まる）過剰適応的活動性やそれに伴う攻撃性の迫力あるいは勢いに圧倒され，心身ともに萎縮し，不安・緊張感が高まっていった結果として不登校に至るという発現のダイナミックスが想定される不登校である。筆者が行った調査[7]は受動型不登校が過剰適応型不登校に次いで多い下位分類であり，不登校の大半がこの二つの下位分類のどちらかに分類できることを示した。

　学校という場における子どもの一般的な適応姿勢は，上記のように主として過剰適応である。特に，学校への入学時や思春期の開始段階などの節目には，この過剰適応的な姿勢，あるいはことさらに強がった気分ないし空気が子どもたちの集団に充溢することになる。しかし，そこには必ず，所属する集団の過剰適応的な勢いに圧倒され，身を硬くして日々をしのいでいる萎縮した子どもが一定数存在するはずである。このような子どもの大半は「学校活動では消極的あるいは受動的な姿勢の目立つ，おとなしいが問題のない子ども」と大人から見られており，実際そのような子どもの多くは大きな破綻を示さずに義務教育期間を通過してい

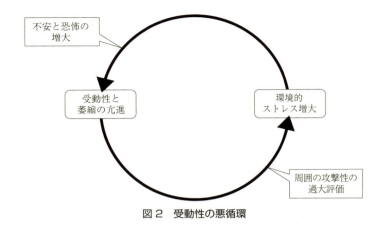

図2　受動性の悪循環

くことであろう。その水準で機能しているならば，萎縮した子どもも必ずしも脆弱性が高いということはできない。しかし萎縮した子どもの内外のさまざまな要因が重なって，不運にも以下で述べるような悪循環（図2）に巻き込まれていく子どもが，少なからず存在するのである。

　すなわち，萎縮し，ようやく日々をしのいでいた子どもを取り巻く環境的ストレスが何らかの理由で強まる，たとえば非常に威圧的な教師が担任になる，あるいは級友からひどくからかわれるといった状況は，子どもの緊張や不安を非常に高めることになる。その結果，子どもはそれまで以上に萎縮し，身を硬くしてガードを固めた姿勢を強める。するとそのような子どもはさらに周囲の人々の活動に含まれる攻撃性を過大評価するようになり，環境を耐えがたいほど荒々しい世界と感じるに至る。受動性の悪循環がスタートを切り，その渦を自己増殖的に拡大していく状況こそ，受動型不登校への脆弱性を想定すべき不登校準備段階のそれに他ならない。

　第三の下位分類である衝動型不登校あるいは衝動統制未熟型不登校は，衝動統制機能が未熟であり，自己中心的な行動が繰り返されることから，仲間集団から疎外され，所属する学校環境（登校班，クラス，部活動など）にも居づらくなって行くため，ついには学校参加の意欲を失い不登校に至るという不登校発現のダイナミックスが想定されるものである。

　この衝動統制が未熟で，そのために自己中心的と周囲から受け止められやすい子どもといえば，児童精神科医なら誰でもまず衝動性の高い注意欠陥／多動性障

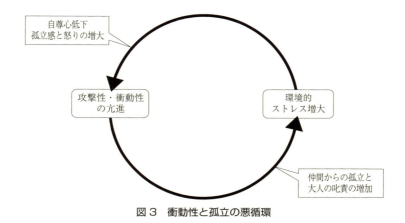

図3　衝動性と孤立の悪循環

害（ADHD）の子どもや，スキゾイド的な対人関係が目立つ高機能広汎性発達障害の子どもを思い浮かべるであろう。こうした高機能・軽症いわゆる軽度発達障害の子どもの間に発現する不登校は，その衝動性や攻撃性と環境との間の相互作用に以下のような悪循環（図3）が発生した結果と考えることができる。

　もともと攻撃性や衝動性が高い，あるいはそれらの統制機能が未熟で衝動的な行動が生じやすい子どもや，他者の心を読むあるいは理解するという能力が未熟なために二次的に他者に衝動的と感じさせる行動が多くなってしまう子どもは，学校生活において常に疎外され排除される危険を抱えている。特に仲間集団との同一化が「第二の個体化過程」の強力な推進力となる思春期年代（小学校高学年から中学生年代）の到来は，仲間集団の同質性・均質性追及という心性を強力に刺激し，異質な存在に対する排他性を高めるため，限度を知らない攻撃性や場の読めなさといった特徴を持つ衝動的な子どもは，以前にも増して疎外されやすくなる。そのような子どもが実際に排除（すなわち「シカトされた」という状況）によって孤立したり，さらには嘲笑や攻撃（すなわち「いじめ」）の対象になるといった環境的ストレスが強まる機会が少なからず存在する。すると子どもはよりいっそう自信を失って自尊感情の低い落ち込んだ気分になり，同時にそのような状況に腹を立ていらだつようになる。すると当然ながら子どもの内的な攻撃性・衝動性も亢進し，逸脱的な行動が増加していく。この逸脱行動の増加は必然的に仲間集団による排除と大人による叱責の機会を増加させることになり，環境的ストレスはさらに膨張を続ける。これが衝動性と孤立の悪循環という衝動型不登校

への脆弱性を想定すべき準備段階である。

2．不登校発現に伴う二次的脆弱性

不登校発現の前後の時期，すなわち不登校準備段階の末期と重なりながら開始する不登校発現段階は，子どもが不登校に向かうストレスや不登校発現直後のストレスに反応して大きく動揺するという意味で二次的な，精神面の脆弱性の目立った状況を呈するのが一般的である。

この「二次的脆弱性」という概念をあえて筆者が推奨するのは，不登校発現段階における子どもの混乱ぶりやそれに伴う精神症状および問題行動から，直ちにその子どもの生得的な人格傾向や病理水準を評価してしまうと，本質的に誤った評価を導く危険が高いと強く感じるからである。まず，それらの混乱や症状は，不登校開始によって引き起こされた状況そのものが作り出す，多くの不登校児に共通の状態像であり，極言すれば不登校状況に陥れば誰もが示しうるものと理解することから評価を始めたい。そのうえで慎重に，個々の子どもの個別性という次元での自我の機能水準や精神病理の深さの評価を行っても，けっして遅くはないと筆者は考える。では，この不登校開始段階における二次的脆弱性を高めてしまう促進要因とは何であろうか。

第一にあげるべき促進要因は，不登校準備段階にある子どもはストレスに反応して直ちに不登校を選択するのではなく，むしろ本能的といってよいエネルギーで，それまでに達成していた親離れの水準を守り，そのためになじんだ対処法を持続しようと努めるものであるという点にある。実際に，多くの子どもはそうした努力を続けるうちに，何らかの環境的条件や子どもの内的状況が改善し，不登校準備段階から不登校を示すことなく回復するということが日常的に生じているはずである（もっともその場合には「不登校準備段階」と認知されることはないということになるが）。しかし，条件に恵まれないままそうした努力を続けざるをえない子どもは，やがてヘトヘトに疲れ果て，すべてを放りだして不登校を開始することになるだろう。不登校の開始は一瞬だけストレスからの開放をもたらし子どもを楽にしてくれるが，まもなく学校に行けず家庭にひきこもってしまったことに対する敗北感や罪悪感が襲いかかってきて，子どもの自尊心は大きく傷つく。そのため不登校開始段階の子どもは周囲からそれ以上傷つけられることに非常に過敏で防衛的になっている。このように準備段階における消耗と，その結果として始まった不登校に対する強い挫折感が，子どもの心理的脆弱性を高めることはいうまでもない。

第二の促進要因は，一線の現場である学校から身を引いて家にひきこもった結果生じる心理的退行である。表面的には退行を顕在化させない子どもにおいてさえ，退行的心性は以前より高まっていると考えるべきである。不登校の結果生じたひきこもり状況は母親への人工的な過剰接近をもたらし，子どもは抗いがたく母親への関心が急速に高まるのを経験することになる。こ

表1　不登校に伴う諸症状

N = 157

症状名	人数（名）	出現率（%）
身体症状	120	73
不安・焦燥感	70	42
抑うつ症状	41	25
睡眠障害	28	17
家庭内暴力	27	16
強迫症状	25	15
分離不安	16	10

（齊藤ほか，1993）

の母親への関心とは基本的には母親への幼児期的な愛着である。高まった愛着は母親への接近欲求を刺激するが，しかし思春期心性の優勢な年代にある子どもは本能的成長ベクトルにもとづく母親からの「第二の個体化」をめざす心性も強いため，愛着の高まりは同時に母親を突き放したいという欲求を刺激することになる。この亢進した両価性は子どもの対人関係を極端に不安定なものにし，子どもの心理的な脆弱性を高めることになる。

　第三の促進要因は，不登校発現段階における親や教師からなされる過剰でかつ無配慮な叱責や登校刺激をあげるべきであろう。幸いに穏やかな親や教師のそれなりに懐の深いかかわりを得られている子どもにはあまり関与しない要因ではあるが，不登校児に何らかの形でこうした過剰な介入・干渉が行われている場合のほうがずっと多く，個々の不登校児の支援にあたってはこの点に留意すべきである。

　以上の3要因は各々が互いを刺激しあいながら「ひきこもり」を強めさまざまな症状や問題行動を出現させるという二次的脆弱性の促進要因となっている。

　表1は1993年に筆者らが公表した調査結果[6]で，国府台病院を受診した157名の不登校小中学生の中に見出された主な精神症状や問題行動を示したものである。身体症状を筆頭に，不安・焦燥感，抑うつ症状，睡眠障害，家庭内暴力，強迫症状，分離不安の7症状が対象の各々10%以上に見出された。筆者らは，これら各症状について個々のケースにおける症状出現時が不登校開始時を基点としたどのような時間系列に位置するかを計算し，それを集計してグラフを作成した。グラフの縦軸は，不登校開始前後の計1カ月を「不登校開始時」とし，それを基点としてその前の1カ月間を「－1月」，さらにその前の1カ月間を「－2月」と

42 第2部 不登校の諸側面

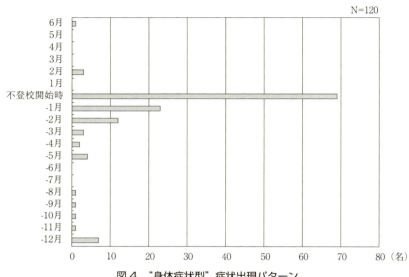

図4 "身体症状型"症状出現パターン

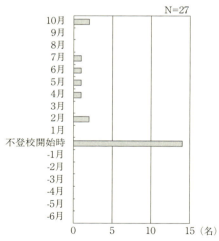

図5 "家庭内暴力型"症状出現パターン

あらわし,縦軸を下へ向かうほど「不登校開始時」から時間をさかのぼっていくことを意味している。また「不登校開始時」の次にくる1カ月間を「1月」,さらに次の1カ月間を「2月」とあらわし,縦軸を上に向かうほど「不登校開始時」

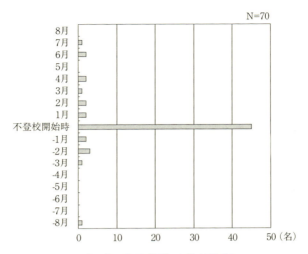

図6 "不安・焦燥感型"症状出現パターン

から時間が経過していくことを意味している。

　横軸は表の対象157名のうち該当する症状を縦軸の各時期に初めて示したものの人数である。作成した各併存症状の出現時期を示すグラフは図4，5，6の3パターンにおおむね分類できることがわかった。

　その第一のパターンは，図4に示したように不登校開始時の1カ月間を症状出現のピークとして，症状の始まりがほぼ不登校開始時と不登校発現以前の時期に限定され，不登校発現後は身体症状が新たに開始するケースはほとんどないという出現パターンである。これは併存症状のうちもっとも出現率が高かった心身症的身体症状に見出されたものなので，ここでは「"身体症状型"出現パターン」と呼んでおきたい。

　第二のパターンは，図5に示したように不登校開始時を症状出現のピークとし，症状の始まりが不登校開始時と不登校発現以後に限定されている出現パターンで，不登校発現以前の症状出現はほとんどないというものである。これは筆者らの調査では家庭内暴力に典型的に見出されたことから「"家庭内暴力型"出現パターン」と呼んでおく。

　第三のパターンは，図6に示したように不登校開始時が症状出現のピークを形成していることは他の2パターンと同様であるが，不登校出現の以前にも以後に

もほぼ同じくらい新たに出現してくる，いわば翼を両側に広げたように見える出現パターンである。このパターンを示した症状のうちもっとも出現率の高いのが不安・焦燥感であったことから"不安・焦燥感型"出現パターン」と呼んでおく。

このときの調査で見出された諸症状をこれら3パターンに分類すると，「"身体症状型"出現パターン」を示したのは心身症的身体症状のみであり，「"家庭内暴力型"出現パターン」を示したのは家庭内暴力，分離不安，恐怖・パニック，自殺企図，極端な母親への密着のような著明な退行などの諸症状であった。また「"不安・焦燥感型"出現パターン」を示したのは漠然とした不安・焦燥感，抑うつ症状，睡眠障害，転換症状，強迫症状などの諸症状であった。このように多彩な症状が不登校の発現と関連して出現しており，その出現パターン分類からこれらの症状がどのような心性や内的葛藤と結びつきやすいかがおおむね推測できるように筆者には思える。

すなわち「"身体症状型"出現パターン」に含まれる症状は不登校への傾斜が強まった不登校準備段階の緊張や不安ときわめて親和性の高い症状であり，「"家庭内暴力型"出現パターン」に含まれる症状は不登校開始後の二次的な人間関係の布置の変化によって増強した内的葛藤の発露として理解できる症状であり，「"不安・焦燥感型"出現パターン」の症状はその両者の質を併せ持った症状であるという仮説が可能ではなかろうか。筆者が考える不登校の「二次的脆弱性」とは，この家庭内暴力型や不安・焦燥感型の出現パターンに含まれる諸症状を誘発し，しばしば感情が激しく揺れ動く「不登校開始段階」の不安定な状態像を導くという意味での脆弱性であると表現することもできる。しかし不登校発現後に高まる二次的脆弱性のもっとも深刻な表現は，この開始段階を中心とする不安定さにあるのではなく，不登校のひきこもり段階に長くとどまる「社会的ひきこもりの遷延化」への親和性という意味での脆弱性である。

筆者が行った別の調査[7]では，不登校と関連してあらわれた併存症状の中に将来の社会的ひきこもりの前駆的な指標となる症状があるか否かを検討している（本書13章, p.144, 表2参照）。それによると，不登校に併存していた諸症状のうち家庭内暴力，抑うつ症状，および精神病とはいえない関係づけや被害感を意味する妄想関連症状の3種類の症状のどれかを示した子どもは，中学卒業後10年目に社会的不適応状態にある確率が他の症状に比べ有意に高いことがわかった。また家族からさえ身を隠すほどの過度のひきこもりにも同様の傾向が認められる。以上より，不登校開始段階およびひきこもり段階の初期に高まった二次的

脆弱性の結果ともいえる家庭内暴力，明確な抑うつ症状，妄想関連症状，過剰なひきこもり状態の4症状は，いずれも不登校ひきこもり段階の遷延化につながりやすいと考えてよいのではないだろうか。

3．不登校の遷延化がもたらす「脆弱性」

不登校の多くが開始段階の後にひきこもり段階に入っていくことになるが，その大半はいずれひきこもり段階から社会との再会段階へと移行し，徐々に不登校から抜け出していくことができる。しかし中にはひきこもり段階を抜け出すことができず，長く社会的ひきこもり状態を継続する子どもたちがいる。

筆者は国府台病院で入院治療を受けた106名の不登校児が，病院内学級の中学校を卒業後どのような社会適応状況を経て中学校卒業後10年目の社会適応状況に至るかという，10年間にわたる1年ごとの適応状態の評価を集計したことがある。それによれば，中学校卒業直後の1年間に「適応状態」にあるケースは全体の55％ほどに過ぎないが，2年目以降「適応状態」のケースはピークとなった卒業後4年目の82％に至るまで年ごとに増加していき，5年目以降9年目まで75％ほどを維持した後に，10年目には73％となった（本書第13章，p.150，図2参照）。このことからも，不登校だった子どもの全員が後に社会へ適応可能となるわけではないことは明らかである。

この年ごとの適応状況をさらに分析した結果，以下のようなことが明らかとなった。まず，中学校卒業直後からの5年間は社会適応状況が10年目の評価と一致しない可能性が誤差の範囲を超えて高いということである。これは，10代の間適応状況が良好だったとしても20代に入ってもそうであるという保証はなく，反対に10代では不適応状態だったとしても20代には適応良好な青年となる可能性が偶然といえないほど存在するということである。しかし中学校卒業後6年目以降9年目までの4年間には，もはや社会適応状況の大きな変動は生じず，大半が10年目の社会適応状況の評価と一致するに至るのである。「医療ケースとなった不登校」という限定の上ではあるが，中学卒業後6年目以降10年目までの4年間には，対象の75％弱は一貫して良好な社会適応状態を維持しており，10％強は社会的ひきこもり状態と呼んでよい深刻な不適応状態にとどまり続けると理解してよいだろう。なお対象の10％強ほどではあるが，10年間を通じて適応群の社会適応状況と不適応群のそれとの間を動揺しつづける特異な一群が存在することも忘れてはならない。

以上から義務教育終了後に不登校状態が持続していようと，そこから脱してい

ようと，10代の間はそのときの適応状況が将来の適応状況と同じであるとは限らないので，治療・援助者は適応状況のいかんに関わらず支持的な関与を続けるべきであり，そのことが20代の社会的ひきこもりにつながる脆弱性を減少させる支援となっている可能性がある。

さらに，筆者が行った追跡調査[7]で，中学校卒業後にそれまでの診断名とは異なる新たな成人型の精神疾患の診断を受けたケースが対象の少なくとも30％に存在することがわかった。さらに，この成人型精神疾患の診断をどれであれ受けたケースは，受けなかったケースよりも有意に10年目の不適応群が多いという結果であった。不登校ひきこもり段階の遷延化過程で，このような成人型の諸疾患に罹患すること自体が，後の社会的ひきこもり状態への脆弱性を高めていることがわかる。

Ⅲ 不登校における攻撃性について

一般に，不登校においては脆弱性ほど「攻撃性」が問題になることは少ない。近年不登校児やひきこもり青年の犯罪が報道をにぎわせることが続いたが，それとて不登校やひきこもりの当事者が反社会的な犯罪に関与する確率が一般人口より高いという証拠にはまったくならない。むしろ筆者の印象では，家庭内の問題行動を除けば，一般人口より犯罪行為に関与する確率は少ないように思われる。

あえて不登校において攻撃性を問題として採りあげるとすれば，おおむね次のような領域ではないかと思われる。

①不登校の発現状況とそれに関与した人物に対して向けられる怒り
②家庭内暴力
③受動攻撃型不登校
④軽度発達障害児の衝動型不登校

不登校をめぐる攻撃性の第一の領域は，不登校の発現状況ないし発現要因，およびそれに関与した人物に向けられる攻撃性である。こうした状況あるいは要因とは，しばしば仲間関係における被攻撃体験，すなわち無視されたりいじめられたりした体験であるので，対人関係的には「いじめた人物」に対する怒りとして表現されうるものである。しかしこの怒りは多くの場合表現されることなく潜行しつづけ，しばしば不登校児を苦しめる内的葛藤の背景に隠されている。治療の

目標の一つは，それが攻撃され迫害された側の正当な怒りとして本人に受容されることを目指すことにあり，その怒りの表現は治療の枠内で十分にサポートされなければならない。この領域の攻撃性によって，子どもが怒りを対象に向け暴発して反社会的な行動化を生じる可能性もわずかながら存在するが，むしろ非社会的なひきこもりへの傾斜を強め，家庭内での攻撃性を亢進させる方向へ向かう可能性のほうがずっと高いのである。

　しかしときには，真実とは言いがたいほど肥大した被害感情に支えられる怒りや，ある人物のある言動だけが状況のすべてを悪くした元凶であるといった偏執的かつ自己愛的な考えに支えられた，激しい怒りが顕在化してくる場合がある。そのような状態は，不登校に至る過程の中で傷ついた自己愛の修復作業へのとらわれと受けとめると理解しやすい。この「自己愛的な怒りへのとらわれ」と「不登校の遷延化」は，相互に刺激しあいながら「ひきこもり」へと向かう悪循環を形成する可能性が高い。その悪循環に，たとえ幼児期に愛着や自己愛発達をめぐるトラブルがあったとしても，思春期の発達課題を適度に獲得できたならば踏みとどまる可能性もあったはずの境界性人格障害や自己愛性人格障害など各種の人格障害への展開に大きく道を開くことになっているのではなかろうか。もちろんこうした怒りに遭遇した場合の専門家は，それが体系的な被害妄想を根拠として持続している統合失調症ケースであるということもありうるので，確率的には低いとはいえ統合失調症を常に鑑別診断の対象として念頭に置いておくべきである。

　不登校をめぐる攻撃性の問題の第二の領域は，不登校開始段階を中心に家族，特に母親に向けて生じやすい家庭内暴力ではなかろうか。家庭内暴力は，不登校開始段階に急激に生じた学校回避と家庭へのひきこもりのために，子どもの内的葛藤の高まりと心理的退行が爆発的に進行し，母親へ向けた両価性が統制不能な水準まで増大することで引き金を引かれる，不登校状況と親和性の高い現象である。家庭内暴力は，後の社会適応の再開をしばしば妨害し，ひきこもり段階の遷延化をもたらす可能性が高いことは，前節で示したとおりである。

　不登校をめぐる攻撃性の問題の第三の領域は，表面的には受動型不登校によく似た「受動攻撃型不登校」に見出すことのできる「受動的攻撃性」である。それは自分の意思を無視して過干渉な介入を続ける大人に対して，能動的な怒りの表現をあきらめ，一見その大人の意思を受け入れたごとくに見せながら，実際には一切の努力を放棄し，期待を裏切りつづけることで怒りを表現している子どもと

大人との関係に典型的に見出すことができるものである。しばしば大人は，このような受動攻撃的な心性の優勢な不登校児に対して「怠学」というラベルを貼り，強引に登校や学習に取り組ませようと積極的に関与して，頑固な，しかしけっして怒りの顕在化しない不従順さにぶつかり撃退されることになる。このような子どもは，まさに自分自身の価値を踏みにじることで，すなわちだんじて動かないことで自己主張し反抗するという屈折した攻撃性を発揮しているのであり，その支持にあたっては独特な工夫と辛抱強さが求められる。

そして不登校をめぐる攻撃性の問題の第四の領域は，前節で示したように他の下位分類に比べ青年期の社会的ひきこもりにつながりやすいことがわかっている衝動型不登校を生じた軽度発達障害，たとえば注意欠陥／多動性障害やアスペルガー障害の子どもをめぐるものである。彼らの高い衝動性や攻撃性は，その発達障害としての特異的なハンディキャップをよく理解し工夫された治療・援助の一環として取り扱われねばならず，不登校児の治療・援助に関与する専門家は常にこの領域に高い感度を持っていなければならない。

最後に，不登校における「攻撃性」について検討する際には，「不登校の子どもは，攻撃的な加害者であるよりは，はるかに高い確率で暴力の被害者である」という事実を強調して本論を終えたい。

文　献

1) Atkinson, L., Quarrington, B., Cyr, J.J. et al.：Differential classification in school refusal. British Journal of Psychiatry, 155；191-195, 1989.
2) Berg, I.：School refusal in early adolescence. In L. Hersov, I. Berg (eds.) Out of school, pp.231-249, John Wiley & Sons, Chichester, 1980.
3) Blos, P.：The second individuation process of adolescence. The Psychoanalytic Study of the Child, 22；126-186, 1967.
4) Johnson, A.M., Falstein, E.I., Szurek, S.A. et al.：School phobia. American Journal of Orthopsychiatry, 11；702-711, 1941.
5) 齊藤万比古：登校拒否の下位分類と精神療法．臨床精神医学，16；809-814, 1987.
6) 齊藤万比古，山崎透，笠原麻里ほか：国府台病院児童精神科外来における身体症状の現状および登校拒否に伴う身体症状について．厚生省心身障害研究「親子の心の諸問題に関する研究」平成4年度研究報告書，pp.23-32, 1993.
7) 齊藤万比古：不登校の病院内学級中学校卒業後10年間の追跡研究．児童青年精神医学とその近接領域，41；377-399, 2000.

8) 齊藤万比古:不登校.(山崎晃資ほか編)現代児童青年精神医学,pp.343-354,永井書店,2002.
9) 髙木隆郎:登校拒否の心理と病理.精神療法,3;218-235,1977.

第4章

1993年：登校拒否の現状と治療

はじめに

　わが国では，すでに30年を超える登校拒否研究の歴史があるが，とらえ方の難しい現象とされるある種の手強さは，今も失われていないように思われる。文部省（当時）の調査によれば，1991年度の「30日以上学校を休んだ小・中学生」のうち，登校拒否の子どもをほぼ現わしているとされる「学校ぎらい」の子どもは，小学生12,637人，中学生54,112人の計66,749人におよび，これは小学生全体の0.14%，中学生全体の1.04%に当たるという。この数字は，これまで文部省が年間50日以上休んだ生徒を「長欠児」としてきたのに対して，この年から30日に基準を下げて調査したことによる数字上の大幅な増加を示すものであり，従来の50日を基準にした結果では，「学校ぎらい」の増加は前年度に，比較して漸増であったという。重要なことは，文部省が登校拒否を教育現場で広がりをみせる深刻な問題として直視しようという姿勢を明確にしたことにある。ここでは登校拒否の現状のいくつかに注目しつつ，児童思春期精神科医療の観点から登校拒否の治療援助について考察を試みたい。

I　登校拒否論をめぐる二つの潮流

　登校拒否に関するわが国の研究史から今日までの病因論の展開をみると，初期には登校拒否は，幼児期以来の母子関係によって形成される内的葛藤を背景として生じてくるものと考えられており，もっぱら子ども自身の内面の問題であり，母親の人格の問題であるとされたのである。その後，家族における父性の意義や子どもの学校での完全主義的姿勢や失敗に対する怖れといった多様な要因が指摘

されるようになっていったが，いずれも子どもや親の人格傾向に主な発現要因を見出すという姿勢は一貫していた。しかし，わが国の登校拒否論には，こうした病因論とは別に，学校教育の現状が登校拒否発現に大きく関与しているという「学校原因論」と呼ぶべき特有な考え方が存在する[14, 22, 23]。

　この観点の出現は，これまで登校拒否の原因といえば，もっぱら親と子ども双方の人格傾向や親子の結びつき方の問題にあるとされたのに対して，学校そのものが登校拒否の発現にさまざまな関与をしている可能性について，評価・検討する道を開いた。さらに，この観点に立った登校拒否への介入によって，登校拒否の子どもが義務教育期間中に再登校を始めるという解決によらなくても，結果的には良好な社会適応を示す場合が多々あることが明らかにされた。わが国における登校拒否についての議論は，以上のような観点の異なる二つの潮流が，相互に影響を与えつつ交わることのない平行線を描いてきたことに特徴があった。

　一般に親と教師は，子どもに対する当事者としての直接性から，二つの潮流のどちらの立場に立つにしろ，子どもの問題や障害に関与する際に，どうしても道徳主義的な発想をしてしまいがちである。しばしばこの道徳主義は，問題に対する自己の関与を否認しようとする自己愛的な"犯人探し"の方向へと人を駆り立てるという形で現れる。かくして二つの潮流は，子どもに関わる家と学校という二つの立場の当事者間の感情的な対立に支えられる形で，現在まで続いてきたのである。1992年3月に発表された文部省の学校不適応対策調査研究協力者会議の報告「登校拒否（不登校）問題について：児童生徒の『心の居場所』づくりを目指して」[5]は，「登校拒否はどの子どもにも起こりうる」こと，「学校生活上の問題が起因して登校拒否になってしまう場合がしばしばみられる」ことを明確に指摘し，文部省の側からこの対立にアプローチする姿勢を示したものである。

　このようにわが国の登校拒否論を二分してきた二つの潮流は，登校拒否の子どもに対する援助法にも大きな影響を与えてきた。子どもと親の側に登校拒否発現の主要因をみる立場の場合には，登校拒否に陥った子どもに対する時，「登校拒否という障害を生じた生徒」という均一の質をもった現象として一つに括ってとらえてしまうことが多いようである。その結果，その立場に立つ当事者の多くが，「登校拒否は親が子どもに幼い時から我慢する能力をしつけてこなかったために生じた問題である」と十把一からげにした上で，主として親に解決の責任があるかのような姿勢を示すか，あるいは親や子どもを当事者能力をもった対象として見ずに，一方的で強引な介入をするといった姿勢を示すことになる。

このような姿勢は，学校現場によく見受けられるが，しばしばそれは子どもの混乱や親の学校不信をさらに増大させる結果をもたらすことになる。それは，登校拒否に対する柔軟な対応が文部省の側から公的に強調されるようになった現在でも，姿を変えて存在し続けている。「登校拒否は難しい問題だから専門家でないと理解できない」という論理で，自らの学校現場で挫折したという問題から目をそらし，適応指導教室や民間施設に参加していれば，出席扱いにしてそれでよしとし，子どもが直面すべき個別の問題には関心をもたないといった回避的な対応姿勢が学校現場の一部には生じてきているようにもみえる。

　本質的には，同様の回避的な姿勢が，登校拒否の子どもをもつ親の多くのように，学校原因論に依拠する側にも見出される場合がある。いうまでもなく，子どもが学校へ行かずに連日家にとどまっているという事態は，親にとってきわめて不安で苦痛な状態である。このため親は，解決を求めて走りまわった果てに，しばしば処理できない親自身の挫折感や罪責感といった感情を子どもに向けて，怒りとして爆発させるようになる。往々にして，「親に再登校の責任がある」とする学校の担任教師や専門家の刺激も加わるため，この親の怒りはいやがうえにも増大し，子どもの高まった両価性とともに，状況をより一層悪化させることになる。そのような葛藤状況の最中にある親にとって，この責任が自分たち親の側にはないとする論理を求めるのは自然な心の動きであるだろう。民間施設への参加が，登校に代るものとして公認される可能性が出てきた現在，より葛藤の少ない解決法として，学校原因論を支える民間施設への傾斜は，親の側に強くなるものと思われる。しかし，そのことが子どもの抱えている問題や家族そのものがもっている課題との直面を親に回避させ，登校拒否の経過の中でどのような親子も一度は経験することになる自己愛的で万能的な母親と子どもの共生関係を必要以上に遷延させるなど，問題解決の先送りを生じる危険性も無視することができない。しかも，登校拒否の治療に関わる親や専門家がもっていなければならない基本姿勢が，「子どもの孤立感や不安を抱えながら子どもが動きだせるその瞬間まで待っていること」であるだけに，この問題はデリケートで難しいものとなる。

　二つの潮流のいずれの側に立つ親も専門家も，ともに陥りやすい子どもの内面の問題からの回避傾向，あるいは問題の先送り傾向は，この子どもの成長を見守るという姿勢に一見よく似ている。子どもが自分の現実と向かい合う好機と思われる時に，「待っているべきですね。子どもの好きなようにさせていればよくなりますよね」といった子どもと直面することを回避しようとする親の反応は，治

療者としてよく経験するところである。登校拒否に直接的, あるいは間接的に関与しているすべての当事者が今もっとも必要としているのは, このデリケートな課題と直面できる, 道徳主義から自由で, あくまで中立的な観点であるだろう。

II 登校拒否の下位分類診断

登校拒否は当初「学校恐怖症（school phobia）」という用語で表わされたことに示されるように, 児童期に発現する分離不安を主症状とする単一の症状神経症と考えられていた。しかし,「登校拒否（school refusal）」という用語を提唱したHersov, L.たちとその後の多くの研究者は, この現象を学校状況への不安と拒否感を主症状とする症状群というとらえ方をして, いくつかの下位分類を想定してきた[6]。現在は後者の立場が優勢になっており, DSM-III-R[3]にみられるように, 欧米においては登校拒否と学校恐怖症のいずれも疾患単位としての位置は与えられていない。しかし, Atkinson, L.ら[1,2]は, 登校拒否を「さまざまな精神力動を背景として発現してくる一般的な症状」と定義した上で, 適切な下位分類を用いれば, 登校拒否を質的により均一性をもったいくつかの下位グループの集合としてとらえることができる可能性を示唆している。

わが国では登校拒否という用語があまりに包括的な概念として用いられているために, 登校拒否という用語に接した者が各々まったく異なるイメージを思い浮かべるというすれちがいの生じる怖れが常にある。そのためわが国においても, これまでに多くの下位分類の提案がなされてきた。現在, 教育界においては, 都立教育研究所の分類[8]がよく用いられているようである。これは学校を休むという行為（長期欠席）をすべて下位分類に分類したものであり, その一つとして「広義の登校拒否」および「狭義の登校拒否」が位置づけられている。これに対して, 児童精神医学的な観点からの分類は, 共通の概念として用いられているものが, 現在のところ見当たらない。しかし, 登校拒否が多くの発現要因によって生じる子どもの情緒と行動の障害とするならば, 登校拒否はどのような精神科的障害を背景として生じうるかを明らかにする必要がある。この点については, 栗田ら[10], 星野ら[7], 宮本ら[11]が実施したような, 登校拒否を障害名として採用していないDSM-III, もしくはDSM-III-Rを用いた登校拒否の子どもに対する精神医学的診断の試みが参考になる。

筆者らも登校拒否についてDSM-III-RのAxis IおよびAxis II診断を試みた経験をもつが[21], 登校拒否はDSM-III-R的には過剰不安障害, 小児期または青

年期の回避性障害, 分離不安障害などの不安が学校不適応の主要因となっていると理解できる「不安障害群」, 抑うつ状態などが前景に立ち, 状況反応的な発現過程を想定できる「適応障害群」, 強迫性障害, 転換性障害などの神経症的な障害を主障害と診断すべき「その他の神経症的障害群」や, この年代で明らかになっているスキゾイド人格障害や境界性人格障害といった人格傾向が学校不適応の主要因と考えられる「人格障害群」の各群におおまかに括ることができるという印象をもった。統合失調症など精神病による長期欠席を登校拒否の下位分類として含むかどうかという問題もあるが, 精神病を登校拒否概念とは明らかに異なる障害として意識し続けることの方が, 臨床的にはより有意義であるため, 登校拒否の下位分類に入れることには賛成できない。

Ⅲ 今日の登校拒否治療

　登校拒否という問題を抱えた子どもに, 直接的にしろ, 間接的にしろ出会い, 児童精神科的に子どもの状況を理解し, 適切な介入法を考えていくためには, その思考や共感の土台となる子ども観が必要である。筆者の所属する臨床グループは, 主として精神分析的な心理的発達論を基盤とする子ども観をもちながら, 子どもを理解しようとしている。

　その子ども観は, 子どもの心理的発達過程を直線的にとらえず, 10代前半にあたる前思春期から思春期にかけて部分的にしろ優勢になる幼児期心性や幼児期的葛藤を正常発達として認めるといった具合に, 一種の螺旋軌道をたどるものとしてとらえていることに特徴がある。また, 人間の内的体験を重層的なものとして理解しようとするのも, 特徴の一つである。この重層性とは, 単に人間の意識・無意識といった心的構造を意味しているだけではない。たとえば思春期の子どもは, 現在通過しつつある思春期の心理的発達課題をめぐる内的作業に取り組みながら, 同じ作業を通じて, 通過してきた過去, 特に幼児期各期の葛藤をめぐる何度目かの作業に同時進行的に取り組んでいる, といった体験の重層性を持っていると理解することができる。こうした「発達過程の螺旋軌道」イメージや「体験の重層性」イメージを心にとどめておくことで, 登校拒否をはじめとした子どもの心理的な問題や障害を, その経過中にみせる退行的な諸現象の顕著さに目を奪われてしまわずに, 子どもの陥った不安や怖れ, 抑うつ, 混乱, 怒りなどを受容し, その真の深刻度（健康度）を評価することができるのである。そして, この子ども観による登校拒否の治療目標は, 何よりも治療的介入によって, 子どもの

心理的発達過程がほぼ良好に進行することにある。実際に，登校拒否に介入する技法には，いくつかのものが存在する。その基本になるものは，子ども自身に対する個人精神療法的な介入である。

　子ども自身が直接治療に参加できる場合には，他の神経症的な障害に対すると同じように，子どもの罪悪感や孤立感を保証し，「動きだした」新しい歩みを支えるような支持的精神療法が基本となるだろう。そのうえで，子どもの人格や人間関係の特徴を評価しつつ，プレイセラピーのような象徴的な表現を通じた内的作業を援助したり，時には行動療法的な治療イメージを心において，直接に再登校の試みを作り出して支えるといったさまざまなアプローチを組み合わせることになる[15,17]。

　子どもへの介入とは別に，親に対する介入が登校拒否治療の重要な部分を構成していることは，登校拒否に限らず，児童思春期の治療の際立った特徴といえるだろう。しかも，登校拒否の子どもは，治療に登場してこない場合がかなり多いことで知られており[9,17]，そのため親カウンセリングや親ガイダンスと呼ばれる親へのアプローチが重要となる。親カウンセリングの場では前記のような心理的発達過程に対する治療者の理解を媒介として，子どもの現わす現象の意味を親と検討していくことや，子どもとの関係の中での親の葛藤を支持して，親機能の維持と発展を支えることなどが行われる。

　しかし，こうした個人療法的な発想による介入では，事態の好転を一向にみない場合がかなり存在する。近年注目を集めているシステム論的な家族療法が，このような登校拒否の行き詰まり状態を打破する場合のあることも知っておく必要があるだろう。この技法は多くの流派があるようだが，登校拒否の子どもを含んだ家族全体の有り様や家族間の結びつきの内容を示す家族構造（family structure）をその家族のライフサイクルの中で，あるいは世代を超えて流れてきた様式として理解し，家族構造の変化を家族自体によって作り出していけるよう介入する技法であると要約できよう[12]。これは，基本的には犯人を見つけだそうという姿勢を排した非常に支持的な治療論であるといえるだろう。また，いくつかの報告にもあるように[18,20,24]，児童思春期，特に思春期における仲間集団の活動のもつ意義を最大限に利用しようとする集団精神療法が，この問題への有効な介入となる場合もある。確かに，登校拒否の子どもにとって，個人療法より集団療法の場の方がより抵抗少なく参加できるということがしばしばある。集団精神療法の中で支えられる仲間集団の形成は，登校拒否によって接近しすぎた母子

関係の修正に大きな支持を与えることができる。

　登校拒否の治療に際して，治療者はこれまで述べてきたような心理的な観点とは別に，心身医学的な観点をもっていることも必要である。もともと心身の分離の不明瞭な児童思春期の子どもは，心理的ストレスや葛藤を身体症状として表現することが多いとされている。登校拒否の生じてくる状況や経過は，子どもにとってきわめて大きな心理的ストレスであり，登校拒否に伴ってきわめて多くの子どもが，心身症的な身体症状を一過性に，あるいは持続性に示している。逆に，長い療養や親による身体管理の必要なある種の慢性身体疾患は，その身体疾患の経過中に形成された親子関係をはじめとする人間関係が深刻な問題を孕むことによって，子どもの登校拒否を直接に生みだすことがある。また，睡眠相遅延症候群や非24時間睡眠・覚醒症候群のような睡眠・覚醒リズム障害が，朝の強い倦怠感や無気力などを生みだし，登校拒否の誘因となることもあるという指摘が近年注目を集めている[4,16]。これらのうち，原因疾患として明確にできるような障害は，その治療こそ登校拒否治療といえるのであるが，登校拒否に合併した多くの身体疾患，あるいは身体症状は，登校拒否の結果として生じた二次性あるいは症候性のものであり，子どもの非言語的メッセージを表現するいわば「身体言語」と理解して，デリケートな取り扱いをすべきものである[13]。

　このような治療的介入は，外来治療と入院治療のどちらの構造で行われるべきであろうか。入院治療はやむをえず選択するものである，というのが精神科医療における常識であり，児童精神科医療においても例外ではない。しかし，登校拒否は精神障害としての重さというより，家庭内にひきこもり，仲間集団から切り離された生活の遷延によって増強した家族内葛藤が解決を困難にしている場合が多いことを考えると，この悪循環に介入して子どもが親や家庭から一定の心理的距離をおくことを支持し，停滞していた子どもの心理的発達を促進する場を与える手段としての入院治療の意義を無視することはできない[19]。もちろんそれは，入院の適応が厳密に検討されているかどうか，入院が見捨てられたり罰せられたりする体験として，子どもや親にイメージされていないかどうか，入院病棟は児童思春期の子どもが心理的に育つことのできる物理的および人的な治療構造をもっているかどうか，病院内学級が設置されているかどうかなどの課題をクリアしていることが，入院治療の必要条件であることを前提にしての話ではある[19]。

Ⅳ　他部門との連携

　登校拒否という現象は，非常に多くの側面をもつ裾野の広い現象であり，教育現場，教育相談を任務とする公的機関，児童福祉機関，民間の支援組織や民間施設など多くの組織が登校拒否の治療的介入に関与している。登校拒否がまさに自らの現場で生じた現象であり，そのため登校拒否の子どもと最初に直面することを求められる教育界は，現在さまざまな形でこの問題への対処能力を高めようと努力をしているようである。現場の教師に，登校拒否についての知識を深めてもらうための研修が各地で行われていること，カウンセリング講座など，より専門化した研修によって，いわゆる「スクールカウンセラー」の機能を担う教師を育てていこうとしていること，各地の教育研究所・教育センターが教育相談の一環として，登校拒否の子どもの個人的あるいは集団的な援助を行っていること，「適応指導教室」が各地で設置され始めていること（1991年度段階で100カ所ほどの適応指導教室が全国にある）などが，それに当たるだろう[5]。

　また，各地の児童相談所や情緒障害児短期治療施設などの児童福祉機関も，登校拒否に対する相談や宿泊治療を行っており，たとえば養育を遺棄された子どもたちの怠学的な登校拒否に典型的にみられるような養育能力の著しく低下した家庭の子どもへの介入には，特に成果をあげている。さらに，登校拒否の子どもが参加しうる学校外の活動の場を作り出し，子どもと親の両者を支えていこうとする塾や親の会など各種の民間支援団体の運営する「居場所」が各地に次々と設立され，そのいくつかは，活発な活動を展開している。

　こうした現状をみると，登校拒否に対して医療の観点のみで関わることは，子どもの発達全体を支えるためにはあまりに狭いといわざるをえず，小西[9]が「地域医療」という用語でその重要性を強調しているように，これらの機関や組織の活動とうまく連携することが，その狭さを埋めていくために必要な場合が多い。児童精神科医療は，広い視野と長い目をもって，子どもの成長や家族の成熟を支えていく伴走者の役割を担うとともに，学校，児童福祉機関，民間施設や民間の支援組織など，登校拒否の子どもに関与する諸機関や組織の連携を作り出し，子どもや親への支持が絶えることのないようにするコーディネーターの役割を果たす必要があるといえるのではないだろうか。

おわりに

　以上，登校拒否をめぐる議論の現状について，治療的介入を中心に述べてきた。筆者は，この作業の間，登校拒否について考えることが児童思春期の全体をみることと同じことではと思えてくるほど，登校拒否が広範な要因をもつ現象であることを改めて知ることになった。

　登校拒否は，わが国の子どもの精神保健にとって，質的にも量的にもまだまだ重要な意義をもった対象である。現在新たな問題として，義務教育期間中に登校拒否であった子どもを中心として，10代後半から20代はじめにかけての青年期に至っても，葛藤の強い家庭へのひきこもり生活を続けている青年が無視できないボリュームになってきているという事態がある。こうした状況にある青年への有効な援助は，一部の精神科病院や民間施設を除いて，まだあまり存在しないのが現状であり，児童思春期の登校拒否治療に関わってきた児童精神科の立場からも，何らかのアプローチをしていく必要があるだろう。

文　献

1) Atkinson, L., Quarrington, B.：School refusal：The heterogeneity of a concept. American Journal of Orthopsychiatry, 55；83-101, 1985.
2) Atkinson, L., Quarrington, B., Cyr, J.J. et al.：Differential classification in school refusal. British Journal of Psychiatry, 155；191-195, 1989.
3) American Psychiatric Association：Quick Reference to the Diagnostic Criteria from DSM-Ⅲ-R. American Psychiatric Association, Washington D.C., 1987.（高橋三郎，花田耕一，藤縄昭訳：DSM-Ⅲ-R 精神障害の分類と診断の手引第2版．医学書院，1988）
4) 福田一彦：登校拒否の生体リズム．（千葉喜彦，高橋清久編）時間生物学ハンドブック，pp.382-390, 朝倉書店，1991.
5) 学校不適応対策調査研究協力者会議：登校拒否（不登校）問題について：児童生徒の「心の居場所」づくりを目指して．（文部省中学校課内生徒指導研究会編）今，登校拒否問題を考える，学校経営5月号臨時増刊，pp.45-109, 第一法規，1992.
6) Hersov, L.：School Refusal. In M. Rutter, L. Hersov (eds.) Child Psychiatry Modern Approaches, Blackwell, Oxford, 1977.（高木隆郎監訳：最新児童精神医学，pp.451-481, ルガール社，1982）
7) 星野仁彦，新国茂，金子元久ほか：登校拒否症における DSM-Ⅲ 多軸診断の試み．福島医学雑誌，35；401-411, 1985.

8) 小泉英二：教育相談の立場からみた不登校の問題．児童青年精神医学とその近接領域，29；359-366，1988．
9) 小西真行：登校拒否の治療：地域医療の観点から．臨床精神医学，21；57-64，1992．
10) 栗田広，太田昌孝，清水康雄ほか：DSM診断基準の適用とその問題点：その15 "登校拒否" の診断学的分類．臨床精神医学，11；87-95，1982．
11) 宮本洋，小泉準三：いわゆる登校拒否症の実体について：DSM-Ⅲ-R多軸診断システムの適用．精神医学，33；1343-1350，1991．
12) 中村伸一：不登校の家族療法．精神科治療学，6；1159-1164，1991．
13) 野沢栄司：思春期の心理と病理．〈心の健康〉ブックス5，弘文堂，1981．
14) 奥地圭子：登校拒否は病気じゃない．教育史料出版会，1989．
15) 大高一則：外来治療．精神科治療学，6；1149-1157，1991．
16) 大川匡子，稲庭毅：現代の精神症状と症候群：睡眠相遅延症候群．臨床精神医学，14；621-626，1985．
17) 齊藤万比古：登校拒否の下位分類と精神療法．臨床精神医学，16；809-814，1987．
18) 齊藤万比古，佐藤至子，奥村直史ほか：入院治療における登校拒否の集団精神療法．臨床精神医学，17；1167-1173，1988．
19) 齊藤万比古：登校拒否の入院治療．精神科治療学，6；1141-1148，1991．
20) 齊藤万比古，山崎透：思春期神経症児の集団精神療法：治療構造と枠組みについて．メンタルヘルス岡本記念財団研究助成報告集，4；127-130，1991．
21) 齊藤万比古，山崎透，奥村直史ほか：登校拒否の成因および病態について．厚生省「精神・神経疾患研究依託費」児童・思春期における行動・情緒障害の成因と病態に関する研究，平成3年度研究報告書，pp.69-77，1992．
22) 渡辺位：子どもたちは訴える：病める社会で病む子ども．勁草書房，1983．
23) 渡辺位：不登校のこころ．教育史料出版会，1992．
24) 吉川領一，大谷修史，角田恵子ほか：5年間の不登校児のグループワーク：参加児の診断と社会および学校への適応．精神医学，33；733-739，1991．

第5章

不登校と心の発達

はじめに

　不登校を発達障害という観点からみるという課題はかなり論争的なものであり，正直に告白すると，この課題を引き受けるにあたり若干の困惑と躊躇を覚えたことは確かである。そのとまどいの理由の一つは発達障害という概念の保有する「生来性」のイメージが不登校の状況反応的なニュアンスとなじまないように感じたということであり，第二の理由は不登校をめぐる議論がとかく「犯人探し」的な原因論を中心に展開しやすく，道徳主義的で感情的な論争となりやすかったわが国の30年を超える不登校の論争史が脳裏に浮かぶからである。

　しかし不登校という現象が子どもにもたらす人間関係や生活環境の変化にはかなりの共通点がみられ，それらが心の発達の重大な危機を意味していることは厳然たる事実である。そのような観点に立てば，不登校を心の発達というキーワードで考えてみる意義はけっして小さくはないように思われる。

I　外界への発達過程

　不登校が問題となる学童期および思春期の子どもの心を子どもの自我と外的・内的環境との力動的な関係という観点から検討したい。

　図1は，養育者である親を中心とする家族の中で育まれ，初めて大きく外の世界に顔を出したばかりの，たとえば小学校入学直後の子どもの自我と，それを取り囲む家族，学校といった子どもの外側に位置する環境と，心の無意識領域という子どもの内側に位置する世界との関係を，やや誇張して図示したものである。

　家族に生を受け，幼児期を通じて育まれてきた子どもの自我は，家族から外界

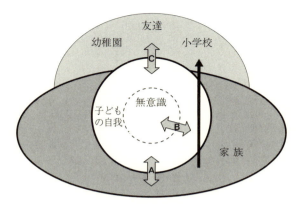

図1　小学校入学前後の時期の子どもと環境

へという発達の前進ベクトルに従って外界へ顔を出していく。そして，その子どもの自我を外界から保護・支援機能をもった中間的・過渡的な領域として受けとめるのが学校であり，また同年代の仲間集団である。こうした諸領域の配置のもとに子どもの自我は家族や学校や仲間集団との交流によってさまざまな支援とともにさまざまなストレスを受け（図1の矢印AとC）そうした外からの支援とストレスはただちに自我と無意識の接点での内的な葛藤を生じる（同矢印B）。

　このような自我の内外で起きることの全体が統合された一つの経験として，そのときの子どもの「心という結晶」の核になるとともに，自我を成熟へ向けて発達させる推進力となる。その結果，10歳から12歳ほどの間に思春期に到達した子どもの心は，家族からさらに大きく外界へと突き出た存在，すなわち図2のような位置へと変化している。

　思春期に入ると子どもは，急速な身体発達ともあいまって，むしろ以前にも増して親への関心が強まるといわれている。その結果増強する現実の親やその他の家族との関係のストレス（図2の矢印A）や同時に子どもの内面で生じている心理的葛藤（同矢印B）に対処するために，思春期の子どもは中間的・過渡的な外界である学校や仲間集団との関係（同矢印C）に没頭する。すなわちそこでの適応の成功から与えられる心理的な支えによって，子どもはAとBのストレスをカバーし，幼児返り的な家族への逆戻り（退行）の危機を回避しようとする。しかし，無意識的であるにしろそのような目的をもっている思春期の子どものこの外界への適応は，いつも目一杯背伸びした過剰な適応を強いることになり，それ自

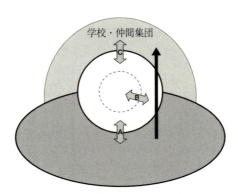

図2 思春期の子どもと環境

体大きなストレス（同矢印C）となっている。このように図1と図2における両矢印AおよびCは，それぞれ家族および外界（学校・仲間集団）からの心理的支援とストレスの両者を表現している。

このような子どもと外的および内的な環境との心理的な位置関係の力動的バランスの上に，思春期の子どもの精神的発達の前進運動すなわち図1および図2の上へのベクトルが維持されている。

II 外界への発達の危機

このような子どもと環境の，バランスよい関係が維持できなくなることがある。図3はそんな子どもの心を図式化したもので，子どもが学校や仲間集団との関係に内的なバランスを維持できないほど強いストレス（図3の矢印C）を感じている状況を示している。このような学校・仲間集団からのストレスの増強は必ずしも学校や仲間集団の直接的な圧迫によって生じるだけとは限らない。たとえば，家族状況の大きな変化や親子分離の思春期的な状況などが親子双方の葛藤を普通以上に強めている場合には，子どもの家族への関心が不自然に強まった結果として，相対的に外との関係への関心が弱まり，適応のための努力がお留守になるという意味でのストレス（同矢印A）の増大という事態もありうる。また，学校でのストレスの増大は，家庭での退行的な母親への甘えを強め，結果的に母親への両価的な感情が強まり葛藤を強く感じるようになるという形での家族内ストレス（同矢印A）を強めることも少なくない。

すでに述べたようにストレスとしての矢印Aの増強はただちに内的葛藤（同矢

第5章 不登校と心の発達　63

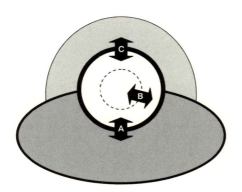

図3　環境のストレスが高まるとき

印B)を強め，子どもは発達を前進させる余裕を失ってしまう。しかしそうであっても，子どもはここまで実現してきた親離れの結果としての家族との心理的距離を維持しようとして，ほとんど本能と呼べるような内的な努力を続けるものであり，図3のような状況から家族の保護と援助を求めてただちに不登校に入っていくというものではない。こうした緊張と葛藤の高まった心の状態のときに，子どもはしきりに手を洗ったり，学校での失敗を恐れる予期不安を強めたり，身体症状をしきりに訴えたりといったさまざまな神経症的症状を示したり，疲れて抑うつ的となったりするが，幸いにも多くの子どもはいずれこの状態から立ち直って，なにごともなかったかのように図2の状況に回復して精神的発達過程を再開する。

Ⅲ　不登校（家族内へのひきこもり）

しかし子どもがこのような危機の通過にいつも成功するとは限らず，その場合には発達過程を逆行して家族のふところ深く潜り込むことで，直接に学校や仲間集団との関係のストレスをともあれ減少させようとすることがある。これが不登校をはじめとする社会的ひきこもり状況（図4）の始まりである。しかしながらこの状況が無条件に心の安息を子どもに保証してくれるということはありえない。たしかに一旦は外の世界からのストレスを減少させる効果はあるものの，それと引き替えに子どもは新たに重い孤立感や敗北感を背負わねばならず，不登校が続くにつれて徐々にそのストレスが増強していく（図4の矢印C）。

また，このひきこもり状態は親，とくに母親への心理的な過剰接近を意味して

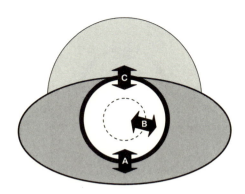

図4　ひきこもり状況

おり，その初期にはある程度の安心感を子どもに与えるとしても，まもなくそれは精神的発達上の重大なストレス（同矢印A）の源泉となっていく。すなわちこのような状況は必ずや母親への「甘え・愛着」と，母親へ接近しすぎることに対する「離れたい・突き放したいという欲求」が二つながら急速に増大するという葛藤状況を導き（同矢印B），子どもは両価性の高まった不安定な心性を示さずにはおかないだろう。

　もともと思春期の特徴であるとされている，この親に対する強い両価性は，通常の発達過程にあっては家庭外の活動や人間関係に没頭することをはじめとするさまざまな心理的防衛によってカバーをかけられ，露骨に外にあふれ出すことは抑えられているはずである。したがって親にはせいぜいのところ「反抗期」といった寛容な受け取り方をされるのが普通であり，また親がその程度の自覚で少しだけ身を引くだけで，大半の子どもはこの両価性を抱えることができるはずである。しかし，母親への人工的な過剰接近を示している図4のような状態はそうした心のバランスを大きく崩し，思春期の子どもは母親への強い両価性を露骨にあらわす以外なくなる。その結果，退行して幼児のように母親に甘えたり，思春期年代相応の性的関心を母親に向けることを抑えがたかったりする一方で，次の瞬間には激しく母親を攻撃することによって母親を愛着に値しない対象とみなしたり，母親を突き放そうとつとめるというまったく反対の姿勢をとろうとする。こうした子どもの両価的姿勢の高まりが親を混乱させるだけでなく，子どもの不登校そのものが親自身の挫折感や敗北感を強く刺激し，親の心を大きく揺さぶるのである。

不登校がその原因のいかんにかかわらず示すことになる，そのきわめて類似した状態像や経過は，何よりもまず不登校が引き起こす子どもと親のこのような過剰接近の結果であると思われるが，同時に教育や学歴に対して過剰な思い入れをしがちなわが国の社会にあって，不登校であることのもたらす絶望感の深さをも意味しているだろう。

Ⅳ　不登校のもたらした発達危機

こうした母親と子どもの葛藤に満ちた共生状態は，自己増殖的に子どもの母親へのさらなる密着と独占の願望を刺激したり，両価性の高まった心の反映として母親や兄弟姉妹を対象とした家庭内暴力へと子どもをかきたてる。その一方で不登校の子どもは思春期を中心として，父親の叱責や懲罰を恐れかつ母親独占を持続させるために父親を家から引き離しておきたいと望むエディプス三角（父親－母親－子ども）的な願望を顕在化させる。

こうした葛藤に満ちた不登校状態にあって（図4），子どもはその高まった葛藤を鎮めるために意識的，無意識的を問わず可能な限りの防衛機制を利用するため，不安神経症や恐怖症，強迫神経症，ヒステリー症状，自律神経症状（不定愁訴を中心とする身体症状）などの神経症的・心身症的な諸症状や自殺行動を含む抑うつ状態のいずれかを示すようになることはきわめて一般的であり，関係妄想や被害妄想などの精神病様の症状を示すことも必ずしも稀なことではない。こうした諸症状がまた家庭外の活動をますます回避させ，親への執着と家庭へのひきこもりを強めていくといった悪循環は，不登校のある段階まで必ずどの子どもをも巻き込む必然的な段階となっている。おそらく不登校に陥った子どもの大半は，やがて悪循環の段階の防衛的なかたくなさを脱皮した自我の柔らかさを獲得しはじめ，そこに周囲から時機を得た穏やかな援助の手が差し出されることによって，家庭外の活動へと関心を向けて動き出す段階を迎えることができるものと思われる。

しかし，不登校のもたらした悪循環の段階を通過することができず，延々と不登校のひきこもり状態と，そこでの親との葛藤に満ちた共生状態が持続したまま思春期を通過して20代に至る子どももけっして稀なことではない。筆者の参加した調査を含むいくつかの長期経過調査は，医療機関が関与した不登校の子どもの20～30％が思春期以降も長く社会的な適応の困難なひきこもり状態を続ける，ないしは繰り返していることを明らかにしている。

不登校が発達過程に障害をもたらすとしたら，まさにそれはこのような悪循環の段階が長期におよんだ結果として生じる高度の社会的回避と親子共生状態を特徴とする思春期前半段階での発達停止である。これは小学校低学年で不登校となった子どもにおいても例外ではなく，子どもは家庭だけの生活でも思春期前半段階（10代前半）の心性までは順調に発達できる場合が普通である。しかしこの思春期前半段階（それは不登校の始まる可能性のもっとも高い年代）から先へ進むには不登校の悪循環の段階を通過しなければならず，そのためには家庭外の世界の人間関係がどうしても必要となる。したがって高度のひきこもり状態は，子どもが発達停止状況を越えて思春期後半へと成熟していくことの重大な障害となりうるのである。

V　不登校と発達障害

最後に，いわゆる発達障害と診断される子どもと不登校の関連について触れておきたい。発達障害の子どもが家庭内から外の世界への発達過程で経験するものは，一般の子どもと基本的に変わりはないとはいえ，各々の発達障害による微妙な相違は存在している。そしてその特徴の中には不登校への一種の脆弱性を想定してよいものもある。

精神遅滞の子どもが不登校となりやすいという証拠はまったくない。ところで，精神遅滞の重症度は知的能力のみならず自我の全体的成熟の到達点もほぼ表している。したがって家族から外側の世界へという心の成長過程は，精神遅滞が軽度であればあるほどより明確なものとなり，それだけ成長過程の挫折する危険性も増すことになる。すなわち精神遅滞が軽度であるほど，子どもは自分と周囲との能力の差や，周囲からの攻撃的言動の意味や，あるいは孤立状況などをより敏感に感知することができ，そのために不安や恐れに満ちた心の萎縮を招きやすい。こうした理由から精神遅滞では軽度の子どもほど不登校となる可能性が増すことになり，実際に不登校に対してもっとも脆弱性の高い存在の一つが精神遅滞の周辺領域といえる境界知能（知能指数が71〜84）の子どもである。

現在，自閉症をはじめとする広汎性発達障害の子どもは精神遅滞よりもっと不登校が生じやすいと考えられている。それは，広汎性発達障害の症状の一つである強い固執性ないし強迫性が不登校を生じさせたり長期化させたりする要因となっている可能性に加え，この障害に特有な，社会的基準などを認知する社会的能力の発達困難性のために，そもそも学校に参加することの動機づけからして困難

な場合も少なくないということにも原因があると思われる。広汎性発達障害の軽症型とも考えられるアスペルガー症候群や高機能自閉症と呼ばれる子どもは知的発達が普通水準のものがほとんどで，そのため思春期に入った頃から友人のできないことや仲間集団内の荒々しい交流様式に過敏となり，妄想に近い被害感や孤立感を増殖させながら登校を忌避するようになることも少なくない。

　多動性障害の子どもも学校生活への不適応を生じる可能性は高いとされているが，その内容は同級生や担任教師とのトラブルがその主なものであって，不登校が特別に生じやすいという証拠はない。むしろ多動性障害の子どもは人なつっこく，客観的には孤立しているようにみえても，それに気づかずに仲間集団に接近しようとして登校していくほうが多いように思える。しかし思春期に入るとさすがに孤立への感受性は高まり，仲間集団との関係の挫折はこたえるようになるため，不登校の出現がそれ以前よりはかなり増えるのは一般の子どもの傾向と同じである。

　このように発達障害の子どもにおいても思春期に入ってから不登校の生じやすさが急増することは明らかであり，家族内から外の世界への発達の展開点としての「思春期」に特有な脆弱性が，この領域でも大切な要因であることを示している。

第6章

思春期心性と不登校

I 不登校の概念

　不登校は基本的には,「学校を欠席していることをめぐる強い心理的なこだわりや葛藤を持ちながら,どうしても学校での活動に参加できない」という子どもの行動とその背景にある心性を総合して名づけたものと定義しておくのが適切であろう。この場合の葛藤とは,学校へ行かねばと強く思いながら実際には行けない,挫折感に打ちひしがれる,罪の意識にさいなまれる,行けないことを家族や学校や級友のせいにするなどといった登校をめぐる直接的な葛藤の形にとどまらず,たとえば不潔恐怖や転換ヒステリーのように心の中の葛藤を無意識のうちに加工し症状として表現する「神経症」や,家庭内暴力,大人への不自然に強い反抗,母親への過剰な甘えが目立つ幼児返り（退行）などの「行動上の問題」もまた欠席に触発された葛藤の表現と理解できる。以上のような定義からは,非行グループと行動をともにしていて登校しないもの（「怠学」と呼ぶべき）,体の病気の治療のために欠席しているもの,経済的事情や虐待の一種であるネグレクト（養育放棄状態）など主に親側の要因によって登校できないものは不登校から除外されていることが多い。

　また,統合失調症や躁うつ病などの精神病の一症状として学校の欠席が続いているような場合には,不登校よりもその精神疾患の治療が最優先されるという意味で,不登校とは呼ばないほうが合理的であろう。

　現在,不登校は一つの疾病概念・障害概念とは考えられておらず,したがって「不登校」は病名ではなく,あくまで症状や現象をあらわす用語とされている。なぜなら,不登校はさまざまな原因から生じうるものであり,疾病概念としての

均一性を持つものでないからである。しかし，不登校の結果生じてくる子どもの反応には一定の類似性や共通性が存在していることは確かであり，また医学的な診断が当初から可能な場合が比較的少ないことから，不登校あるいは登校拒否といった用語でこのような現象をとらえておく意義は今でも存在していると筆者は考えている。

ここで不登校の近縁の用語として「怠学」について少し触れておきたい。怠学は，心理的な葛藤の存在を前提とする不登校に対して，葛藤なしに（あるいは葛藤少なく）学校を欠席し平気で遊びまわるような状態を意味する用語と考えられている。しかし実際にはこの二つの用語の境界は必ずしも明確ではない。たとえば，親に過剰に指図され御膳立てされて育った子どもが，そのような親の姿勢に対する怒りや反抗の表現として，親の期待する学業をはじめとする学校活動での努力を放棄してしまうという受動攻撃的な現象は，一見「怠学」に見えなくもないが，実際には葛藤の著しい「不登校」に属すると考えるのが適切である。

II 不登校の発現要因

不登校は学校での活動や人間関係を回避して家庭にひきこもる行動を意味している以上「学校や仲間集団の中でうまくいかなくなっている」という感情が背景に存在していることは確かである。しかし学校での子どもは学校関係者や仲間集団との関係にだけ影響されているわけではない。子どもは家族の世界と学校社会の両者の間を往復し，両者から影響を受けつつ主体的な自我を形成しようとしている存在である。したがって不登校のように子どもが成長過程を適切にたどれなくなる事態が生じたということは，子どもに対する家族と学校双方の支持機能のバランスが崩れたことを意味している。したがってこの両者に公平な目を向け，このバランスの崩れに関与した要因全体を探索する必要があるし，さらに体質や性格など子ども自身の特徴も不登校の重要な要因として探索してみる必要がある。こうして得た学校社会（仲間集団も含む），家族，子ども自身の特徴という三領域の要因を総合して子どもに生じていることの本質を理解していくことこそ，「犯人探し」の不毛に陥ることなく不登校の原因について考えていく姿勢ではなかろうか。

Ⅲ 不登校の経過中に見られる諸現象

1. 不登校開始以前の前兆

　不登校の発現はしばしば突然であり，ある朝急に登校を渋りはじめたり，布団から出てこないといった始まり方をして両親を驚かせるが，実際には心の中の登校をめぐる葛藤は不登校の始まるずっと以前から高まっているのが普通である。しかし子どもは，登校をめぐる不安と緊張が高まる中でなんとかそれに耐え，学校という活動の場にとどまろうと努力するものである。まるで学校を回避して家庭にひきこもることは，必然的に両親（特に母親）との人工的な過剰接近状態を招くことであり，そのことは「親からの分離」を目指す子どもの自我発達を脅かす重大な心理的危機であることを，子どもが前もって知っているかのようにである。

　こうした葛藤の高まった状態でなお学校にとどまっている子どもは，その内面の危機をしばしば腹痛，頭痛，吐き気，発熱などの心身症的な身体症状で表現する。また学校での活動や人間関係をめぐる失敗や恥をかくことを過剰に恐れる予期不安も，不登校の開始以前によく見られる。制服をはじめ学校で使用したものを汚いものと感じて家に持ち込めなくなったり，学校から帰宅すると自分の体を洗ったりシャワーを浴びて清めないと気がすまないという不潔恐怖に代表される強迫症状も不登校の発現前に現れることがある。不登校の始まる直前にそれまで耐えてきた努力がもはや持続できなくなって，糸の切れたように無気力になったり，自殺を思うまでに自己否定的となったり，時には投げやりでやけっぱちな反抗を始めたりといった形で抑うつ状態が出現する場合もある。親は，不登校が開始して初めてこれらの現象が実は不登校の接近を示す前兆であったと思い当たることになる。もちろんこういった不登校の前兆となりうる現象が100％不登校につながるわけではなく，適切な援助をはじめとする環境の改善や子ども自身の心の成長によって，不登校に至ることなく安定した発達過程を再開する子どももたくさんいるのである。

2. 不登校の早期段階で見られる現象

　学校を欠席し始めると，子どもはまず家庭にいることによる安堵感と開放感を感じると思われるが，すぐに仲間から離れてしまった孤立感，自らの弱さを突きつけられた敗北感，挫折感，罪責感などの苦痛を感じ始める。子どもは一方ではこうした辛い感情を背負いかねて親に助けを求めたいのだが，思春期に入った小

学校高学年の子どもや中学生はそれを簡単に親に求めるわけにいかない。子どもはむしろ親に背を向けて，心配する親の説得や叱責を無視する態度を示すか，親に叱られる前に自分が先に怒るという防衛的な攻撃性を示したりする。しかし思春期の子どもの多くはそのように親を遠ざけるような姿勢を示しながら，同時に母親にまるで幼児のように甘えるようになる。不登校が始まりこのような幼児返り（退行）が顕在化してくると，年代に関係なく多くの子どもが母親や家から離れることを回避し，外出を嫌うようになる。それは学校関係者や近所の知人と会うことを避けたいという気持ちのためでもあるし，母親や家から離れることが耐え難く恐くなってしまうという分離不安のためでもある。

　いずれにしても不登校によって母親に過剰接近することになった子どもは母親に幼児のように甘え，次の瞬間には手のひらを返すように反撥や攻撃を向けるというきわめて矛盾した姿勢を見せるようになる。またこうした母親との幼児的関係の再現は父親が腹を立てているのではないかという恐れを強めることになり，子どもは父親を避けるようになる。子どもが兄弟姉妹の上の方である場合，年下の同胞（きょうだい）に横暴に振る舞ったり，暴力を振るったり，母親から遠ざけるといった，それまで抑えられていた同胞へのライバル意識があふれ出してくるような事態もよく見られる。

　このような家族内人間関係へのひきこもりを中心とする不登校発現後の状況は，一方では子どもを学校での活動や人間関係のストレスから開放するという役割を果たすとともに，他方では幼児返りした親子関係とそれをめぐる葛藤の出現という新たな苦悩をもたらす。そのために不登校の出現後，大半の子どもには頭痛や腹痛などの不定愁訴，外出や乗り物などに対する不安，恐怖や漠然とした焦躁感（イライラ），不潔恐怖や手洗いへのこだわりなどの強迫症状，無気力さや絶望感などにあらわれる抑うつ状態，あるいは家庭内暴力，幼児言葉を使ったり母親にまとわりつく著しい幼児返り（退行）といった諸症状が，不登校発現前の時期から引き続いてあるいは新たに出現してくる。

3．不登校が家族におよぼす影響

　子どもが不登校を始めたら，当然ながら家族もまたその波をかぶって，傷つき混乱した時を過ごさねばならなくなるのが普通である。まさに一人の子どもの不登校はその家族全員に大きな衝撃を与えることになる。子どもの不登校を自らの「挫折」と感じる親はたくさんおり，そんな親は大きな戸惑いを感じつつ子どもに哀願したり叱りつけることで登校させようとするだろう。それで登校を再開す

る子どももいないわけではないが、不登校を始めた子どもの多くはそれでは登校を再開できない。

　たいていの場合、登校を強いた際の子どものただならぬ緊張に満ちた反応やおびえたような不安そうな表情、あるいは予想外に反抗的な言葉や態度に直接触れることの多い母親は、子どもの追いつめられた状況や心境が深刻であることを直感的に理解できる。しかし父親は、自分の前ではうつむいて黙り込むといったふうに明瞭な反応を示さない子どもの姿から、母親が欠席を安易に認めているのでないかという疑いを持ってしまいがちである。また、それまで子育てにあまり関与してこなかった父親は、この事態を母親の責任に帰すことで自らの責任を回避するという態度に出てしまうことも少なくない。

　子どもの不登校という現実に対するこのような両親間の気持ちのすれ違いは母親を心理的に追いつめる結果となりやすく、その結果母親と不登校中の子どもの結びつきを不自然に強め、母子共生的な結びつきが生じてしまう。また学校関係者や親仲間の「愛情が足りないのでは」「甘やかしすぎたのでは」といった類の不用意な批判や決めつけも母親の孤立感を強めることになる。

　明確であるのは、このような気持ちにまで母親を追いつめることが、不登校の解決には「百害あって一利なし」ということである。むしろこの機会に両親は子どものことや家族のことについて十分に話し合いながら、お互いへの信頼感を強め合えるよう心を開く努力が求められるのである。

　子どもの一人が不登校を開始すると、その子どもの同胞たちもその波をかぶらざるをえない。いつも親は不登校中の子どもに集中し、家族はすべてその事態を中心に回転せねばならなくなる。同胞は不登校を起こし親を巻き込む子どもを怒りかつ嫉妬するであろうし、その子どもに集中する親を怒りかつ同情することであろう。また親からの「あなたまで登校拒否しないでね」という有形無形のプレッシャーも大きな影響を与えることになろう。

　その結果、多くの同胞は過剰にがんばって学校の活動に熱中したり、家庭で親を助けようと努める。ところがそんな精一杯がんばっている同胞に学校や地域社会が無神経に介入してくることがしばしばある。「お兄ちゃんはどうしているの」「妹さんに学校へおいでって言ってね」などの大人による何気ない言葉が、同胞の心を鞭打ち、消耗させていく結果を招く。親や教師はこうした点を十分に配慮し、同胞の心の負担を少しでも減らすよう努めなければならない。

4．不登校回復過程

　長期にわたった家族全員を巻き込む激しい葛藤の時期も，いつのまにかあたかも当たり前の日常であるかのように穏やかに過ごせるようになっている（登校していないことを除けば……）。それがおそらく不登校という現象の後半に入ったサインなのであろう。いつのまにか子どもは家庭外の世界に目を向け始めており，子どもは一見他愛もない趣味にしか見えない活動に関心を示し，それに没頭するかもしれない。それまで見向きもしなかった学校関連の活動や物品（教科書，制服など）に興味を示したり，学習に関心を持ち塾やいわゆるフリースクールに参加する意欲を示したりするかもしれない。あるいは「毎日退屈でしかたない」とこぼすようになるかもしれない。そうなって初めて子どもは，親が語る「こんな方法もある，こんな道もある」といった情報に関心を示すようになる。

　しかし，子どもが外界や未来に心を開き始めたこのサインに有頂天になった親が，嵩にかかって子どもを動かそうと躍起になるとすれば，手痛い拒否や反撥に出会うのはもちろん，子どもが再び殻にこもってしまう事態にさえなりかねない。

　このような変化は見えてきても，子どもはまだすぐに動き出すというわけにはいかないのであり，実際にこの段階に長くとどまる子どもも少なからず存在する。しかし，辛抱強い親の支えがあって，さらにタイミングよく外部（学校その他）からの働きかけがかみ合うときに，子どもはフッと外の世界への一歩を踏み出す。

　おそらく，子どもの心の再建がすすみ，親が腹を据えて子どもを支えることができ，外部の情報が適度に伝えられていて，あるとき適度な高さのハードルたる社会的活動の場が見えてくる，あるいはその活動との結びつきを仲介してくれる人や機関と出会うといった諸条件がうまく一致するときに，このような前向きな子どもの一歩が可能となるのであろう。そしてそのとき初めて周りの大人は，一見すべてが停滞しているようであった不登校の経過中にも，子どもの内面では健康な心が密かに育まれていたことを知ることができるのである。

　しかし動き出した子どもの心も，その後ろ姿を見守る親の気持ちも，この段階ではまだけっして不登校から自由になったわけではない。たとえば再登校が開始されても，いつまた休みだしてしまうかもしれないという不安が子ども自身にも親にも強く残っており，あいかわらず「不登校」という呪縛の中にいることに変わりはない。親子が共に真の解放を享受できるためには，おそらくもう少し時間が必要なのであろう。

Ⅳ 不登校への援助

1．不登校開始期の援助

　率直にいうと不登校に対して，すべての場合に当てはまるような名案・妙案というものはなかなかない。子どもに対する親の基本姿勢，学校へ行くよう説得するなどの登校刺激についての判断，担任の先生にどのような協力をお願いするか，級友に家に来てもらうべきかどうかなどの判断は，そのどれ一つとしてその是非についての定説など存在しないのが現実である。大切なことは，その後事態が好転するまで一貫して親には子どものよき理解者として，冷静で中庸をえた伴走者の役割を果たしてもらわねばならないということである。そしてそのために親には，自らをも対象として直視することのできる率直さと，親としてのいささかの自信と，そして自ら工夫し決断できる柔軟性と能動性を持っていてもらわねばならない。

　そのような観点に立てば，不登校が始まったばかりの段階で親の相談を受けた場合，親にはまず自らの思うところに従って自らの姿勢と行動を決定すべきであると医師は伝えなければならない。さらに医師は，その親の姿勢に対する子どもの反応を冷静に検討しながら，子どもに本当に今必要なものは何かについて親と一緒に考えていくことになる。それは励ましなのか，休息なのか，状況を認めてもらうことなのか，守ってもらいたいのか……，そしてそれらの感情がどのように混じりあっているのか，医師と親は自由にディスカッションすべきであろう。

2．不登校の援助における心得

　不登校の援助に関わろうとする医師が心得ておくべきことの第一は，「子ども個人の立場に立つ」ということである。不登校もまたその子ども固有の体験であり，登校し続けていることと同じように，失うものと得るものの両者が調和している体験なのである。したがって医師は，不登校の渦中にあっても子どもは成長し続けていかねばならず，またそれは可能なのだという認識に立って援助する必要がある。しかしその道のりは子どもにとって非常に孤独な少数者のたどる道であり，経験の少ない子どもにとってあまりに厳しい道でもある。医師がこのような状況を十分に理解したうえで，その子どもの個人性や主体性を守ろうとする姿勢を明確に示して，初めて子どもは医師とその援助に心を開いてくれることだろう。子どもの成長にとって学校や仲間集団といった外の世界の人間関係や活動が大切なものであることはいうまでもない。しかし今まさにそうした外の世界に圧

倒され，恐れ，ひきこもった子どもには，個人という観点からしっかりと守ってくれる大人がなによりも必要なのだということを医師はしっかりと認識していなければならない。

　第二の心得は，「子どもが変化するための固有な速度を尊重する」ということである。不登校の子どもが新たな道に向かっていつ動きだすかは個々の子どもの内面の成熟によって決まるものである。それを無視した早すぎる介入は，タイミングよく提示すれば利用できる活動対象さえ利用できなくさせてしまう危険が大きい。この「タイミング」すなわち子どもの内面の成熟がある水準を超えたときを感知する感覚をみがくことが医師にとって大切であるとともに，親にも是非持ってもらいたい感覚である。そうした親の能力を開発していくためにも医師は，客観的かつ暖かい視線で子どもを見ている静かな中立的相談相手として存在する必要がある。

　第三の心得は，不登校の際に高まっている「子どもの両価的心性を常に心得て援助にあたる必要がある」ということである。不登校によって家庭にひきこもり，母親のごく近くに存在することになった子どもは，一般に思春期で高まっている両価性がことさら目立つ状態にある。実際，不登校中の子どもは何事につけ正反対の内容の感情を手のひらを返すように表明するといった，ひどく矛盾した側面を持っているのが普通である。これが治療の場においては，接近し心を許すと叱られたり強制されるのではという恐れから，援助を内心では求めながらも反抗的に拒否し強がりをいう子どもの姿として現れる。このような子どもの両価的な姿勢に直対応して腹を立てるのではなく，その子どもの心細さや助けを求める本音にそっと寄り添えることが，不登校に関わる医師には求められている。

　第四の心得は，中立的・客観的に事態の推移を見守っているという役割を一線の医師が自分だけで果たそうとせず，「状況に応じて必要となる専門的相談機関や援助者と連携をする」ということである。不登校の子どもに対応するということはけっして特別なことではなく，親をはじめ子どもの成長に関わる大人が一般的に持っているべき知識や感覚（センス）に，とりわけ意識的になることを求められているだけだといえる。しかしそれを実現することは，けっして容易なことではない。というのは，このことが理性だけではどうしようもないことを求められることになるからである。また不登校はさまざまな精神病理を反映した現象であり，次節で触れるようなより病理の深刻な不登校も稀ではない。したがって不登校の長期化する傾向が見られたり，強迫症状や家庭内暴力など不登校に合併す

る症状が深刻である場合などには，児童思春期精神医学的な評価機能および治療機能を持っている相談機関や医療機関との連携を早急に確立することが望ましい。

V　不登校の長期経過（予後）

　これまで不登校の経過を追跡したいくつかの調査が各国から報告されているが，それらによると不登校の子どもの大半が青年期の終わり頃までには社会適応の良好な状態に至っているとされている。しかし近年注目を集めはじめた「青年のひきこもり」，すなわち長期間にわたって家庭にひきこもり，家族にさえ殻を閉ざし，社会的な活動や人間関係を回避し続けるといった経過をたどることになる不登校もけっして稀ではないことがわかっている。筆者が病院内学級の中学校を卒業した不登校の子どもの中学校卒業後10年の経過を調査した長期予後調査（本書13章参照）でも，70数％の青年は25歳の段階で社会適応の良好な生活を送っているが，30％弱の青年は社会適応に問題をある程度以上残しているか，あるいは「ひきこもり」の状態にある青年だった。ひきこもりを長期に示すような青年の中には，徐々に常軌を逸した怠惰な生活を続けるようになったり，理由の不可解な家庭内暴力がいつまでも改善しないとか，独り言をいったりニヤニヤと独り笑いをしていたり，「悪口をいわれる」「盗聴されている」といった不可解な発言をするなどの症状を示すようになる青年もいる。その大半が統合失調症の発症であり，筆者らの調査では調査対象の5％ほどに該当した。その他，境界型や回避性の人格障害，社会恐怖的な神経症，そしてうつ病の青年も不登校の経過が長引き，社会的な適応に支障をきたす場合が少なくない。医師は子どもの不登校と取り組む際に，こうした長期経過の特徴も念頭に置いて，子どもを支えながら，一方では冷静にその精神病理の経過を評価する視点を維持する必要がある。

第7章

不登校の心身相関

I 医療対象としての不登校

　不登校あるいは登校拒否とされる児童・思春期の子どもが増加しているといわれ続けてすでに何年かが過ぎている。1992年度の学校基本調査によると年間30日以上欠席した不登校生徒は小学生が約14,000名，中学生は約58,000名であり，発生率にすると小学生で約0.2％，中学生で約1.2％となる。わが国の現代の子どもにとって不登校は，内的葛藤を表現するために（意識的または無意識的に）選択しやすい，身近な手段の一つとなっているのだろうか。

　この不登校の子どもがあげる登校できないことの理由のうち「いじめ」など仲間関係をめぐる問題とならんでもっとも一般的なものが頭痛・腹痛などの身体症状や漠然とした体の不調である[10]。子どもが病名のはっきりしない身体症状を訴えて登校を渋ったり欠席したりすると，親や担任教師は身体的な病気を想定するより前にまず「不登校」を思い浮べ，身体疾患の有無をきちんと評価することを後回しにしてしまいがちであるのが，けっして極端とはいい切れない現実である。

　このようなわが国の子どもの現状は，児童期（末期を除く小学生年代）と思春期（ほぼ10代前半の5年間）の子どもの内的葛藤が言語（内的体験としての精神症状）よりは身体（身体症状）および行動（問題行動）を通して表現されやすいという，以前から指摘されてきたこの年代の子どもの発達心理学的特徴をすぐさま連想させるものである[1, 3, 16]。

　一方，不登校はこれまで，家族が関与した人格的・心理的成長過程の問題に主な発現要因があるとするものと，学校の教育方法や教育環境の問題に主要因があるとするものと原因論をめぐる二つの見解間の対立の中で，医療的問題であるよ

りはむしろ社会問題として議論されてきた[12]。

　しかし，不登校が時に身体的疾患との鑑別を必要とするという理由だけではなく，子どもの心身症的障害との関連が深いことや，長期化した場合には大きな回り道という社会的デメリットのみならず，さまざまな水準の精神科的障害に展開する可能性もありうる（少数とはいえかなり深刻な精神病理を示すに至るものもある）ということなどから考えると，やはり「不登校は医療の問題でもある」という立場を支持せざるをえない。ここでは不登校を，子どもが現代社会という環境の中で経験するさまざまな内的葛藤を身体症状と学校の欠席とさまざまな精神症状の混じり合った苦悩として表現しているという心身医学的な現象としてとらえる医療の立場から，特にその身体的愁訴を中心に検討してみたい。

II　不登校に伴う身体症状

　不登校もしくは登校拒否とよばれている現象がしばしば身体症状を伴っていることは以前から注目されてきた。筆者ら[11]の不登校児に関する調査では，不登校の小中学生 165 名の 73％に身体症状の出現を見ている。山崎[20]は 16 名の小学生年代の不登校児について検討した中で，不登校に伴う神経症症状のうち多く見られたものとして「朝気持ちが悪い」「嘔吐，腹痛」「頭痛，胸が苦しくなる」をあげ，これらのすべてを心気症状であるとしている。なお，これらの身体症状は男子より女子に多く出現するという結果を示している。森[9]は身体症状を示した学校不適応児 260 名の調査の結果を発表しているが，それによれば身体疾患としての診断は多いほうから過敏性大腸症候群 31％，自律神経失調症 19％，緊張性頭痛 12％などとなっている。これは身体症状では腹痛，下痢，嘔気，頭痛などにあたると思われる。小松ら[6]は小児科を受診した不登校の子どもが初診時に訴えた身体症状は多いほうから頭痛，腹痛，嘔吐・嘔気，発熱などであったとし，田中ら[18]は身体症状を示す不登校児の症状として腹痛および腹部不快感がもっとも多く，以下頭痛・頭重，悪心・嘔吐と続いているが，全体として「痛み」に関連した症状が多く出現していると指摘している。星加ら[3]は小児科を受診した不登校児 39 名の調査を行い，受診の際の主訴は多いものから腹痛 51％，嘔気 36％，頭痛 31％と身体症状が続いており，これらの大半は初発症状でもあったという。

　以上のような不登校に伴った身体症状とは別に，子どもが心身症的と評価されるような身体症状を訴える際には，どのような身体症状が一般的なのであろうか。

小児科の一般外来を受診した子どもたち 47,000 名を対象とした Starfield, B. ら[13]の調査では，対象の 6〜11％が心身症的身体症状を持っていると診断され，その身体症状は腹痛と気管支喘息がもっとも多く，以下頭痛，便秘，月経困難と続いているとした。Livingstone, R. ら[7]が精神科入院児童を対象に調査を行い，精神障害とともに訴えられた身体症状を多いほうから頭痛，食品不耐性，耳鳴り，腹痛，嘔気，めまいなどであったとした。増井[8]は小児総合病院の精神科を身体因のない身体症状を主訴として受診した子どもについての調査から，多いほうから頭痛，腹痛，四肢の運動障害などをあげている。弘岡ら[2]は身体症状を主訴に一般小児病棟に入院し心身症と診断された（その身体症状を理由に学校の欠席が増加している）149 名の調査で，主訴となった身体症状を多い順に腹痛 35％，頭痛 33％，嘔気 22％，発熱 19％などであったとしている。また，筆者ら[11]の行った器質性の疾患によらない身体症状を主訴の一つとして児童精神科外来を受診した小中学生 115 名（この 78％は不登校を伴っている）の調査では，子どもの訴える身体症状は腹痛 41％と頭痛 39％が抜きん出て多く見られ，次いで嘔気 23％，発熱 19％，下痢 13％などと続いており，弘岡らの結果とほぼ同じであった。このように，診療の場による多少の差はあるものの「明らかな身体因の認められない身体症状」の小児科と児童精神科での内容差はほとんどなく，腹痛と頭痛がもっとも一般的であることは共通しており，嘔気，発熱なども比較的よく現われる身体症状であることがわかる。

　以上のような心身症的な身体症状に関する調査結果を俯瞰してみると，心身症的な身体症状全般の調査結果と不登校の子どもを対象とした身体症状のそれとはほとんど差のないことがわかる。すなわち，不登校には特有な身体症状があるというわけではなく，小児心身症的な身体症状として一般的な腹痛，頭痛，嘔気，発熱などが，不登校に伴う身体症状においても大半を占めている。

Ⅲ　不登校の経過における身体症状の出現時期

　これまで述べてきたように不登校の出現に伴って見られることの多い身体症状は，不登校とどのような時間的関連を持って現われてくるのであろうか。高木[14,15]が身体症状の前景にでる状態を「心気的時期」と呼んで，不登校の第一段階としたことはあまりに有名であるし，鑪[9]は不登校の症状形成の発展段階として 4 段階を設定し，その第二段階「合理化，理由づけの段階」と第四段階「高度の合理化，理由づけの段階」で身体症状が前景に出ることを指摘している。この両者

の見解から，身体症状が前景に出るのは主として不登校の早期であることが推測される。

しかし実際に身体症状の出現時期と不登校という現象の開始時期との関係に関する調査報告は意外に少ない。星加ら[3]はこの点に注目した調査を行い，身体症状が不登校開始とほぼ同時に発症しているものが対象とした不登校児24名の29%で，半年以内に発症しているものは88%であったという。筆者ら[11]による最近の調査からも腹痛，頭痛，発熱など多くの身体症状が不登校開始時期をピークとして，主に不登校開始以前に発現していることがわかる。その身体症状のうちもっとも多かった腹痛（小中学生49名）の出現時期を不登校の発現時期を原点として集計すると，その47%は不登校開始とほぼ同時期に，71%は不登校開始前6カ月以内に，86%は不登校開始前1年以内に腹痛を発現していた。この二つの結果からは，不登校に伴う身体症状のほとんどが不登校という情緒と行動を大きく巻きこんだ現象の生じる直前の，あるいはその発現に至る前何カ月間かのストレス状況や葛藤の高まりを表現する「サイン」と理解することができる。また，これらの身体症状は不登校など情緒や行動の問題が前面に出てくるとその役割を減少するのか，不登校開始以後における新たな身体症状の発現は，筆者ら[11]の調査結果では少ない。

Ⅳ　身体症状の質的相違による不登校の心身医学的分類

表1の左側の欄は，個々の不登校の子どもが訴える身体症状（身体的愁訴）の質的相違を，器質的あるいは機能的な身体疾患の存在などの「身体的要因」と，神経症的な精神症状の存在や環境因的なストレスの高まりなど「心理社会的要因」との混合比としておおまかに表したものである（田中[17]の起立性調節障害の心身医学的分類を参考にした）。「身体的愁訴による不登校の分類」欄のAの「身体疾患による欠席」とは器質性の身体疾患の治療のために学校を欠席するもので，当然ながら不登校の概念には含まれない。Eの「身体症状を主訴としない不登校」は身体症状を訴えないか，訴えていてもそれは不安など他の領域（精神症状，行動の問題）の訴えに比べて副次的なものである不登校を示している。その間にはさまれた部分が，ここで検討している身体的愁訴の前景に立つ不登校である。なお，表1の右列は「不登校の心身医学的診断」を中列の「身体的愁訴による不登校の分類」にほぼ該当する位置に配置したものである。ここに示した疾患名はDSM-Ⅲ-Rの用語と概念を基本にし，現在普通に用いられている従前診断的な

表1 身体的愁訴の質的相違による不登校の心身医学的診断

	身体的愁訴による不登校の分類	不登校の心身医学的診断
身体的要因	A．身体疾患による欠席	
	B．心理社会的要因が関与する身体疾患に伴う不登校	心身症
	C．主訴として身体症状を示す不登校	身体的愁訴を伴う適応障害 小児期・青年期の不安障害 気分変調症
	D．主訴として身体疾患へのとらわれを示す不登校	身体化障害 心気症 転換性障害
心理社会的要因	E．身体症状を主訴としない不登校	その他の適応障害 小児期・青年期の不安障害 強迫性障害などの不安障害 （大うつ病，統合失調症ほか）

病名も一部採用して組み合わせた。

1．心理社会的要因が関与する身体疾患に伴う不登校

表1中列のBの「心理社会的要因が関与する身体疾患に伴う不登校」は吾郷[1]の小児心身症の定義による心身症を示すものであり，DSM-Ⅲ-R診断の「身体的病態に影響する心理的諸因子」とほぼ同じものである。しかし，この定義で描き出した「小児心身症」概念がわが国の小児科領域でコンセンサスとなっているかというと必ずしもそうではなく，現実にはCに含まれる神経症的な病態の一症状として発現する身体症状もある程度含んだものとして小児心身症は取り扱われている。Bに含まれるケースは気管支喘息，アトピー性皮膚炎，反復性腹痛，過敏性腸症候群，心因性発熱などの疾患の深刻度が不登校をめぐる葛藤とともに動揺するような子どもである。

【症例】F子：初診時中学2年生の女子，気管支喘息

F子は両親が幼児期に離婚したため，母1人子1人の家庭に育った。幼児期以来，気管支喘息に罹患していたF子は，小学校上級生になって，発作を生じることもなくなっていた。中学生になった頃のF子は友人の少ない消極的な子どもであった。

中1の半ば，親しかった唯一の友人が別の仲間関係に移っていくという出来事がおきた。その直後から気管支喘息の発作が頻発するようになり，やがてまったく登校できなくなっている。中学2年生になり，クラス編制が大きく変化したが，F子は喘息発作のため登校できない状態が続いたため，小児科の主治医の紹介で児童精神科でも治療を行うことになり，抗うつ剤を中心とした向精神薬の服用とプレイセラピーおよび母親面接が行われることになった。

F子は治療の進行の中で，幼児期以来の喘息を通じて，食生活をはじめとした生活の細かい部分まで母親の指示に従うことが当然となっていたことをめぐる葛藤を顕在化させてきた。

ある日，母親との些細な行き違いに怒ったF子は泣きながら物を投げ窓ガラスを割るという行動を起こし，止める母親にも激しく殴りかかったという。これは，F子にとって生涯で初めての母親への反抗である。以後，数日に一度は物を壊したり母親を攻撃するという家庭内暴力的な行動を繰り返したが（攻撃の後には母親に甘えるという行動が常に伴っていた），喘息発作は家庭内暴力の開始に一致して深刻度が減り，自ら薬物の吸入を行うことで母親も気づかないうちに切り抜けられるようになっている。そうした状況が数カ月続いた後に，家における生活の退屈さを治療者に訴えるようになった時期をとらえて病院内学級の利用を勧めると，F子は自ら見学をして参加を決意した。そうした経過が母親からの心理的距離を調整することになったらしく，院内学級見学を契機に家庭内暴力的爆発はほとんどなくなり，徐々に友人と話すような気軽なお喋りと，それに伴う適度の甘えを母親に示せるようになっていった。

2．主訴として身体症状を示す不登校

表1中列のCの「主訴として身体症状を示す不登校」は，DSM-Ⅲ-Rの「適応障害」に含まれる主として環境的要因によって生じているさまざまな形の状況反応的な不登校と，「分離不安障害」「過剰不安障害」など「小児期・青年期の不安障害」に含まれる一定の継続性を持つ不安症状や「気分変調症（抑うつ神経症）」による持続的な抑うつ状態を顕在化している不登校のうち身体症状も前景に立っているものを示している。なお，適応障害や小児期・青年期の不安障害で身体症状が前景に立たないものも少なくないが，そのような不登校はEの「身体症状を主訴としない不登校」に分類されることになる。これらの身体症状は腹痛，頭痛，嘔気といった不定愁訴がほとんどであることは前述の通りである。さてこのような身体症状の発生機序を考慮すると，それが状況反応的であるか神経症的であるかを問わず，強い不安や緊張感から生じる機能性の身体症状であるもの（神経症

に伴う自律神経症状）を中心に想定しつつ，転換機制による症状形成（神経症的転換症状）や，その場逃れの言い訳であるもの（演技性ないし虚偽性症状）が混じりこんでくる可能性も織り込んでおくことが現実的なCの定義ということになるだろう。

　表1のCはまさにBとDの間にはさまれた領域で，あるものは心身症としての観点が治療上有効であり，あるものは神経症的な葛藤の存在に注目した心理社会的な障害としての観点が介入に求められることになる。

【症例】G子：初診時中学3年生の女子，過剰不安障害兼身体化障害

　G子は中学校入学後，それまでにみられなかった非常に緊張した様子で学校生活に取り組み，何につけ良い成果をあげようと頑張っていた。

　しかし，夏休みが終わり，2学期がはじまってしばらくした頃から，時々激しい頭痛を訴えるようになり，いくつかの総合病院でさまざまな検査を受けたが異常所見はみつからなかった。やがて，実際に嘔吐に至ることもある嘔気，激しい腹痛，下痢，めまい，動悸，視力低下などの症状を次々と訴えるようになり，登校は不可能になってしまった。これらの症状は仮病のような演技的なものではという印象は一切与えず，真に苦痛な症状であるようにみえるため，訪れた病院の各科の医師は精一杯の診察や検査を行っているが，ついに器質的な障害は見出されなかった。多彩な症状のいくつかが同時にあるいは交代に現われるため，長期にわたる欠席が続いていたG子を神経症として対処すべきではと考えた小児科医の紹介で2年生の終わり近くに児童精神科を初めて受診した。

　すでに1年以上の不登校が続いていたG子は，早くこの諸症状を克服して，学校に復帰したいと涙さえうかべて語っている。さらに，G子は学校における仲間との生活におけるトラブルや学業成績をめぐる不安などは一切ないと否定し，そうしたことで具合が悪いというようには考えないでほしいと言っている。しかし，母親からの情報では，G子は明らかに仲間集団の中で孤立し始めた頃から身体症状が出現し，登校しようとしては「今行っても授業がわからない」「一緒にいる友達が誰もいない」と躊躇し，「これからどうしたらよいか」「このままで大丈夫か」などとしきりに保証を求めるなど，過剰不安障害であることが明らかであった。このような予期不安が強まると緊張が増し，腹痛をはじめ疼痛が増加していき，リラックスできる状況では軽減するといった具合に，不安と身体症状の強さには明瞭な因果関係が見られた。G子は3年生の後半，児童精神科での入院治療に導入されたが，中学生の間は身体症状が改善することはなく，学校でかなり緊張していたという事実を少しだけ認めるようになっただけであった。しかし，身体症状の存在する以上，全

日制高校への通学は長続きしないだろうと自ら判断して通信制高校に進学することを決めたG子は，この高校生活の中でようやく自主的で能動的に生活することが可能になっている。身体症状もその数と強度をかなり減らしてきている。

3. 主訴として身体疾患へのとらわれを示す不登校

表1中列のDの「主訴として身体疾患へのとらわれを示す不登校」は，身体症状（通常，客観的な身体的所見を欠いている）を無意識的に作り出してその症状に固執する「転換性障害」，多彩な身体症状を次々に訴える「身体化障害」，微細な身体症状や身体的違和感を重大な疾患の兆候としてこだわる「心気症」など身体的機能障害としての根拠の薄弱な身体的愁訴が目立ち，その身体的愁訴と関わる姿勢が問題となるような不登校を示している。なおこれらの障害は「身体表現性障害」という上位概念に含められる疾患である。

こうした身体疾患への「とらわれ」という問題は転換性障害や心気症など神経症水準の障害に限定されたものではなく，広く状況反応的な水準の障害から精神病水準の障害に至るまでのさまざまな精神科的障害でみられるものである。高木[14,15]の「心気的時期」という用語から，不登校の際の身体的愁訴はすなわち心気症であると思われる恐れがあるが，ここでいう「心気的」という用語は，実際に存在する身体症状を不登校の理由として強調する合理化の防衛機制と，存在しない身体症状を無意識的であるにしろ作り出す転換の防衛機制や，ほんのわずかな違和感を重大な病気の根拠として本気で心配してしまう本来の心気症を広く含んでいるようである。出現した身体症状の質的相違という水準から考えれば，これらを大きく「心気的」としてしまうより，Bの心身症とCの神経症的な不安緊張に伴う身体症状，およびDの転換性障害や心気症の各々を分けて考えることが，不登校治療の一環として身体症状への介入法を考える際により有益ではないかと思われる。

実際には，不登校の経過中に出現する身体症状は，CおよびBの身体症状と考えられるもののほうが心気症（井上[5]はこの典型例を子どもに見出したことがないと述べている）や転換性障害による客観的根拠なしの身体症状よりはずっと多い。

【症例】H太：初診時高校 1 年生の男子，心気症

H太は某有名私立高校の入学後まもなくから激しい頭痛と発熱感を訴えて学校を欠席し，病院受診を求めるようになった。総合病院の内科を受診するが，発熱はあ

っても微熱程度で，頭痛についても諸検査によってはH太の訴える強度の持続的頭痛の原因を説明できるような結果は得られなかった。このため「心身症」的なあるいは「心因性」の障害として扱われることになるが，H太はそれに納得できずに別の病院を受診することを繰り返し，何カ所もの病院を経て最終的に児童精神科を紹介されるに至った。

　その段階で不登校はすでに3カ月以上続いていた。H太は「精神科」を紹介した内科医に立腹しており，初診時に児童精神科医に対して「行けと言われたから来ましたが，僕のは体の病気ですから，失礼ですが先生にはどうしようもありませんよ。これまでの医者がヤブで病気を見つけられなかっただけです」と昂然と言い放っている。H太は外来受診時にはいつも，学校に欠席理由を説明する診断書を書いてくれる役割だけを主治医に求めるという姿勢をとり続けていた。しかし徐々に，進学した高校の学業やその他の活動で中学校までのようなリーダー的役割を果たせないことに対する葛藤が強いことをうかがわせる発言が診察中に見られるようになっていった。やがて児童精神科医の処方する向精神薬がいくぶんかは頭痛などを和らげるということを認めるようになった頃を見計らって，上記のような高校生活の葛藤を主治医から話題にするが，H太は強い反発を示すのみでそれ以上の直面化を明らかに回避した。こうした経過が続いたため高校1年生は留年ということになったが学校への登校は実現せず，「この頭痛さえなおれば学校に行けるのに」と言い続けていた。いずれ自ら内面の感情と直面してこの問題の解決のための糸口をつかむことが必要になるだろうと考えつつ主治医はH太と会い続けている。

4．不登校と精神病性疾患

　以上のとおり，身体症状あるいは身体的愁訴の質的な相違によって不登校を分類し，心身医学的な診断との対比を試みた。最後に，表1で種々の精神病的疾患に伴う学校の欠席を「（大うつ病，統合失調症ほか）」と括弧を付けて表わした理由について述べておきたい。大うつ病や統合失調症は内因性の障害とされており，心理社会的な要因のみで発病するものとは考えられていないため，この表中には大うつ病などの位置する場はないということになる。しかし，これらの精神病の診断はときに難しい場合があり，「不登校」という枠の中に精神病的な子どもがそれと認められずに存在している可能性が常にある。そのことを留意して不登校という現象を見ていくために括弧を付けて表に示したのである。しかしながら，こうした精神病水準の障害であることが明確になった時には，その子どもを「不登校」という観点から見ることにさしたる意義がない。それどころか，場合によっては概念の混同を生じさせ，治療上きわめて有害となる場合もあるため，大う

つ病や統合失調症と診断できたら不登校概念から除外すべきであると考える。

なお，表1右列の最下部に示したように，大うつ病や統合失調症などの精神病状態でも身体症状が訴えられることは多く，しかもCのストレス性の身体症状とDの身体疾患へのとらわれのいずれの形でも生じうる。このことは表1のいずれの診断カテゴリーにもいえることであり，表中では身体的愁訴の質的相違による不登校の個々の下位分類間の境界線を意味する罫線を「心身医学的診断」の欄へは延長していない。また，これらの下位分類の間の境界自体が明瞭に引くことのできるものではないため，その境界線は点線で示した。

おわりに

ここでは，子どもの外界との関わりの挫折を意味する不登校という現象について，身体的愁訴あるいは身体症状の出現という部分に限定した考察を試みた。もちろん不登校は，最初に述べたように，こうした心身医学的な観点のみで説明できるものではない。しかし，子どもが不登校という現象を顕在化せざるをえない苦境を，その不登校の発現以前に身体的な症状の訴えとして表現することが多いことは，今回述べたとおりである。子どもの身体症状をこうした不登校に関する心身医学的観点から見つめ，身体疾患の「ある・なし」ではなく，その身体症状の心身医学的診断にまで迫っていくというアプローチは，子どもの心を守り育てるという児童思春期の子どもの身体と精神にまたがる問題に関わる医療関係者にとって有益なものではないかと考える。

文　献

1) 吾郷晋浩：小児心身症の定義．（吾郷晋浩，生野照子，赤坂徹編）小児心身症とその関連疾患，pp.24-28，医学書院，1992.
2) 弘岡順子，西村昂三，島崎晴代ほか：身体症状を主訴に小児病棟に入院した心身症・不登校児：過去10年間の検討．思春期学，8；471-476，1990.
3) 星加明徳，根本しおり，宮島祐ほか：小児科における不登校児初期の症状について．小児の精神と神経，28；219-222，1988.
4) 生野照子：小児心身症の特徴．（吾郷晋浩，生野照子，赤坂徹編）小児心身症とその関連疾患，pp.29-35，医学書院，1992.
5) 井上登生，満留照久：小児心身症と関連疾患Ⅰ：心身症の関連領域．（吾郷晋浩，生野照子，赤坂徹編）小児心身症とその関連疾患，pp.382-415,医学書院，1992.

6) 小松保子, 德重洋子, 奥山真紀子ほか：身体症状を主訴とする不登校児. 小児の精神と神経, 22；177-182, 1982.
7) Livingstone, R., Taylor, J.L., Crawford, S.L.：A study of somatic complaints and psychiatric diagnosis in children. Journal of the American Academy of Child and Adolescent Psychiatry, 27；185-187, 1988.
8) 増井美保子：小児の身体表現症状について：コンサルテーション・リエゾン精神医学からの分類の試み. 精神医学, 34；973-980, 1992.
9) 森崇：学校不適応児の心身医学的研究. 福岡教育大紀要, 25；123-135, 1976.
10) 齊藤万比古, 山崎透, 奥村直史ほか：登校拒否の成因および病態について：(1)調査対象に見る"登校拒否"という現象, (2)下位分類をめぐって, (3)発現要因をめぐって(親用および教師用アンケートの比較検討). 厚生省「精神・神経疾患研究依託」2指-15, 平成3年度研究報告書, pp.69-77, 1992.
11) 齊藤万比古, 山崎透, 笠原麻里ほか：国府台病院児童精神科外来における身体症状の現状および登校拒否に伴う身体症状について. 厚生省心身障害研究「親子の心の諸問題に関する研究」平成4年度研究報告書, pp.23-32, 1993.
12) 齊藤万比古：登校拒否の現状と治療. 臨床精神医学, 22；533-538, 1993.
13) Starfield, B., Gross, E., Wood, M. et al.：Psychosocial and psychosomatic diagnosis in primary care of children. Pediatrics. 66；159-167, 1980.
14) 高木隆郎：学校恐怖症. 小児科診療 26；433-438, 1963.
15) 高木隆郎, 川端つね, 藤沢惇子ほか：学校恐怖症の典型像（Ⅰ）. 児童精神医学とその近接領域, 6；146-156, 1965.
16) 高木俊一郎：心身症状（反応）の類型と治療・指導のあり方. 心身医学, 25；46-53, 1985.
17) 田中英高：小児心身症と関連疾患Ⅲ：循環器系. (吾郷晋浩, 生野照子, 赤坂徹編) 小児心身症とその関連疾患, pp.213-231, 医学書院, 1992.
18) 田中恵子, 山内祐一, 内海厚：身体症状を伴う不登校について（概要と治療）. 思春期学, 6；113-114, 1988.
19) 鑪幹八郎：学校恐怖症の研究（Ⅰ）症状形成にかんする分析的考察. 児童精神医学とその近接領域, 4；221-235, 1963.
20) 山崎道子：学校恐怖症児に対する早期の働きかけの意義とその方法. 精神衛生研究, 18；71-85, 1970.

第8章

不登校・ひきこもりの精神医学的観点

はじめに

　毎年文部省（当時）の発表があるたびに新聞各紙は「不登校が近年増加の一途をたどっている」と報道しており，1998年度には年間30日以上欠席した不登校生徒は小学校で0.34％，中学生で2.32％の発現率であったという。現代の子どもにとって内面の葛藤を表現するためのもっとも選択しやすい手段の一つとなっている観のある不登校・ひきこもりだが，その多くは無視しがたい苦悩やハンディキャップを子どもに与えるという意味で，発熱や頭痛がそうであるようにまぎれもなく「病気」ないしはその症状であり，不登校とそれに関連した症状の背景に精神疾患を見出した際には，個々の精神疾患に応じた適切な治療によって援助できる部分も少なくないと考える。

I　定義

　現在不登校は，文部省の基準にしたがい年間30日以上欠席した児童生徒で，病気によるもの，経済的理由によるものなどを除いた従来「学校ぎらい」と分類されてきたものと定義されることが多い。しかしこれは欠席日数を除けばあまりにあいまいな枠組みであり，漠然と長欠生徒の大半を含んでしまう危険がある。ここは，不登校を登校拒否と呼んでいた時代の定義にあった「登校をめぐる葛藤の存在」を付加することが，医療の対象としての不登校概念を明確にしてくれるのではないだろうか。

　だが，この条件も「葛藤」が必ずしも顕在的なものとは限らないという問題点をもっている。たとえば，近年よく耳にする「明るい不登校」であるが，そのよ

うな登校をめぐる不安や欠席に関する罪悪感が顕在化しない不登校を直ちに「葛藤なし」としてよいのであろうかという疑問がある。一見「葛藤なし」とされがちな不登校の多くは，学校との直面を迫られると，たちまち葛藤が顕在化してくるか，あるいは努力しないということが自己主張や反抗に他ならない受動的攻撃性の関与したものであり，筆者はこれらも含めて不登校と理解しておくのが妥当ではないかと考えている。

また，「ひきこもり」という用語であるが，これは「不登校からひきこもりへ」という移行を前提とした，現象的・時間的にも連続し重なり合うところの多い概念と考えることができる。そのためここでは「不登校・ひきこもり」と表現した。

II　児童精神医学的診断

「不登校・ひきこもり」という用語は前記のような定義の現象名であり，疾病単位を意味する疾患名ではないことに特に留意すべきである。

表1　不登校を示す主な精神疾患
　　　（DSM-Ⅳ）

A. 適応障害
　　抑うつ気分を伴う適応障害
　　不安を伴う適応障害
　　情緒と行為の混合した
　　　　障害を伴う適応障害
　　その他
B. 不安障害
　　社会恐怖
　　小児の過剰不安障害
　　分離不安障害
　　その他
C. 気分障害
　　気分変調性障害
　　その他
D. 身体表現性障害
　　転換性障害
　　心気症
　　その他
E. その他の障害
　　反抗挑戦性障害
　　選択性緘黙
　　妄想性障害
　　その他

さて不登校・ひきこもりを主訴として受診してきた子どもの診断・評価にあたっては，「どのように不登校・ひきこもりは始まったか」，「今（不登校・ひきこもりとともに）何が起きているのか」，そして「それはいつからどのような順に始まったのか」という諸点に関する検討を通じて，現在，前景に立っている精神症状や身体症状および問題行動の精神病理としての深刻度を評価し，それをふまえて不登校・ひきこもりの背景に存在する精神疾患の診断を決定することになる。不登校・ひきこもりはあらゆる精神疾患で生じうる現象であるが，実際には表1に示したような疾患が原因疾患として一般的である[2,3,4]。なお，ここで用いた精神疾患の疾病概念は米国精神医学会[1]の「精神障害の分類・統計マニュアル第4版（DSM-Ⅳ）」に準拠している。

なおこれらの疾患は単独に出現するだけでなく，複数の疾患が併存する場合も少なくないことを心得ておくべきだろう。

1．適応障害

　適応障害と診断される不登校・ひきこもりは，家族の病気や死，転校など何らかの辛い出来事や，いじめ，過重な学校活動，両親の不和など明らかな誘因（ストレス因子）に続いて生じてくるものである。誘因となった出来事や状況に対しての反応と理解できる抑うつ症状，不安，行為の問題（自傷行為や非行のような）の出現はこの疾病概念に含めることができる。適応障害は不登校・ひきこもりのもっとも一般的な原因疾患であるが，その回復には手間取ることも少なくない。誘因となった状況の改善後に症状が長期にわたって持続するような場合には，適応障害から不安障害など他の障害への移行が生じていることも想定し，診断について再検討する必要がある。

2．不安障害

　不安障害は持続的なある種の不安・恐怖症状ないしその前駆状態が続いている中で生じてきた不登校・ひきこもりに対して採用される疾病概念である。社会恐怖は人前で活動することで恥ずかしい思いや緊張を強いられることへの顕著な恐怖と，その結果である社会的な場面の回避が主症状の不安障害である。社会恐怖の子どもは引っ込み思案ではあるが，ごく親しい人間関係なら親密な交流が可能であることが特徴といってよいだろう。小児の過剰不安障害（全般性不安障害）は，行動上の失敗によって恥をかいたり叱られたりすることに対する強い恐れと，それにまつわる予期不安が特徴的な，不安障害の一型である。過剰不安障害の子どもは登校のため家を出る前から過剰に緊張しており，何度もトイレに入ったり，宿題をチェックしたり，腹痛，頭痛，めまいなどの身体症状を訴える。分離不安障害は，単に親や家庭から離れることへの恐れというだけではなく，親や家庭の確かさをめぐる懸念ないし不信の表現でもあることに留意すべきだろう。不潔恐怖と洗手強迫を中心とする強迫性障害や，学校場面でパニック発作を経験するパニック障害も不登校・ひきこもりと結びつきやすい不安障害である。以上のような不安障害の子どもにとって学校はきわめてストレスの強い場であり，ささいな出来事によって不安や恐怖を刺激され，不登校・ひきこもりへの親和性を高める。

3．気分障害

　不登校・ひきこもりの背景要因となる抑うつ状態は多くが適応障害（抑うつ気分を伴う適応障害）の範囲にとどまっているが，気分障害に含まれる気分変調性

障害と診断できるものも少なからずみられ，適応障害とは症状の遷延性において一線を画している。気分変調性障害は慢性的かつ軽度のうつ状態を意味しており，子どもでは1年以上続く抑うつ気分が主症状とされる。若年者の抑うつ気分は悲哀感や絶望感として体験されるだけではなく，イライラ感とそれに基づく攻撃的問題行動として現れる場合が珍しくない。

4．身体表現性障害

不登校生徒の大半が不登校発現の数カ月ないし半年くらい前から不登校の開始直後にかけて，さまざまな身体症状を訴えることはよく知られている。その多くは不定愁訴とよばれるもので，起立性調節障害をはじめとする自律神経系の機能不全に起因する場合が多いが，同時に何らかの精神疾患と診断できる場合も少なくない。その代表的なものは身体症状も症状リストにあげられている不安障害や気分障害である。それとは別に，身体症状に関わる姿勢の問題が中心の次のような疾患が不登校・ひきこもりと結びつく場合もある。その一つである転換性障害は運動機能，感覚機能の消失などの異常，けいれん様発作などが身体疾患の証拠なしに，しかも意図的に創作されるのではなく出現するものである。心気症は，さして重要でない身体症状についてそれが重大な身体疾患の証拠であるという誤った考えに固執するものである。

5．その他の障害

以上のほかに，不登校・ひきこもりとの関連の深い疾患としては表1にあげたような疾患がある。反抗挑戦性障害は学校の教師や規則，あるいは親への反抗が過剰に強まり，反抗の一環として不登校・ひきこもりに至ることも珍しくない。また強い緊張状態で萎縮していた選択性緘黙の子どもがついに不安と緊張に耐えられなくなって休み始めるという場合がある。妄想性障害はこれまで敏感関係妄想，自己臭恐怖症，自己視線恐怖症などとよばれてきた疾患で，他者の視線や仕草に対する過敏で被害的な解釈，あるいは自分の体臭や視線が他者を不快にさせているといった不合理な確信の下に学校や他人との接触を回避するに至るものである。

Ⅲ 「不登校・ひきこもり」と区別すべき精神疾患

前項で述べた諸疾患の子どもは個々の疾患固有の症状とは別に，学校を欠席し仲間集団を回避して家庭にひきこもることによる二次的な問題（退行，母親との両価的共生状態，社会的回避性の亢進など）を共通に抱えることになり，疾患を

表2 不登校と区別すべき精神疾患（DSM-Ⅳ）

A.	気分障害	大うつ病性障害
		双極性気分障害
B.	統合失調症	
C.	その他の障害	注意欠陥／多動性障害
		広汎性発達障害
		行為障害
		その他

こえた共通の配慮や工夫を治療に組み入れる必要がある。しかし，精神疾患の中には「不登校・ひきこもり」というとらえ方をしていては有効な治療が後手に回ってしまうものがある（表2）。その第一の疾患は気分障害の中核的疾患である大うつ病性障害と双極性障害における大うつ病エピソードである。大うつ病エピソードは重い抑うつ状態が他の時期と明確に区切られた期間生じるものであり，突発的な自殺行動に至ることさえあるので，早急に安全な休息と抗うつ薬を中心とする適切な薬物療法を開始する必要がある。第二の疾患は統合失調症で，小学生でも成人とほぼ同じ幻覚・妄想を中心とする精神病症状が不登校を伴って発現する可能性がある。統合失調症の診断を行ったら，速やかに十分な量の抗精神病薬による薬物療法に着手しなければならない。第三の疾患は注意欠陥／多動性障害（ADHD）や広汎性発達障害の子どもが，その衝動性や風変わりな思考などを忌避されてクラスで孤立し不登校・ひきこもりに至ったり，行為障害の子どもが個人的あるいは集団的な逸脱行動の一環として長期欠席（怠学）を示す場合である。前者は薬物療法をはじめとする医療的援助を検討すべきであるが，後者は医療の関与には限界が多く，学校や児童福祉機関との連携を優先させるべきである。

おわりに

ここまで不登校・ひきこもりを精神医学的に診断することは，医療側から不登校・ひきこもり生徒に関わる際に，より適切な援助への手がかりを与えてくれる介入の第一歩であることを述べてきた。主治医は不登校・ひきこもりが続くなかで何が進行しているのかを評価するため，折にふれて精神医学的診断をくり返していく必要がある。最後に短絡的に精神疾患とすべきではない不登校があること

を特に述べておきたい。その第一はネグレクトや心理的虐待,あるいは家庭の経済的困窮や親の精神疾患などによる登校不能であり,まず児童福祉的介入が優先されるべきである。第二は家族や本人の信条・信念による長期欠席であり,これに関しては,それが巧みに隠蔽された心理的虐待やネグレクトでない限り,さしあたり医療的介入の必要はない。

文　献

1) American Psychiatric Association : Diagnostic and Statistical Manual of Mental Disorders, 4th ed. American Psychiatric Association, Washington D.C., 1994.
2) 星野仁彦,新国茂,金子元久ほか：登校拒否におけるDSM-Ⅲ：多軸診断の試み. 福島医学雑誌,35；401-411, 1985.
3) 栗田広,太田昌孝,清水康夫ほか：DSM-Ⅲ診断基準の適用とその問題点：その15 "登校拒否"の診断学的分類. 臨床精神医学,11；87-95, 1982.
4) Last, C.G. : Anxiety disorders in childhood and adolescence. In W.M. Reynolds (ed.) Internalizing Disorders in Children & Adolescents, p.61, John Wiley & Sons, New York, 1992.

第3部
不登校の治療論

第 3 部　解題

　第 3 部は「不登校の治療論」をまとめたもので，「登校拒否の下位分類と精神療法」は下位分類に即した個人精神療法の工夫について論じたものである。本論文は筆者が学術誌で不登校に関して論じた最初の文章であるが，ここで挙げた不登校下位分類は，現在筆者が提案している下位分類（過剰適応型，受動型，受動攻撃型，衝動型，混合型）の原型といってよいものである。この文章に登場する境界例型不登校は現在では下位分類として採用していない。対人関係の不安定性や空虚感に関連した行動化を特徴とする境界例的な不登校児は，衝動型（あるいは"衝動統制未熟型"）を中心にすべての下位分類から生じうるもので，環境や人間関係への対処法の特性から分類した筆者の下位分類の一貫性を乱していると感じたからである。

　「入院治療における登校拒否の集団精神療法」は，筆者と同僚が国府台病院児童精神科病棟で，入院中の中学生を対象に実践してきた男女別の集団精神療法の概念とその実施法を論じた文章である。この集団精神療法は現在でも治療者を変えつつ実施し続けており，入院治療における仲間関係の展開に大きく貢献する技法として同僚の間で評価されている。

　「登校拒否の入院治療」は，児童精神科における児童思春期症例の入院治療において，何が治療的機能を担う構成要素であるのかを論じたもので，力動精神医学的な観点から入院の構造の諸側面を明確にしようと意図している。筆者はこの発想を児童精神科医療における入院治療全体に通ずるものとして，個々の治療技法という次元を越えて，力動精神医学的発達論に基づいて入院生活や人間関係の組み立てを構想し，一貫性を持って適切にそれらを管理することが入院治療に大きく貢献すると考えるところまで展開させてきた。思春期症例の一般的特徴である治療への抵抗性のとりわけ際立つのが入院症例であり，このような入院生活の組み立てが成功して初めて，個々の治療技法に対するコンプライアンスが改善するという経過を筆者は多数経験している。

　本書では治療論としてこれら 3 論文を収載しているが，第 6 章の「思春期心性と不登校」での「心得」はすでに指摘したように，不登校の治療・援助活動において治療者が承知しておくべき留意点の how to 的まとめを含んでおり，治療論として参照してほしい文章である。その他にも直接か否かは別として，治療上のアイディアを提供している文章は本書にいくつか含まれており，筆者の治療論はそれらをまとめたところにあると考えている。

第9章

登校拒否の下位分類と精神療法

はじめに

　登校拒否という概念は病態水準もしくは重篤さ，恐怖の源泉，発現の様式，年齢，性といった観点からさまざまに分類整理して理解すべき異質性をもった概念である[1]。また，現在の登校拒否の治療論は個人精神療法のみならず集団精神療法，親ガイダンス，家族療法，行動療法的アプローチ，他機関（学校など）との協力，入院治療，向精神薬による薬物療法などを組み合わせた治療システムとして論じられている[3]。

　ここでは「精神療法」を，個々の登校拒否児の特徴を評価して，治療手段をその子どもに合致したものにアレンジし，子どもと治療者の組み合わせに各々一つずつの治療システムを作り上げるという治療者の姿勢そのものと理解しておきたい。これらを前提として，以下では年齢と登校拒否のタイプという大きく二つの要因から，登校拒否の精神療法について考えてみたい。

I　精神療法における年齢の問題

　登校拒否の発生は小学校高学年ことに小学5年生頃から急激に増加する。これは登校拒否が前思春期から思春期（Blos, P. の early adolescence[2]）を中心に親和性が高まる現象であることを示しているものと思われる。しかし，幼稚園生の登園拒否や小学校低学年の登校拒否，さらには青年期（Blos の adolescence proper[2]）の登校拒否も稀ならずみられる。ここでは小学校低学年から中学生までの不登校を，小学校低学年を中心とする年少型と，中学生を中心とする思春期型登校拒否に分け，各型における治療システムの年代特異性を，個人精神療法の

考え方を中心に考察してみたい。

1．年少型登校拒否（幼稚園児および小学校低学年の年代）

　年少型の登校拒否は年齢が低ければ低いほど，母親や家から離れることへの分離不安の直接的な表現として理解することができる。このような子どもは，幼い頃から受動的で消極的な姿勢が前景にでていることが多いようである。

　年少型では，早期学校復帰は最優先の治療目標とされることが多い。たしかに，この年代で教育現場を回避し仲間集団からひきこもることは人格形成のうえからも重大な影響が予想される。したがって，子どもが恐れながらも示す幼稚園や小学校への関心は治療での子どもとの重要な話題となる。そのような会話の中から，子どもが学校（あるいは園）生活のどの面なら平気だと感じているかを探しだしていくプロセスを，たとえば「平気探し」といった一種のゲームとして成立させ，それをイメージの冒険から現実の冒険へと発展させていき，脱感作療法的な意味をもつ段階的なチャレンジを実現させるといった工夫が，学校復帰の一つのモデルとして考えられる。

　同時にこのような工夫は，母親に子どもの成長をスリリングな，しかし価値あるものとして楽しめる余裕を回復してもらうことを目指しており，罪責感で子育てはできないことを母親に伝えるメッセージともなっているはずである。また，年少型では他のどの年代よりも，担任教師をはじめ学校側との共同作業として治療を考える必要がある。特に，いったん学校を恐怖の対象として認知してしまった子どもに，学校が子どもを暖かく受け入れようと待っていてくれる場であることを伝えるためには，学校側のスタッフと十分に連絡をとりあい，子どもを迎える際の姿勢について協議しておかねばならない。こうした学校をめぐる現実的な取り組みが，新しい能力の発見のためのわくわくする冒険でありチャレンジであることを，治療者が子どもと共に演じきることで，この体験は精神療法として成立することになる。

　不登校状態が長期化してなかなか解消しそうもない場合には，現実的な課題と向い合う前に，より内面的な葛藤と取り組むための精神療法が必要となるだろう。この年代では，遊戯療法が子どもに内面的な感情やイメージを表現させ，治療者との間で心理的な交流を行う主な手段である。治療者は遊びの中に作り上げられ展開していくストーリーに注目し，そのストーリーに参加していく。

　この年代では母親からの分離－個体化に伴う感情やエディプス的な感情，たとえば攻撃性，気分の落ちこみ，アンビバレンス，競いあい，罪責感などの感情や

心性が遊びの中に表現されることであろう。このような体験を共有する子どもと治療者の共同作業を通じ、子どもの内面に新しい自我の能力が出現し統合されていって、初めて長期化した登校拒否の子どもは再登校という現実的な課題と取り組めるのかもしれない。

2．思春期型登校拒否（小学校高学年から中学生の年代）

　思春期型登校拒否の子どもは不登校状態に加えて身体化による愁訴，著しいひきこもり，不安，焦燥感，強迫症状，家庭内暴力，摂食障害などの諸現象を伴うものが多く，それだけ子どもも親も追いつめられていることが多い。また思春期型登校拒否では，子どもが受診を拒むために親ガイダンスだけの治療とならざるをえない場合がかなりある。したがって，子どもが初めて姿を現した回には，それが最初で最後の子どもとの出会いとなる可能性が高いことを心得て，治療者はその回の面接を組み立てる必要があるだろう。

　子どもは，学校へ行っていないという圧倒的な事実に対する強い罪責感の関与もあって，成人の精神療法では当然とされる治療者の中立的な姿勢や冷静な質問を，しばしば非難と受けとめてしまう。したがって，治療者は初回面接から明確な支持的介入を行わねばならない。筆者は登校拒否に対する罪責感，自分の能力に対する劣等感，人生の脱落者になってしまったという絶望感などを子どもの言動に感知した際には，学校に行けなくなったことで今後の人生が閉ざされたりはしないことを，筆者の臨床経験から例をあげて話してみることにしている。

　また，長期化している登校拒否に対しては，不登校状態の期間に生じたポジティブな変化をとらえて「学校に行っていない間にも成長している」という事実を指摘することから治療を始めたいと考えている。思春期型の特徴からみて，再登校を当面の目標として子どもと対応することは年少型の場合より困難が多い。したがって，治療者は形式的な登校にこだわらないで子どもの学校体験の内容そのものに注目し，必要とあれば学校を迂回した人生の可能性を子どもと共に探していく作業にも踏み出せる「学校教育に対する中立性」を持っていなければならない。

　子どもの精神療法は，この年代がちょうど遊戯療法と言語的交流を主とした対面法による面接治療との移行期にあたる。そのため，遊戯療法を時間の無駄と感じたり，侮辱（「子ども扱いされた」など）と受けとめる子どももあらわれるが，自分の内面の体験を冷静に見つめて言語化していく自我の力は，未だ十分には持ちあわせていないのもこの年代の特徴である。しかも，前思春期を中心に部分的

とはいえ再現してくる幼児的な（主に肛門期的な）衝動[2]をめぐる葛藤に外界からの支援（学校での人間関係など）なしに曝露され，そのため防衛としての均衡を大きく外れて退行していくのが，思春期型登校拒否の子どもの特性である[10]。

この年代の精神療法は，退行的な願望と衝動をめぐる幼児期の体験や幻想の内容を明確化していくことよりは，この衝動に対する今ある心理的防衛を支持し，自我のコントロールを強化することに力点がおかれる。そのことが，「母親を押しのけたい欲望と母親にしがみつきたい欲望が急速に交互する」と Mahler, M.S.[4]が述べた，幼児期における再接近危機（rapprochement crisis）の心性と共通な，前思春期・思春期の子どもの母親像をめぐる不安定性を支え，親離れを推進させることになる。

前思春期特有な心理的防衛の一つに，「同性の仲間集団への参加」[2]があるが，登校拒否の子どもにとってもっとも深刻に疎外されているのがこの仲間集団の体験である。したがって，治療の進行により，子どもに回復してくる同性の仲間集団への関心を治療者は最大限に支持すべきであり，登校と関連させてそれをコントロールしようとすること（「登校したら放課後友達と遊んでもよい」「学校へ行かないなら友達と会ってはだめ」など）は，原則としては慎むべきであろう。

思春期型登校拒否の治療の終結は，子どもが登校を再開したり中学校を卒業してなんらかの進路に踏みだすと，まもなく生じることが多い。たとえそれが親離れの観点などから治療の途中であったとしても，このような終結を治療者は受け入れねばならない。いやむしろ，この年代の治療に完全な終結はないというべきかもしれない。実際，子どもは精神療法体験を土台の一つとして，さらなる青年期発達の道を歩き続けねばならないが，治療過程で「子どもの自我理想の形成に使われた治療者」[7]を思春期年代の重要な原点になぞらえ，その後の人生を見守っていてくれる存在とみなし続けるということが少なくない。

II　登校拒否各型の精神療法

登校拒否の心性をより詳細に理解し治療を組み立てていくために，筆者は前述の年代による下位分類とは別に，学校や仲間集団への適応が挫折する子ども側の要因によって，4型の下位分類に登校拒否を分類し[10]，各々の治療の特徴や留意点を考えてみた。

1．過剰適応型登校拒否

内面の依存欲求や敏感さを完全に隠そうとして自己愛的な高い自己像に執着

し，仲間集団や学校状況において過剰に適応的であろうとするタイプの子どもたちの登校拒否である。この過剰適応的な姿勢，すなわち過度の背伸びは強い依存欲求の反動形成と理解することができ，登校拒否はそのような姿勢の挫折として発現してくる。

過剰適応型の子どもはことごとに「平気さ」を強調する姿に特徴がある。登校にとても不安そうであるのに「学校は楽しいし悩みなんてない」と言い張ったり，救済を強く望んでいるのに「このままで困らない」「最後は死ぬからいい」と強がりを言ったりする。治療者は，そのような背伸びした痩せ我慢の背後にある子どもの感情や願望に耳をすまし，子どもの主張に真摯に聞き入ることから過剰適応型の治療を始めなければならない。

過剰適応型の治療目標は，挫折した前思春期・思春期の背伸びをもう一度成功させることであり，そのためには過剰適応の心性を支える強い超自我不安と，傷つきやすいプライドを和らげる必要がある。治療はそのための子どもの内的な作業を支持し，発達路線に沿った自我の成熟を促すプロセスであるといえよう。

子どもは治療者を，かつての親との間で体験した感情を再体験する転移の対象としてだけでなく，「成長の欲求」と「新しい体験の渇望」を満たす対象としても用いる[11]。この「新しい体験」の主なテーマは，愛着と反発とを同時に感じながら（すなわち両価性を抱えながら），大人に甘えたり挑戦したりする体験であり，自我理想の形成に関わる大人とのあこがれや失望の体験である。このような治療者との作業の展開に従って，子どもは仲間集団との再会を夢想するようになっていく。

今や中間段階的な仲間集団や学校の存在が求められているのであり，過剰適応型の治療において入院および病院内学級入級が検討される重要な理由の一つである。やがて，時間と治療体験を経て以前よりずっと肩の力を抜いた生き方ができるようになると，子どもは余裕のある背伸びで外の世界にもう一度近づくことが可能となり，親離れが強力に推し進められることとなろう。

【症例1】和夫：中学校2年生

小4の妹がいる。和夫は中1の5月から腹痛や気分の悪さを理由に時々学校を休むようになった。小学生の頃から几帳面で，学業やクラスの役割をこなさないと気のすまなかった和夫は，中学校入学に強い緊張感を感じて精一杯背伸びをせねばならなかった。不登校が始まる直前に学校一厳しいとされる野球部に入部したのも，

幼い頃からの友人でその活動性にあこがれていたA君を避けて，自分がリーダーシップを握れる友人と付き合いだしたのもこの背伸びであったと理解できる。中2になり不登校が無視できぬほどに増加してきたため，両親は和夫を連れて児童精神科を受診した。

初回面接で和夫は，非常に緊張した様子を見せながらも，「何も悩みはなく学校は楽しい」「友達は愉快な奴ばかり」と主張しつづけた。一方で両親，特に父親は迷いもなく「登校拒否は怠けである」と言い放ち，なぜ休むのか理解できないという主張を繰り返した。その後の親ガイダンスにおいても父親の和夫に対する手厳しい批判はいっこうに治まらず，面接での和夫も相変わらず平気さを強調しながら，実際には全欠席に近い状態に陥っていくという膠着状態を3カ月以上にわたって続けた。

そこで治療者は，向精神薬を併用した「登校実験」を和夫に提案してみた。その内容は，和夫の「登校せねば」という自己否定に繋がりかねない厳しい気持ちを，「実験」という客観的・中立的なイメージに置き換えて，登校にまつわる感情を冷静に治療者と一緒に観察し議論しようというものであった。治療者は特に観察対象としての「失敗の意義」を強調し，和夫に失敗を恐れぬよう念をおした。しかし，和夫は薬を飲むと次の朝は登校しなければという気持ちが強まり気分が高揚して眠れず，結果的に一日も登校できなかったばかりでなく，その結果を報告する面接にも参加することができなかった。

夏休みに入ると，「短縮授業の時期になったら登校ができて，その勢いで林間学校も参加した」と和夫は顔を輝かせて報告に来た。その時点で，治療者は前の登校実験の際の背伸びと完全主義を指摘し，「短縮授業の時間分だけ学校にとどまる実験」を和夫と検討してみた。2学期はこの実験をめぐって成功と失敗を繰り返しながら，和夫は徐々に自分の不安や疲れを認めることができるようになっていった。それに伴い，無理なはしゃぎや明るさが影をひそめ，露骨に不安そうな表情で登校していくようになったが，かえって登校日は増えている。その頃A君との交遊が再開し，和夫はA君の能力を素直に評価できる心境になっていた。この経過でもっとも大きく変化したのは母親で，どちらかというと堅物の夫の意見に引きずられがちであった母親が，相変わらずの夫とは一線を画して，和夫のがんばりを素直に認めるようになっていった。A君との交流の復活と，母親が和夫の愚痴を聞いてくれるようになったこととがあいまって，和夫の何事につけ目立った無理な力みは徐々に消えていったように見えた。

2．受動型登校拒否

前思春期に入り急激に体が大きくなり荒々しくなってきた仲間集団や，それに対応して厳しい指導や生活管理が行われるようになっていく学校の雰囲気に圧倒

され，登校拒否に陥ったと理解できるのが受動型登校拒否である。このタイプの子どもたちは，幼い頃から受身的・消極的な姿勢が続いているものが多く，そのため自己像は低く自信に乏しい。

　受動型の治療では思春期型の年代でも遊戯療法を採用することが多いが，その遊びさえも大きな重荷に感じて治療を嫌がる子どももおり，その場合には親子の同席面接を採用する必要がある。この親子同席面接においては，親の発言が治療の大部分を占めて子どもの発言はなかなか得られない。治療者は子どものそうした消極的な参加の仕方を性急に変化させようとはせず，導入期における「治療の約束」として，主人公は子ども自身であることを伝えておくにとどめるのがよいだろう。

　治療者は親の言葉に耳を傾けつつ常に子どもを視野におさめておき，親の発言に反応した子どもの微かな表情の変化や所作を見て取らねばならない。そして，親の背中に身を潜めている子どもとの密やかな交流に大きな関心があることを子どもに伝える工夫を凝らすことが大切である。遊戯療法においても，さして熱中する様子もなく淡々と過ごしていく治療の中で，治療者は時々そっと出してくる子どものメッセージを見過ごさない適度の緊張を常に保たねばならない。

　受動型の治療目標は，子どもが親離れを実現できるまでに育つのを上手に待つことにある。したがって親ガイダンスは，子どもを過度に支配しすぎていた可能性に親が目を向けるようになるのを目指すことになる。治療の進行につれて，親に代って治療者が補助自我・補助超自我の役割を果たさねばならなくなるが，それはこのタイプの子どもの成長にとって重要な意義のある体験である。いいかえれば，治療者は子どもの停滞には時間の中で機が熟すのを待っていて動じず，外の世界に踏み出す際の逡巡にはタイミングよく背中を押してやるという，二つの機能を果たす必要がある。

　受動型の中には，筆者が「受動攻撃型登校拒否」と呼んでいる一群の子どもたちが含まれている。この受動攻撃的な行動は，直接に表現することのできない内的な怒りを間接的に表すための「無気力」から成り立っており，その代償として強い不安を伴っていることが多い[12]。この受動攻撃的な子どもの親子の結びつきをみると，両親の一方が子どもに対して過干渉かつ支配的で，子どもを思うままに行動させ見守ることができない。子どもはそんな親の介入と支配に対して，無気力で努力しないという姿勢や成功を恐れるかのような行動によって，不満や怒りを密かに表現しているものと思われる。

精神療法の場における受動攻撃的な子どもは，従順そうな態度とは裏腹に，なかなか自分の気持ちを表明しない頑固さを見せることが多い。以下に述べる症例2のように，子どもが治療に積極的な姿勢を見せ始め作業同盟が形成されたと思われたまさにその時，唐突に治療が中断するということも，このタイプの子どもの治療でときに経験するところである。この治療に際しては，親による指示や手出しはできる限りなくしてもらわねばならないし，登校の督促も行わないことを原則としたい。やがて子どもが受動攻撃的な姿勢から抜けだし自分の生き方を求めて動きだすと，子どもは内面の不安と直面することになり，かえって辛くなる。その時に自分の苦悩を話したい相手として治療者が存在することが，この治療の長い前半部分の目標である。

【症例2】昌史：現在 19 歳の青年

家族は両親と2歳年上の姉の4人である。以前からおとなしい子どもであった昌史は，反抗期も腕白の時代も顕在化しないまま中学校入学を迎えることになった。その昌史が入学後10日ほど中学校へ登校した後，突然腹痛と吐き気を訴えてまったく登校できなくなってしまった。そのため父親は昌史を連れて多くの病院や相談機関に治療を求めてまわり，ついに児童精神科を受診することになったのは中3の5月であった。初回面接時の昌史は質問にはほとんど答えないが，小心で素直そうな子どもだった。質問には昌史の代りに父親がすべて答えており，昌史も母親も口をはさむことができないようにみえた。

治療は，昌史との遊戯療法と親ガイダンスを同じ治療者で行うという構造を採用した。遊戯療法で治療者は，ジグソーパズルを協力して作りあげるという遊びを提案した。昌史は一貫して黙々とさして興味なさそうに遊戯療法に取り組んでいたが，10数回後のパズルが完成するという回で残りのピースが2個になったとき，驚くほど積極的な口調で「最後は僕が作ります」と意思表示したのである。完成した絵を見ながら，次はもっとピース数の多いものにしようかなど何時になく話がはずんでその回は終った。ところが昌史はその回を最後に二度と治療に姿をみせなくなり，以後は親ガイダンスのみを続けていった。

中学校は欠席のまま卒業認定してもらったものの，その後も昌史は変わることなくひきこもりの生活を続け，一時はかなり退行が目立った時期もあった。16歳の終り頃は，母親が昌史の受動攻撃的な行動と親の過干渉との関連を理解した時期で，以後母親は「一人で何でも手を出してみること」を昌史に励ますキー・パーソンとしてよく機能してくれるようになった。17歳になると昌史は内職を家でやりたいと言い出し，18歳になる頃には内職の収入もかなり増えた。その頃になって昌史

は初めて,「お父さんと一緒だとペースに巻き込まれるから嫌だ」といった父親批判を母親に向かって口にするようになっている。

18歳の終り頃,昌史は何の前触れもなく治療者に手紙をよこし,「時の経つのが速い」「なにも行動できなくて,この先とても不安です」と訴えた。3カ月後に再び手紙をよこし,「病院に行かなくなったのは先生に会いたくなかったのでなく"不安"だったからです」「自分から行きたいと思ったことは一度もありません。"行け"といわれて行っていました」と述べ,中学生の頃からバスなどに乗ると広場恐怖的な不安に襲われたことを告白している。治療者は,「行け」といわれて引き回されることへの怒りとしてあの突然の治療中断があったと理解していること,しかし最後の回の能動性は本物であったと感じていることを返事に書いた。

さらに2カ月後に昌史は「生きがい やりがい,目的,何ひとつない」「本当に嫌な"虚脱状態"です」と手紙をよこした。治療者はその「虚脱状態」を「自分のハートと足で生き始めた時の違和感」であると保証しつつ,「つっかい棒」として抗不安剤の服用を勧める返事を出した。迷った末に薬を服用し始めた昌史は,数カ月のうちに驚くほど活動的になり,原付自転車と自動二輪の免許を取得し,さらに宅配便の助手のアルバイトを2カ月にわたって経験した。その間に,バイクが故障し昌史なりに修理しようとしていると,父親が勝手に修理屋を呼んでしまうというエピソードがあった。昌史は顔色を変えて部屋に引き込んでしまい,翌朝父親の部屋のドアに「バイクなんかどうでもいい」と大書した張紙がしてあったという。初めて父親に顕在的に表現した憤りである。最近の昌史の手紙は,今後の生き方と自己同一性を求める苦闘を示す内容になってきた。

3. 衝動統制未熟型登校拒否

衝動が増大するとともに仲間集団の意義が高まる前思春期・思春期の時代に至って,衝動をコントロールし適応的に行動することが苦手であるために登校拒否に陥る子どもたちがいる。彼らの未熟で自己中心的な振る舞いや加減を知らない攻撃性が,仲間集団や学校との摩擦を生みやすいのであろう。このような特徴を生じさせる要因としては,注意欠陥障害(ADD)をはじめとした体質的因子と,たとえば見捨てられ抑うつ[5]のような心理社会的因子の両者が考慮されなければならない。

この型の治療は,行動に現われた衝動統制の失敗をめぐって展開することになるであろう。この子どもの多くは,馴れ馴れしいくらいに人なつっこいので治療への導入に困難は少ないが,治療の進行に従って治療をめぐる行動化が目立ってくる時期を必ず迎えることになる。子どもの行動化の出現とともに,治療におけ

る受容と規制（行動の枠づけ）の調整が，子どもと治療者にとって葛藤の強いしかし意義のあるテーマとなるだろう．

4．境界例型登校拒否

境界例型は，登校拒否の子どものパーソナリティ障害の深さを示す概念であり，これまでの3型と重なりあう部分を持っている．前3型，ことに過剰適応型と受動型の大部分は「神経症水準」[6]にあるが，受動型に入れた受動攻撃型登校拒否と衝動統制未熟型登校拒否は「境界水準のパーソナリティ障害」[6]を持ち，境界例型登校拒否と評価せざるをえなくなる子どもを多数含んでいる．この型の症状は，多彩な神経症症状と深刻な問題行動が共に見られるものが多く，著しく不安定な対人関係が特徴である．治療は，本人の矛盾した行動や自我状態の分裂に気付かせて統合を図るために，直面化あるいは明確化を終始用いることが基本になるという小此木の指摘[9]が，ここにもそのまま当てはまる．しかし，そのような作業を外来治療の枠組みで行うことには限界があり，入院治療が必要となることが多い．

おわりに

ここでは登校拒否の精神療法について，筆者が臨床の場で体験し考えてきたことをできうる限りそのまま述べることに努めたつもりである．紙数の関係で触れ得なかった課題に登校拒否治療における性差の問題がある．また家族あるいは親へのアプローチにも触れられなかった．ここでは「親ガイダンス」[8]として，始めから限定した目的のもとに親機能の向上を図る大部分の症例のほかに，親自身への精神療法的な介入を必要とした症例や，家族療法的な設定による治療によって初めて事態の改善を得ることのできた症例があることを付記するにとどめたい．

文　献

1) Atkinson, L., Quarrington, B., Cyr, J.J. : School refusal : The heterogeneity of a concept. American Journal of Orthopsychiatry, 55 ; 83-101, 1985.
2) Blos, P. : On Adolescence : A psychoanalytic interpretation. Free Press, New York, 1962.（野沢栄司訳：青年期の精神医学．誠信書房，1971）
3) Lewis, M. : Psychotherapeutic treatment in school refusal. In L. Hersov, I. Berg (eds.) Out of School, pp.251-265, John Wiley & Sons, Chichester, 1980.

4) Mahler, M.S., Pine, F., Bergman, A.: The Psychological Birth of the Human Infant. Basic Books, New York, 1975.（高橋雅士ほか訳：乳幼児の心理的誕生．黎明書房，1981）
5) Masterson, J.F.: Treatment of the Borderline Adolescent: A development approach. John Wiley & Sons, New York, 1972.（成田善弘ほか訳：青年期境界例の治療．金剛出版，1979）
6) 皆川邦直：児童期における境界例．精神科MOOK・No.4：境界例，pp.37-45，金原出版，1983．
7) 皆川邦直：前青春期・初期青春期の精神療法．（小此木啓吾ほか編）精神分析セミナーV：発達とライフサイクルの観点，pp.141-176，岩崎学術出版，1985．
8) 皆川邦直：児童期と個人精神療法：親と子どもへの精神療法的アプローチをめぐって．精神科MOOK・No.15：精神療法の実際，pp.187-195，金原出版，1986．
9) 小此木啓吾：精神療法の基本条件と共通要因：精神分析の立場から．臨床精神医学，14；1019-1024，1985．
10) 齊藤万比古，佐藤至子，真下弘ほか：思春期神経症児の病理と治療：登校拒否を中心に．安田生命社会事業団研究助成論文集，20；55-70，1984．
11) Tyson, R.L., Tyson, P.: The concept of transference in child psychoanalysis. Journal of the American Academy of Child psychiatry, 25；30-39, 1986.
12) Weiner, I.B.: Psychological Disturbance in Adolescence. John Wiley & Sons, 1970.（野沢栄司監訳：青年期の精神障害・下巻．pp.59-118，星和書店，1979）

第10章

入院治療における登校拒否の
集団精神療法

はじめに

　前思春期および思春期,すなわち小学校高学年から中学校年代を通じた時期は,子どもたちのその後の人生に大きな影響を与えかねない神経症的,あるいは人格障害的な問題の発生が急増してくるときである。しかし,この時期の子どもは未だ内的な体験を観察し言語化する自我の機能が十分には育っていないため,言語的交流を中心とした個人精神療法の展開には限界があることが知られている。しかも,それ以前の年代に比べて増大する抵抗のために,遊戯療法の有効性も過大には期待できないのが思春期の特徴である。一方,この年代において子どもの不安の防衛に寄与し発達の強力な推進力になる重要な要因として,「仲間集団」をあげることができる[3,4]。このような特徴を持つこの年代の精神療法は,個人精神療法における技法の修正を必要としているだけではなく[6],仲間集団の思春期特有な意義を生かした集団精神療法を治療技法として十分に活用する必要があるであろう。

　ところで,登校拒否は学校や集団内における活動の挫折という側面を持っており,登校拒否に陥った子どもの多くは,仲間集団を恐れながらそれとの再会を熱望している。したがって,「思春期・青年期では,他のどんな年代よりも仲間の受容が大切である」という,Schowalter, J.E. ら[11] の挙げた集団精神療法の意義は登校拒否においては特に大きく,登校拒否の治療において集団精神療法が重要な技法となりうる可能性を示唆するものである。しかし,集団精神療法が単独で

行われることは少なく,個人精神療法と並行して行っていくのが一般的である[1,7,11]。

筆者らは1983年4月以来,入院中の子どもたちを対象に集団精神療法を行ってきたが,ここではその経験を中心に,思春期集団精神療法の具体的な内容について述べてみたい。

I メンバーの選択

児童精神科病棟における入院治療というセッティングで行われる集団精神療法のグループの形成にあたっては,途中の入退院によるメンバーの変更が避けがたいことや,思春期の心性としてあまり厳格な枠組みや構えは不安と反抗を引き起こしやすいことなどから,開放的なグループ(open group)とするのが一般的である[5]。筆者らもグループに参加させる子どもの基準として,原則的には入院した子どもたちのほぼ全員を対象としている。国府台病院児童精神科病棟の入院児童は,例年85%前後の神経症圏の子ども(境界水準の子どもを含む)と,15%前後の統合失調症を中心とした精神病圏の子どもで構成されており,神経症圏のほぼ全員が登校拒否を主症状の一つとする中学生たちである。このため,筆者らの集団精神療法の対象はさまざまな水準の登校拒否の中学生が中心になっている。

集団精神療法に絶対的な禁忌はないが,「グループの残りのメンバーから著しく逸脱している青年は除外される」というBerkowitz, I.H.ら[1]の指摘にあるように,急性精神病状態や,極端な退行状態にいる子ども,「自己愛的」と分類される子ども,他者の言動を被害的に関係づける傾向の目立つ子どもなどの参加は当初は見合わせ,その後の状態像の変化により参加の意義を検討することになる。また,衝動統制の未熟な子どもにとって集団精神療法は望ましい治療技法であるが,彼らの衝動性,自己中心性,落ち着きのなさ,行動内容の幼稚さなどからグループの調和を乱しグループの発達を停滞させたり,逆に他のメンバーから疎外され孤立するといった状態が生じやすいので,治療者はグループ全体の受容力やグループの発達段階とのバランスを十分考慮したうえで,このような子どもを参加させるという配慮が必要である。いずれにしろ,入院した子どもを集団精神療法に参加させるタイミングについては,「入院治療の『抵抗期』の真最中の患者」を不用意に集団精神療法に導入すべきではないというRinsley, D.B.の指摘[7]を念頭に置いて決定すべきである。

II　治療の構造と枠組み

　筆者らの集団精神療法は，男子と女子の2グループを作り，各々2週に1度のセッションとしている。このためセッションの回数は年間20数回ほどになる。しかし，セッションの頻度は週に1度以上が望ましいのはもちろんであり[5]，これは筆者らの現場の現実的制約によるものである。

　参加する治療者側の構成は，男子グループではメンバーの大半の主治医である筆者が治療者，1名の女性心理士および1名の男性看護スタッフが co-therapist であり，女子グループでは筆者が治療者，1名の男性心理士と1名の女性看護スタッフが co-therapist である。

　このように治療者が複数参加する意義としては，思春期グループのエネルギーとその活動性の膨大な量を一人の治療者では受けとめきれない場面が必ずあること，後に触れるように治療者の逆転移が思春期集団精神療法ではかなり顕著に生じる傾向があり，その処理に co-therapist の存在が大きな役割を果たすことなどが挙げられよう。また，治療者チームを両性で構成したのは，この年代の子どもにとって家族内での分離−個体化をめぐる活動やその葛藤が発達課題の主題の一つであり，その点から思春期グループが家族のミニチュア的な意味を持っていることを重視したからである[11]。

　部屋は病棟内ではなく，外来の面接室の一つをあてた。部屋には3〜4人が掛けられるソファー1個，一人掛けの背もたれのある椅子が5個，スツールが1個で，それらが小テーブルを四角に取り囲みドアに近い一辺が開いている。部屋は南向きで大きな窓があり，四季を通じて明るく暖かい。

　筆者らは集団精神療法を始めた当初から，セッションにコーヒーか紅茶を用意することにしている。「お茶やコーヒーを飲みながら，この場所に決まった曜日の決まった時刻に集まって，自由な話し合いをしよう」というのが子どもたちへのよびかけの言葉であり，セッションの大枠でもあった。また，夏休みの前やクリスマス頃にはケーキを用意したり，ときにはアイスクリームを子どもたちの提案に応じる形で出すこともある。

　子どもがセッションに持ち込む物には，お菓子，マンガ雑誌，ウォークマン，編物の道具などがよくみられる。筆者らは，ジュースなどは飲み終ってから参加することを求め，お菓子はメンバーに分けて皆で楽しむよう介入している。また，雑誌や編物道具は即座には介入せずに経過をみていき，ウォークマンは聞くのを

止めるよう比較的すぐに求めることが多い。これらの物は集団精神療法への抵抗や防衛的な道具としての意味を持っていると思われるが，雑誌や編物など防衛的な意味のより強い物ほどいったんは黙認し，それが長期に持続するようなら介入を検討することにしている。しかし抵抗としての意味，ことに枠組みを破壊しようとする無意識的な意図が想定される場合には，より早期にそのことを問題にする必要がある。

このような物の持ち込みに関して Evans, J.[5] は，原則的には「回避」の手段として禁止すべきであると前置きしてから，「ある青年にとってはグループに居場所が定まるまでの間，身を隠す道具が何か必要であるようにみえる（中略）それがもはや適切な方法でなくなれば自然に放棄されるのが普通である」と述べ，雑誌や本や編物道具などの持ち込みを大目にみることを勧めている。しかし，それらがグループ全体に蔓延したり，躁的な活動性や破壊的なグループ内グループが生じた時には，「治療者が時を見て怒りを表し，権威的な教師の役割を演じることが経験的に有効であった」という。

このような介入は枠組みをめぐる治療者の姿勢の一例であるが，思春期集団精神療法ではこうした枠組みの柔軟さ[5,11]が特に必要であるように筆者らは感じている。まさに，枠組みは治療の重要な要素であり，思春期にあってはこのような枠組みへの挑戦が成長への力強い推進力となるという一面もあるので，子どもたちの代理自我の役割を担う治療者はあくまでも柔軟で，しかも毅然とした枠組みを体現していかねばならない。

Ⅲ　集団精神療法の経過

1．導入期

導入期には少なくとも2種類の異なったグループ内グループが存在する。その第一は前年度から引き続き参加している子どもたちであり，第二は新しく参加することになった入院して間もない子どもたちである。たいていの場合，前者は少数であり，3月末に卒業していった上級生との別れを克服できていない。そのため新しい仲間を受け入れられず，治療者との親しさを新しいメンバーに見せつけるような姿勢を示したり，メンバーの入れ替わった集団精神療法には興味がないといってセッションに参加しないなどの反応を生じやすい。同じように，入院して間もない新メンバーたちも，導入期にはさまざまな反応をみせる。筆者ら[10]は登校拒否の下位分類を「過剰適応型」「受動型」「衝動統制未熟型」「境界例型（境

界水準)」に分類しているが（本書第9章参照），これはもともと入院初期の子どもの反応を検討した経験から得てきたものであった[8,9]。

集団精神療法における過剰適応型の反応は，心得顔の調停的な発言や雰囲気の快適化に気を遣う言動を最初から示したり（Bernfeld, G. らのいう group roles[2]），強気に自分をアピールするような言動に夢中になったり，平気さを強調するなどの姿勢に見出すことができる。受動型の反応としては，セッションの間ずっと緊張に体を堅くして聞き役を続けていたり，他のメンバーの強気な話に驚きや不安を感じ圧倒されているなどが挙げられよう。さらに，ある種の投げやりさや不貞腐れなど治療への受動攻撃的な抵抗を示す反応もこの型の一部と思われる。衝動統制未熟型の反応は，馴々しさと過剰にはしゃぐことが中心となる。これらが過剰適応型の反応と異なるのは，特有な周囲に対する「見えなさ」が目立つことである。しかしこの型の一部には，反動形成的に抑制した言動が最初のうちは目立っていた子どもも含まれている。

境界水準の子どもは，導入期の集団精神療法の場でどう振る舞ったらよいか戸惑うことが多いようである。また，導入期におけるグループ内の緊張やメンバー間の力の測り合いに耐えられなかったり，他のメンバーの活動性の中の攻撃的な面を過大評価したり，個人精神療法ほど治療者が自分に関心を集中しないことに不安を感じたりすることが多い。そのため集団精神療法への参加がむずかしくなることもしばしばである。他のメンバーの目をはばかることのない退行的な行動も，この型の子どもにみられることがある。自分のことばかり話したがったり，関心を集中させたがったり，逆に他のメンバーにおかまいなく空想に引きこもってしまうといった individual roles[2] は，導入期には多かれ少なかれすべての子どもに見出すことができるが，境界水準の子どもには特によくみられる。

こうしたさまざまな反応をみせながら，集団精神療法は何をできる場なのか，治療者たちはどんな大人なのか，他のメンバーの力量はどうかなどを探索することに夢中になったり，卒業していった先輩との生活や入院前の家庭での生活を失ったことの喪の作業に迫られているのが，導入期の子どもたちなのである。しかも，それらの作業は入院初期の病棟生活の中でこそ，より力強くより潜在的に進行しているのであり，子どもたちにとって危機的な課題となっている。集団精神療法の目的の一つは，それら導入期の作業を限定された時間の支持的な枠組みの中で，よりみえやすく耐えることの容易な体験として各メンバーが取り組み次の時期へと前進していくことを支持することにある。この時期には，治療者は中立

的な内容の話題を提供したり，「何が一番好きか」「何が嫌いか」「何になりたいか」などを順番に発言していく，ある種のウォーミングアップを提案したりといった介入をする必要がある[5]。

2．作業期

子どもたちの病棟生活が軌道に乗りはじめ，仲間と一緒に動く，集団的活動が目立つ頃になると，集団精神療法でも導入期とは違う活動が前景に出てくる。それはまず，セッションの中になごやかな空気が感じられることから始まるようである。

集団精神療法の時間が緊張を生むのではなく，大人と気楽な気持ちで時間を過ごせることや，仲間とともに大人と肩を並べようとする挑戦が可能なことを発見することは，新しいメンバーにとっては入院生活のイメージを一変させる大きな転回点となる。それは同時に，前からのメンバーが新しいメンバーを受け入れることを促進させる過程でもある。その結果，新旧メンバーがほぼ一つの仲間集団に融合した時，セッションを一種のなごやかさが支配するようである。このように集団精神療法は自然発生的な仲間集団の形成を促進し，メンバー間の葛藤を調整する機能を持っている。

入院生活と集団精神療法の両方の場で，こうした仲間集団を軸とした展開がみえやすいのは男子グループである。なごやかさの出現後まもなく，男子グループでは騒々しい大騒ぎや，男性治療者たちへの集団による挑戦的な言動が増加してくるのが常であった。登校拒否の下位分類に従うと，過剰適応型の子どもたちが最初はその活動の中心になることが多い。また，衝動統制未熟型の子どものこうした活動性の高まりは自制のきかないことが多く，治療者が制止しなければならなくなることも時々ある。しかしたいていの場合，この活動性の高まりは支持されるべきである。やがて，この大人への挑戦に受動型の子どもも参加するようになった頃，活動性のもっとも盛り上がった何回かのセッションがやってくる。

ある年度の男子グループでは，過剰適応型の登校拒否であったリーダー格の中学生がアイスコーヒーの氷を治療者の背中に入れようとしたのを契機に，子どもたちが「氷戦争」とよんだ氷の投げ合いが始まった。この年のメンバーのほぼ全員が比較的強い超自我を持ち，前思春期・思春期の仲間集団の活動性に適応できなかったり圧倒されていたという体験を持つ子どもたちであったので，治療者は「氷戦争」を集団的遊びと受けとめ禁止しなかった。結局，夏の間ずっと「氷戦争」が続いたが，当初「こういうの苦手なんだよな」と廊下に避難していた受動型の

子どもも，他のメンバーに故意に水をかけられたことを機に「氷戦争」に参加し，やがて他のメンバーと互角にぶつかり合えるようになった。このような一種の躁的な集団的活動性の盛り上がりは，思春期集団精神療法の経過で男子グループが必ず通らねばならない発達課題の一つである。

　この活動が頂点に達し，各メンバーが仲間集団として治療者の制止や叱責に耐えられるようになった時点で，治療者はこの活動に一定のブレーキをかける必要が出てくる。「氷戦争」では，秋口になり気温が下がってきてもなお水のかけあいが治まらなかったあるセッションで，治療者が「夏祭りは終りだ」と厳しい口調で介入したことが「氷戦争」の治まるきっかけになった。その後も，メンバーは「氷戦争」の逸話を好んで話題にし，誰が特に勇敢であったか，誰がいざという時に自制がきかなかったか，そして治療者がどんなふうに怒ったかなど繰り返し語られた。

　男子グループでみられたその他の現象としては，体の急激な成長や第二次性徴の進行がしばしば話題になることであった。第二次性徴については遠回しな言い方やほのめかしが中心であり，体のサイズの変化は仲間や治療者たちとの比較に熱中するという現れ方を示した。それは誇りよりは，新しい自分を発見した驚きと，どう受けとめたらよいかわからない不安や困惑をより多く含む行動であるようにみえた。

　女子の集団精神療法では，仲間集団の活動性の高まりは男子の場合とは少し違っている。男子グループとのもっとも大きな相違は，集団精神療法内の仲間集団に男子グループほどの結合力や凝集性がなく，グループ内グループの形成へと分散していく傾向がみられることである。グループ内グループ同士の関係は互いに排他的で，治療者たちとの親密さやセッション中の発言を独占しようとする活動がしばしばみられた。このため1年間を通じてメンバーの脱落は男子よりずっと多く，境界水準の子どもたちが集団精神療法をめぐって被害的な気持ちになるということも，男子グループより多いという印象を筆者らは受けている。

　女子グループでは，治療者との「親密でなごやかなお喋り」が個々のメンバーのもっとも求める作業期の活動である。そのためセッションは治療者が自分に関心を持っていてくれることの確認や，治療者に直接甘えるための場となる。女子グループでもお転婆な活動が出現してくることが作業期にはよくある。乱暴でサディスティックな言葉で家庭や病棟での生活の不満を言い立てたり，男子の活動に似ている攻撃的な遊びを治療者へ向けてきたりするなどがそれである。しかし，

そのような活動も女子グループでは治療者への挑戦というよりは，治療者たちがそのような活動を受容し保護的な気持ちでみてくれているかどうかに強い関心が向けられている。

また，女子グループのセッションでは，しばしばメンバーが魔術的な話題に夢中になることがある。メンバーのほとんどが霊の実在を頭から信じているかのように「霊感が強い」「霊を見た」などと真顔で語りあう様子は，大人の批判を拒絶する真剣さに満ちている。それは思春期の自己の心身におよぶ大きな変化を不気味なものに感じながら，それと折り合っていこうと苦闘する女子の心性と深く関わっているようである。

こうしたさまざまな活動も一段落した時期の，グループ内グループの一つだけが集まった女子グループのセッションでは，子どもたちがそれまでと違って自分たちでお茶を入れたりケーキを切りわけ，なごやかで少し大人びた快適なお喋りの時間を作り出すことがある。それは，大人の支持と関心を葛藤少なく他のメンバーと分かちあい，被害感に圧倒されずに女性性を受け入れることのできた，来たるべき青年期（10代後半から20代初期）を予感させる静かなひとときであるのだろう。

境界水準の子どもたちにとっての作業期は，導入期と同様の危機が続いている。仲間集団の活動性が高まり結束が強まっていく経過は，境界水準の子どもに自分が攻撃されるという被害感や孤立感を強めさせることになる。しかし，集団精神療法が境界水準の子どもに思春期発達のモデルや人間関係のモデルを与えるという意義は，非常に大きなものがある。

作業期の子どもたちが集団精神療法を主にプレイグループとして利用していくことは，これまで述べてきたとおりである。治療者は，子どもたちが個人的あるいは集団的に表現する行動を言葉と同じように注目し，それらがプレイとして成立するよう，受容と制止の混合比に配慮した支持的介入を行う必要がある。

ここで，集団精神療法の場で「学校」がどのように語られるのかについて触れておきたい。登校拒否の中学生が中心の集団精神療法でも，学校が話題になることは意外に少ない。学校が最初に語られる時はたいてい，反発と反感が中心となる。一人のメンバーがいじめられた体験や教師への怒りをことさらに激しい言葉で語りだすと，多くの子どもがそれに共感を示して議論が盛り上がるのが常である。ある中2の男子は気心の知れたメンバー数人をかつてのいじめっ子に見立てて，「顔が似ててムカつく」と疑似的攻撃をしかけたことを契機に，学校体験を

セッション中に自分の言葉で話せるようになった。しかし，やがて中3の子どもたちが進路について検討を始める時期になると，「学校」はより現実的な対象として話題にのぼるようになる。特に，受験が近づいた時期になると，「私，高校でまた行けなくなったらどうしよう」など，学校への不安が直接語られるようになる。それは，かつて学校で挫折を経験した子どもが何とかその被圧倒感と直面し，それを克服しようとする内的作業を反映しているものと思われる。

3．終結期

高校受験の終わる頃から数回のセッションは，卒業退院していくメンバーと残るメンバーの両者が別れをめぐる作業を行う時期である。それは，中3のメンバーの大半が進路を確定し，自分たちが合格できたことに安堵を感じるとともに，多かれ少なかれ退院後の生活に対する不安が高まる時期でもある。したがって，卒業するメンバーは各々の地域に帰っても連絡をとりあっていこうと確認しあったり，病棟に残る後輩に「お前がこれからはリーダーだ」「私たちが病棟に遊びに行ったら知ってる子が誰もいないなんて嫌だから」と強調したり，「卒業生のグループ（集団精神療法のこと）をやろうよ」という発言が出たりするなど，メンバー間や治療者たちとの結びつきの確認を求める話題が多くなる。

こうして年度の最後のセッションに至るが，このセッションは「卒業生を送る会」として，例年軽食を用意することにしている。終結期のセッションは，先輩と後輩の各々の立場や役割の相違が明確に演じ分けられるべき機会であり，それらの相違をきちんと担えるかどうかは，そのグループの1年間の成長を評価し，個々のメンバーのその後の発達路線を推測する格好の材料でもあると我々は考えている。

Ⅳ　治療者の役割

すでに述べてきた治療者の果たす役割をまとめてみると，以下のようになる。

1：メンバーの選択と参加時期の決定
2：柔軟でしかも毅然とした姿勢で枠組みを操作すること
3：導入期の葛藤に対する支持的中立的な介入
4：プレイグループ的な活動性の高まりへの介入・プレイへの参画と限界の処方
5：概念と言葉の供給，解釈

解釈は思春期の集団精神療法では内面的問題に取り組む際の中心的な方法にはなりにくく，むしろプレイグループ的活動を通じた経験的な取り組みが中心になる。したがって，治療者の「プレイグループが純粋に防衛的な活動性を示しているのか，あるいは問題の徹底操作が行われているのかを判断する能力」[5]が，思春期集団精神療法を展開させる要因として重要である。このように治療者の介入の中心はプレイへの参画とプレイの限界設定ということになるが，同時に治療者は子どもたちが発する未熟な言葉を明確な言葉に言い換えたり，言語化されない活動性の高まりを混乱しにくい概念に言語化したりといった介入も怠たるわけにはいかない。プレイグループ的活動による体験の積み重ねと，折にふれて治療者が供給する概念や言葉によってグループが成熟していくと，やがては解釈がメンバー何人かに受けとめられ，彼らの不安や葛藤の克服に寄与するといった局面も訪れることになろう。

最後に，治療者の逆転移について述べておきたい。思春期の集団精神療法においては，治療者は他のどんな治療技法よりも大きな逆転移を経験することになる[5]。思春期の子どもたちが集団で向けてくる理想化，価値引き下げ，投影性同一視などの未熟な防衛機制の迫力は，ちょうどその年代より以降の境界性人格障害など重篤な人格障害の治療にも通じるものがある。治療者は子どもたちの強力な攻撃性，依存性，自己愛，孤立感，経験不足による絶望などにしばしば巻き込まれ，怒り，自信の喪失，不安，混乱，子どもたちへの過度の愛着もしくは同一化などの感情を経験することになる。Evans, J.[5]は，治療者が「このグループは，私をこんな気持ちにさせる一体何を今しているのだろうか」と考えてみることが逆転移の処理に有効であるとともに，その答えはしばしば治療にとって貴重なものになると述べている。まさに逆転移を通して治療者は思春期の子どもの言語化されにくい感情の内容を実感し対象化することができるのであり，逆転移に常に意識的であろうとする治療者の姿勢が治療の支柱の一つとなっていることを強調しておきたい。

以上のように，筆者らは登校拒否の中学生を主な対象にして入院の設定で行われる集団精神療法の実際について経験的に述べてきた。なお，外来治療における集団精神療法については，今後の課題として検討していきたい。

文　献

1) Berkovitz, I.H., Sugar, M.：Indication and contraindication for adolescent group psychotherapy. In A.H. Esman(ed.)The Psychiatric Treatment of Adolescents, pp.349-378, International Universities Press, New York, 1983.
2) Bernfeld, G., Clark, L., Parker, G.：The process of adolescent group psychotherapy. International Journal of Group Psychotherapy, 34；111-126, 1984.
3) Blos, P.：On Adolescence：A Psychoanalytic Interpretation. Free Press, New York, 1962.（野沢栄司訳：青年期の精神医学．誠信書房，1971）
4) Deutsch, H.：Selected Problems of Adolescence：With special emphasis on group formation. International Universities Press, New York, 1967.
5) Evans, J.：Group therapy. Adolescent and Pre-Adolescent Psychiatry, pp.408-426, Academic Press, London, 1982.
6) 皆川邦直：前青春期・初期青春期の精神療法．（小此木啓吾ほか編）精神分析セミナーV：発達とライフサイクルの観点，pp.141-176，岩崎学術出版，1985.
7) Rinsley, D.B.：Group therapy within the wider residential context. In I.H. Berkovitz (ed.)Adolescents Grow in Groups, pp.233-242, Brunner/Mazel, New York, 1972.
8) 齊藤万比古：入院への導入と入院生活：その精神力動的考察．（若林慎一郎，山崎晃資編）児童精神科臨床3：入院治療1，pp.31-58，星和書店，1982.
9) 齊藤万比古，佐藤至子，真下弘ほか：思春期神経症児の病理と治療：登校拒否を中心に．安田生命社会事業団研究助成論文集，20；55-70，1984.
10) 齊藤万比古：登校拒否の下位分類と精神療法．臨床精神医学，16；809-814，1987.
11) Schowalter, J.E., Fisher, S.M.：青年期の治療計画特論．In J.M. Lewis, G. Usdin(eds.) Treatment Planning in Psychiatry, American Psychiatric Association, Washington D.C., 1982.（高橋三郎，高橋清久訳：APA精神科治療計画，pp.319-355，医学書院，1984）

第11章

登校拒否の入院治療

はじめに

　現在，登校拒否は児童思春期の精神保健を考える際に無視することのできない一般的な現象となっており，ひとつ教育界のみの問題ではなく，わが国の児童思春期精神科医療の重要な対象の一つとなっているのである。この登校拒否という名称は，Atkinson, L. ら[1,2]の指摘のように「単一症候群ではなく，さまざまな力動を基礎として生じる症状もしくは現象の名称」と理解しておくことが適当であろう。この登校拒否に対する児童思春期精神科医療の介入については，これまでさまざまな報告がなされてきた。その大勢は外来治療による介入を原則としており，入院治療はあくまで補助的な方法として語られるのが一般的である。しかし，入院治療はその目的と適応を明確にし，治療環境的な場の機能の整備と改善のための努力を怠らなければ，登校拒否に対する援助方法としてきわめて有意義な面を持っていることは，専門の病棟を有する児童思春期精神科医療に関与した者なら誰でも認めるところであろう。ここでは登校拒否の入院治療の適応，治療構造，治療経過などに対する児童思春期精神科的な考え方や工夫について検討してみたい。

I　入院治療が考慮されるとき（その適応と利点）

　児童思春期の登校拒否を主訴とする子どもの相談や治療を続ける中で，入院が考慮されるに至る場合がある。この登校拒否治療における入院の適応の第一として，多くの報告と同じように不登校状態の長期化をあげておきたい[3,6,7,8,21,22,24]。第二の入院治療の適応としては，抑うつ症状[6]，不安[6]，強迫症状，家庭内暴力[8,22]

社会的回避[7,8,21,22]といった不登校に伴う症状や問題行動の深刻化をあげることができる。この「長期化」も「深刻化」も，子どもの人格や自我機能，家族特に両親の受容力と問題解決能力，さらには学校や仲間集団の状況などの諸要因が複雑に結びついて生じてくるといったダイナミックな観点から評価することが適切であろう。また第三の適応として，「長期化」や「深刻化」の理由が外来治療で明確にならず治療が停滞し続ける場合に，子どもの生活の全体像をとらえて診断の確定と治療方針の決定を実現するために入院が検討されることがある[10,21]。

第四の適応として，入院治療の児童思春期精神科特有な枠組みに導入することにより停滞していた心理的成長の促進が期待できる場合をあげることができる。以上のようなさまざまな適応による入院は，子どもの側のある程度能動的な同意を入院への導入の前後に引き出すことなしには実現しない。しかし，野沢[10]が指摘したように，入院に対する子どもの同意には分離独立への志向性が優勢な場合と，内的には罰としての入院の意味が濃厚な場合とがあり，後者を前者と混同した安易な入院はむしろ外傷的で危険なものとなる可能性があることに，主治医は意識的でなければならない。

入院治療の適応について考える際，入院の設定による介入がどのような利益を登校拒否の子どもにもたらすことができるかという課題に答える必要がある。入院治療の利点についてはこれまでも多くの報告が触れているが[18,20,22,23,24]，その多くが共通してあげている利点の第一は家族から分離することの影響である。登校拒否が持つ問題としての困難さの一つは，外の世界での挫折のために前思春期あるいは思春期の子どもが家庭にひきこもり，人工的に母親と過度に接近した生活を送ることになるため，しばしば葛藤に満ちた母子共生状態に陥り，子どももそしてしばしば親も状況の変化に強い抵抗を示すようになるということにある。したがって，この共生状態を解消し，子どもの長期にわたって停滞している思春期発達の再開を促すために，入院による家庭からの分離を計画することが有効な場合がしばしばある。入院治療の利点の第二に，保護的支持的な枠組みが与えられることをあげておきたい。このような枠組みは，問題行動によって自他のいずれも傷つかないように適切な管理や抑制を行うという水準の枠組みを当然含むが，同時に，登校拒否を罪悪ととらえる自罰的な心性からも，罪悪感の反動形成といえる肥大した自己愛からも子どもを守る枠組みでもある。このような枠組みに抱えられたとき，子どもは母子共生の状況から内的にも離れ始めることが可能になる。入院治療の利点の第三は，心理的成長の場と時間と人間関係が与えられるこ

とである。家庭から離れ，保護的支持的な場と人間関係に包まれることから始まる入院治療は，やがて，挫折した前思春期および思春期に固有の経験を子どもが再開することを可能にする。そのような活動が子どもに保証されている場と時は母子共生から分離－個体化へ，親から外の世界の他者へ，家庭から社会へといった子どもの心理的発達の「中間的・過渡的な場と時」を意味しており，入院治療に関わるスタッフは全員がその場と時の中で「中間的・過渡的な対象」として子どもたちに利用されることを引き受けることになる。第四の利点は，病院内学級の存在である。Hersov, L.[7] が入院適応として「恐怖症的な学校の回避を克服するために病院内学級に通学することが有効な場合」をあげたように，病院内学級は欠席の長期化した登校拒否の子どもにとって，挫折した学校との再会の場という心理的に重要な意味がある。

このような利点を入院治療に導入された子どもに保証する病院の治療能力の高さは，次節で述べるような入院治療の構造によって規定されている。

Ⅱ 入院治療の構造

入院治療の構造とは，病棟を中心とする生活空間の物理的な構造と，それを運用し子どもの対象として存在する治療スタッフの活動や子どもたちによる仲間集団の展開など人的な構造の二つの水準の構造から成っている。この二つの構造を構成する諸要素が組み合わさり融合して成立するのが入院治療の枠組みであり，入院治療の諸段階において，子どもを心身にわたって保護し，さまざまな水準の活動を保証し，現実との直面を求めるといった治療的介入の主要因である。

1．病棟の物理的構造

児童思春期精神科や小児科において登校拒否の子どもの入院治療を受け入れるということは，この時期の急激な心身の発達を保証することを請け負ったことでもあり，物理的構造についてもこの点から配慮されねばならない。病棟は専用のものであることが原則であり，他科あるいは一般精神科のベッドが混在する混合病棟は双方の活動内容の著しい差異のため病棟運営上の困難が予想される。やはり，可能なかぎり「精神科児童思春期病棟」として独立していることが望ましい。開放病棟か閉鎖病棟かの問題は，基本的には開放病棟の設定で行う利点のほうが多いように思われるが，この問題はその病院の成り立ちと関わる現実原則に属するものである。病棟は思春期年代の子どもたちが活動的に行動できる広さを十分に持つデイルーム空間が存在し，同時にスポーツ活動を保証するグランドや体育

館といった施設が容易に利用できることが基本となる。なお，病棟は男女混合病棟の構造がこの年代の子どもの生活環境として好ましい。病室は，複数の同性の仲間と起居を共にすることで経験する欲求の調整やその他の社会的経験によって，家にひきこもることで過剰になっている子どもたちの自己愛的な自己中心の世界を変化させてくれることを期待でき，しかも個々のプライバシーをある程度守れるという意味で合理的な規模が4人から6人までの部屋であろう。一方，過度に萎縮して不安の強まっている子ども，強迫症状や拒食などの症状が深刻で，そのためのインテンシブな介入が必要な子ども，衝動統制が著しく悪く他児とのトラブルが多い子ども，他児をまきこみ操作する傾向が顕著な子どもなどははじめから大部屋の生活に加入させるのではなく，個室での生活を保証することから始めるのが適当である。このため児童思春期病棟には一定の数の個室は必要不可欠である。このほか，学習室・図書室，面会室などのスペースについても配慮されている必要がある。

　病棟構造の問題の一つとして，病棟の強靭度についても考えておかねばならない。国府台病院精神科の児童思春期病棟は，19時から6時までの時間は施錠するという構造の開放病棟となっているが，老朽化した建物ということもあって，施錠後も窓を外すなどの若干の操作で外へ出ることができる。したがって，深夜の窓からの無断離院が子どもたちの盛りあがった仲間意識の表現として，また大人への挑戦とアピールの手段として利用されることになる。このように，建物構造の強靭度もまた子どもと治療スタッフの間の関係にダイナミックな影響を与え，枠組みの感覚を子どもとの間でやりとりする重要な材料となっているのである。

　病院内学級の存在は，登校拒否の入院治療において不可欠なものである。反動形成による学校への過剰適応的構えや学校に圧倒され萎縮した姿勢を示している登校拒否の子どもがおずおずと踏み込んでいく病院内学級は，学校の形や臭いをできるかぎり薄めた場でなければならない。つまり，病院内学級は普通の学校そのものではなく，あくまで中間段階の学校であることに特徴がある。Weiss, M.ら[24]も，「病院内学級は受容的で競争のない雰囲気」と「支持的で威圧的でなく，気軽に利用できるといった先生との関係」と楽しく気軽なカリキュラムによって，「退屈で重荷になる日課の学校しか経験しなかった子どもに楽しみながら学ぶ状況を提供する」と述べている。このような配慮がなされた気軽で小さな学校でさえ，大半の子どもはすぐには近寄れないものである。

2．治療技法

　入院の設定で行われる治療的介入は，外来治療に比べ，より多くの技法を組み合わせて行われるのが普通である。治療のもっとも基本となるのは主治医の治療方針や展望を指針としながら，主として看護スタッフによって担われる日々の病棟生活における治療的環境[7]である。個人精神療法[16]は外来治療にひきつづいて行われる。これは小学生や中学校低学年の子どもではプレイセラピーが用いられ，中学校の後半の年代になると徐々に言語的交流を主とした精神療法に移行していくのが普通である。入院治療では子どもの集団への介入が大きな意味を持つため，集団精神療法[8,17]や活動的集団療法[19]が行われる。前者は入院治療の原動力の一つである仲間集団の展開を組織し援助することを目的とし，後者はさまざまな活動をテーマに楽しみながら課題に取り組む社会的経験を生活の身近で行えるように工夫された定期的な活動である。家族に対しては，入院中の子どもの親を対象に，心理教育的な要素を加味して定期的に開かれる集団親ガイダンス（親の会活動）が主なものであるが，子どもとその家族を対象とする家族療法も症例によっては採用される。これらの医療的介入と連係して病院内学級の教師による治療的教育が子どもを支えることになる。向精神薬による薬物療法は，抑うつ状態，不安，パニック，過剰な攻撃性，強迫症状，睡眠障害などが存在するときに考慮されるが，あくまで治療の補助的な手段であり，安易に行われるべきものではない。

3．治療スタッフ

　このように入院治療では，主治医のほかに看護スタッフ，心理専門家，ソーシャルワーカー，作業療法士，保母，教師など多様な職種のスタッフが治療に関与することになる。各職種のスタッフの人数は病院の現実原則によって決まるものではあるが，児童思春期年代の子どもの育つ環境を維持し，有効な治療的介入を行うためにはこの点での配慮も必要である[23]。子どものもっとも身近な存在である看護スタッフをはじめとした治療スタッフは，子どもの喜びや悲しみに共感できる優しさ，個々の子どもへの関心と子ども集団全体の動きへの関心をバランスよく持つことのできるセンス，子どもの高まる活動性の伴走者となり，彼らの挑戦に胸を貸すことのできる柔軟さ，必要なときにきちんと「限度がある」ことを示し制限を与えることのできる毅然とした迫力，そして子どもによる操作をしのいでほぼ良い対象として子どもに取り入れられていくような自己を提供し続けられる安定性などを求められることになる。なお，治療スタッフは男性と女性がそ

れぞれ複数存在することが不可欠であり，幅広い年代を含みながら，全体としては若々しい活動的な雰囲気を持つチームであることが必要条件である。

　入院治療では24時間にわたって生活の場が病院となるため，外来治療では生じないほどの生々しい転移感情や多彩な治療への抵抗が現れる[13]。なかでも，入院治療の設定においてはRinsley, D.B.[13]が「転移の分裂」と呼んだ反応が生じやすく，「良い」スタッフと「悪い」スタッフに分けられた感情と行動の表現がスタッフ陣を巻き込み混乱させることになる。このような感情は思春期年代の子どもの入院治療においては一般的であり，しかも，しばしば子ども集団全体の感情として共有され，スタッフを操作する手段となる。良いスタッフは依存と理想の，悪いスタッフは敵意と攻撃の対象となるが，このような状況はスタッフ間の無言の対立と分裂を生じやすい。もともと，思春期年代の子どもの治療に関与するとき，スタッフはとりわけ深く感情を揺り動かされやすく，部分的には未解決な自己の思春期青年期心性が共鳴りを生じる結果としての救済空想，過度の共感と献身，怒り，無力感，不安などが顕在化してくる体験は，スタッフにとってある程度避けがたいものである。この年代の子どもの親であるスタッフにとっては，さらに事情は複雑で，入院治療の中での子どもの過渡的な姿を過大に異常あるいは不道徳と感じたり，逆に入院生活の中に子どもを置いておくことに罪悪感を持ったりしやすい。こうした治療スタッフ側の逆転移的な感情体験の意味をスタッフ間で率直に議論し理解しあうことによって，この年代の治療の特殊性に対する認識が深まり，チームワークが形成されるとしたら，その病棟の治療能力は高いといえるであろう。

4．仲間集団

　前思春期および思春期の子どもにとって，特に登校拒否の子どもにとって，仲間集団との交流が再開する意義は大きい。登校拒否の発効後，多くの子どもは数カ月から数年にわたって家庭にひきこもり，仲間集団との交流の著しく制限された状況で生活してきた。その遷延した回避的な生活から離脱する際の重要な支えであり推進要因でもあるのが仲間集団の活動である。増井ら[9]は，収容治療において「小集団内での親密な対人関係」が持てた子どもは終始孤立していた子どもより退所後の適応が良好であったとして，子どもの施設内での対人関係特に友人関係の展開をダイナミックにとらえるという有意義な観点を示して，この仲間集団の治療的意義を指摘している。治療スタッフは病棟内に自然発生的に形成された男女それぞれの仲間集団の活動を支持し[7]，個々の子どもの治療的展開と対比

させつつ仲間集団の質的評価をたえず行わねばならない。登校拒否の子どもは仲間集団と出会うと，損なわれていた能動性の展開を再開し，急速に活動的になってくることが多い。このような活動性の高まりは肯定的に受容すべきであるが，時にはスタッフが適切な介入を行わねばならないことがある。それは，仲間集団の活動が個々の子どもの心理的発達の推進要因であるよりは，むしろ治療の展開への破壊的な抵抗としての意味を持つようになる場合である[13]。このように，仲間集団は否定的にも肯定的にも機能するものであるが，Berland, D.I. ら[4]が述べたように，治療スタッフは逸脱行動を示したり挑戦的に振る舞ったりすることもある子どもたちの仲間集団を道徳的観点のみで非難するというのでなく，子どもの成長にとってのその肯定的な意義を理解し，「理解と共感と直面が適切に混じり合った」反応をするといった中立的でしなやかな姿勢が求められる。スタッフの一人ひとりが入院生活の集団精神療法的な側面を認識し，健康な遊び心を持って子どもたちの仲間集団の展開を見守り，活動性の増した集団の挑戦に胸を貸し，必要に応じた介入を行わねばならない[4,14,15,17,25]。

5．病棟規則と枠組み

　思春期年代の子どもにとって，規則は静的で絶対的な枠組みであるよりは，挑戦と同一化の対象であるダイナミックで相対的な枠組みとして存在することに意義がある。それは，神経症的な葛藤に関与してきた幼児期由来の超自我から子どもがある程度自由になり，仲間集団との出会いの中で自我理想を中心とした自己制御の新たな能力を確立していくことに寄与する中間的・過渡的な枠組みを意味している。思春期年代の子どもを中心とする登校拒否の入院治療において，規則はあまり多い必要はない。いたずらに細かく規定された膨大な規則は，子どもたちの怒りを刺激するか過度に萎縮させるという登校拒否発現の状況を繰り返させかねない。結局，スタッフと子どもとの交流の中でタイミングよく「限度を知ること」として直面を求められるところに，規則の治療的意味があるように思われる。

　入院治療の展開は，必ず子どもの集団によるスタッフや規則への「挑戦と闘争」[5]の盛り上がった時期をもたらす。このような仲間集団による枠組みへの挑戦は，真夜中の無断離院，真夜中の馬鹿さわぎ，集団での飲酒や喫煙などの集団的逸脱行動の形をとることが多い。これに対して，仲間集団形成の初期段階における過度の制限は，始まったばかりの活動性や能動性をめぐる子どもたちの作業を押し潰してしまいかねない。子どもたちが勢いを増し，現実原則をつきつけられても

耐えられ，大人と部分的妥協を行えるまでの能力を得た頃，スタッフ・チームは子どもたちの逸脱行動にブレーキをかけ，子どもたちを押し返す。

筆者らは，枠組みをめぐるスタッフ側のこの感覚を「押され押されては押し返す，押され押されては押し返すこと」と表現している。こうした枠組みをめぐる子どもとスタッフとによる作業が，仲間集団の展開とともに，能動性をめぐる前思春期的な葛藤を越えて思春期の友人関係を確立していくという子どもたちの分離─個体化をめぐる発達課題を強力に援助することになる。入院治療における主治医をはじめとする治療スタッフの機能には，当然ながら管理的な側面がある。小倉[11,12]が指摘するように，患者を管理するということは，患者を保護し，その苦痛を背負ってやるための「治療者の覚悟と責任」を意味しているのである。各治療スタッフがこの前提を忘れた機械的な生活管理を行うとしたら，それは単に関わることの拒否を子どもたちに伝えることになってしまう。

III 入院治療の経過について

登校拒否の入院治療がどのように展開するかについて，いくつかの報告があるが[5,20,21]，ここでは治療経過を導入期，作業期，終結期の三段階に分けて入院治療の展開を簡潔に描いてみたい。筆者らはこれまで登校拒否を子どもの学校や仲間集団との関係の持ちかたからいくつかの下位分類[15,16]に分けて理解してきたが（本書第9章参照），ここでは，学校状況や仲間集団に過度に適応的であろうとする子どもの過剰な背伸びの挫折として理解できる過剰適応型登校拒否，学校生活や仲間集団を始めとする周囲の状況に圧倒され心理的に萎縮している受動型登校拒否，多彩な神経症症状や問題行動に加え，対象を操作しようとする不安定な対人関係や，急に激しい怒りを爆発させたり自傷行為に走ったりといった衝動性などが前景に立つ境界例型登校拒否の三型を例にあげて検討する。

1．導入期（入院初期）

入院生活が開始すると，まず家庭から離れて新しい場と人間関係に出会ったことに対する子どもの反応が前景に現れる。過剰適応型の子どもは「平気さ」を強調し，受動型の子どもは強い緊張と不安を示し，境界例型の子どもは当初から不安定である。この導入期に子どもは入院治療へのさまざまな抵抗を示す。そのもっとも一般的なものは外泊から帰院しないことであるが，自分を見捨てられるにふさわしい「悪い子ども」，「狂った子ども」と見せるために盗み，飲酒，自傷行為といった深刻な行動化に走ることもある。この時期，治療スタッフは子どもの

内面で高まっている分離不安や見捨てられ感に共感の目を向けつつ，子どもを心身にわたって保護し支持することが目標となる。受動型の子どもには特に明確な保護と支持を与える必要があるし，境界例型の子どもにはこの段階から制限としての枠組みを明確にすることを通じて強力に保護しなければならない。過剰適応型の子どもでは，その表面的な適応の良好さを過大評価せずに，早過ぎる仲間集団体験の挫折を招かないように，注意深く一人ひとりの子どもを見守らねばならない。

2．作業期

作業期は入院治療のもっともダイナミックな展開が見られる時期で，入院経過中のもっとも長い期間となることが多い。この時期には子どもの関心と活動は病棟を中心にしつつも，その周囲，特に病院内学級に拡大していき，導入期に比べてさまざまな職種のスタッフが子どもたちと多彩な交流を持つようになる。この時期に入る頃から仲間集団の主流は活動性の高まりと「馬鹿さわぎ」[15]的な騒々しさを示すようになり，スタッフへの挑戦や逸脱行動の形をとった枠組みとの格闘が盛んに行われるようになる。その先頭に立つのは過剰適応型の子どもである。彼らは堰止められていた水が流れ始めるように，勢いよく集団を作り活動性を高めることに没頭する。この「馬鹿さわぎ」に受動型の子どもが加わるようになってきた頃にこの活動性は頂点を迎える。この高まりを迎えると子どもたちは叱られること制限を与えられることに耐えられるようになる。この時期，入院生活は甘えや怒りといったさまざまな退行的感情が直接にあるいは象徴的に表現される場であるとともに，スタッフに制限を加えられることによって現実と直面する場となる。この時期の終りが近づくと，仲間集団はスタッフとの押し合いの中で，中学校3年生（中3）グループを中心に「馬鹿さわぎ」的な活動に白けはじめ，下級生グループから離れて，数人の気の合う仲間や特定のスタッフと将来の夢や不安，受験のこと，自分の家庭の状況などについてしんみり話すことを好むようになる。しかし，境界例型の子どもはこの時期も葛藤が持続し，上述のような仲間集団の展開に乗れないでいることが多い。仲間集団の活動性の高まりはこの型の子どもの活動性を刺激するが，しばしば彼らの行動は「限度を知らなすぎる」突出を示して仲間集団をあきれさせる。また仲間集団の一体感の高まりの中で，境界例型の子どもは際だった独占欲，操作的傾向，嫉妬，見捨てられ感などを顕在化させ，治療の抵抗を意味する個人的な行動化としての逸脱行動の頻発化と操作的な意図を隠した神経症症状や身体症状の増悪を示すようになる。この時

期の境界例型の子どもに対してスタッフは，保護と直面化の両方の目的を持って枠組みを明確にし，制限を与えるといった強力な介入を行う。それによって初めて境界例型の子どもは自分の本当の感情に自覚的となり，自我発達を再開する可能性が出てくる。

3．終結期

この最後の時期の特徴は卒業を前にした中3グループに典型的に見られるものである。それまで相対的に小さくなっていた家や親の存在が再び大きく現実的な対象として浮上し，受験や就職など進路の決定がもっとも大きな目標となる。スタッフの中では病院内学級の教師の存在がもっとも重要になるときでもある。また，自分が去った後の病棟の恒常性を確認するかのように下級生に仲間集団運営の手ほどきをしたり，夜半になって信頼する看護スタッフと話し込んだりすることが多くなる。このようにして別れは準備されていくのであるが，子どもと入院環境との関係が退院によって完全に切れることは少なく，退院後の病棟および病院内学級との交流の意義を無視しがたいのが実際である。特に病院内学級との交流は子どもが良好な適応を実現できる場を見出すまで続くことになる。退院していった子どもがフラリと病院内学級や病棟に顔を出すのは，たいていの場合，なにか壁にぶつかり原点を振り返りたくなったときであるといえよう。

おわりに

以上，登校拒否の入院治療の実際について，入院治療を構成する諸要因を中心に検討した。登校拒否の入院治療は児童思春期精神科における入院一般となんら変わるところのない内容を持つのが普通であるが，登校拒否の長期化による挫折感の深刻化や心理的発達の停滞を克服するために，仲間集団の展開を利用するなどいくつかの工夫がある。登校拒否の子どもがもう一度未来に展望を持ち始め，登校拒否体験が必ずしもマイナス面だけを持つ体験ではないと力まずに思える青年になっていけることを目指す治療の体系の中に入院治療をきちんと位置づけ，その技法などについて議論を深めていくことが，登校拒否の入院治療に関わる専門家の義務であろう。

文　献

1) Atkinson, L., Quarrington, B. : School refusal : The heterogeneity of a concept. American Journal of Orthopsychiatry, 55 ; 83-101, 1985.
2) Atkinson, L., Quarrington, B., Cyr, J.J. et al. : Differential classification in school refusal. British Journal of Psychiatry, 155 ; 191-195, 1989.
3) Berg, I. : A follow-up study of school phobic adolescents admitted to an in-patient unit. Journal of Child Psychology and Psychiatry and allied Disciplines, 11 ; 37-47, 1970.
4) Berland, D.I., Homlish, J.S., Blotcky, M.J. : Adolescent gangs in the hospital. Bulletin of the Menninger Clinic, 53 ; 31-43, 1989.
5) 二橋茂樹，山口俊郎，竹淵陽三ほか：登校拒否児の収容治療．児童精神医学とその近接領域，18 ; 296-308, 1977.
6) Hersov, L. : School refusal. In M. Rutter, L. Hersov (eds.) Child Psychiatry Modern Approaches, Blackwell, Oxford, 1977. (高木隆郎監訳：最新児童精神医学．ルガール社，pp.451-481, 1982)
7) Hersov, L. : Hospital inpatient and day-patient treatment of school refusal. In L. Hersov, I. Berg (ed.) Out of School, pp.303-319, John Wiley & Sons, Chichester, 1980.
8) 星野仁彦，熊代永：登校拒否児の治療と教育：教師・医師・家族のチームアプローチ．日本文化科学社，1990.
9) 増井美保子，橋本雅治，井出浩：対人関係からみた不登校児童の入所治療過程．児童青年精神医学とその近接領域，28 ; 192-205, 1987.
10) 野沢栄司：外来から入院へ．（若林慎一郎，山崎晃資編）児童精神科臨床 3：入院治療 1，pp.1-30, 星和書店，1982.
11) 小倉清：思春期登校拒否の入院治療について．児童精神医学とその近接領域，20 ; 44-48, 1979.
12) 小倉清：入院治療．（若林慎一郎，山崎晃資編）児童精神科臨床 3：入院治療 1，pp.177-223, 星和書店，1982.
13) Rinsley, D.B. : Treatment of the Severely Disturbed Adolescent. Jason Aronson, New York, 1980. (岡部祥平，馬場謙一，奥村茉莉子ほか訳：思春期病棟・理論と臨床．有斐閣，1986)
14) 齊藤万比古：入院への導入と入院生活：その精神力動的考察．（若林慎一郎，山崎晃資編）児童精神科臨床 3：入院治療 1，pp.31-58, 星和書店，1982.
15) 齊藤万比古，佐藤至子，真下弘ほか：思春期神経症児の病理と治療：登校拒否を中心に．安田生命社会事業団研究助成論文集，20 ; 55-70, 1984.
16) 齊藤万比古：登校拒否の下位分類と精神療法．臨床精神医学，16 ; 809-814, 1987.
17) 齊藤万比古，佐藤至子，奥村直史：入院治療における登校拒否の集団精神療法．臨床精神医学，17 ; 1167-1173, 1988.

18) 斉藤久美子：収容治療．（小泉英二編）登校拒否その心理と治療，pp.185-199，学事出版，1973．
19) 沢崎達夫：登校拒否へのアプローチ：集団療法の立場から．（内山喜久雄編）登校拒否，pp.133-151，金剛出版，1983．
20) 十亀史郎：学校恐怖症の研究（Ⅱ）症状発生の機制および入院治療について．児童精神医学とその近接領域，6；157-165，1965．
21) 竹内直樹：不登校の治療の実際．臨床精神医学，12；843-849，1983．
22) 和田慶治：不登校．（辻悟編）思春期精神医学，pp.103-114，金原出版，1972．
23) 和田慶治：入院治療．（清水將之編）青年期の精神科臨床，pp.177-195，金剛出版，1981．
24) Weiss, M., Cain, B.：The residential treatment of children and adolescents with school phobia. American Journal of Orthopsychiatry, 116；103-114, 1964.
25) 山崎晃資，設楽雅代，水野和子：入院治療の内容をめぐって．（若林慎一郎，山崎晃資編）児童精神科臨床 3：入院治療 1，pp.113-169，星和書店，1982．

第4部

不登校の長期経過

第 4 部　解題

　第 4 部は「不登校の長期経過」に関連した文章を集めている。筆者は同僚と共に 1988 年と 1989 年に登校拒否ないし不登校の長期経過に関する調査に取り組み，それ以後機会あるごとに不登校の子どもへの治療・援助が行われた後の，子どもの生活史上の経過，社会適応状態の推移，そして精神保健上の問題の出現の有無などに関する調査を繰り返してきた。
　これは不登校に関する支援の客観的な意義が冷静に検討されるには，わが国特有な不登校事情はあまりに道徳主義に傾いており，不登校の経過と有効な支援に関する客観的資料の収集やその検討が十分になされているとは言いがたいという思いが筆者にはあったからである。この長期経過の調査から得られた知見は，内容的にはきわめて常識的なものが大半であったが，その当たり前のことを明らかにしていくことの大切さ，すなわち一見当たり前のことしか得られない点検作業の積み重ねが，治療・援助に関する臨床家の自己愛的思い込みを修正し，地に足の着いた臨床活動を可能にするということを，筆者に教えてくれたのではないかと感じている。
　この繰り返し取り組んだ調査研究は，1994 年に日本児童青年精神医学会が発行する「児童青年精神医学とその近接領域」誌に掲載された門眞一郎先生の「登校拒否の転帰：追跡調査の批判的検討」という不登校の予後研究に対する批評的な論文と出会って，大きくその検討方法の修正を迫られることになった。文字通り目から鱗の落ちる思いで筆者らの長期経過研究を含む従来の予後研究に関する先生の批判を読んだこと，そしてこれまで得ていた資料を真に客観的な意義のある長期経過の資料とすべく点検しなおそうと心に誓ったことを昨日のように思い出す。第 4 部の「不登校の病院内学級中学校卒業後 10 年間の追跡研究」はそのような観点から追加調査を行い，不登校の長期経過とそれに影響を与える要因を見出そうとした研究のまとめであり，2000 年に「児童青年精神医学とその近接領域」誌に原著論文として掲載されたものである。この論文で，義務教育期間中に不登校治療を受けた子どもでは，10 代の間の社会適応状況からその後の経過を判断することはかなり難しいが，20 代に入ってからの社会適応状況は変動がほとんどなくなるという長期経過のダイナミックな動態を示しえたことは，筆者にとって特に意義深い経験となった。順序が逆になったが，「不登校だった子どもたちのその後」は「不登校の病院内学級中学校卒業後 10 年間の追跡研究」発表の前年に，その準備作業として全貌が見え始めた資料を参考にしつつ，不登校の長期経過に関する入門的な解説として書いた文章である。両者を並べることで，読者諸氏の不登校という現象に対する理解に時間軸に沿った展望を提供できるなら幸いである。

第12章

不登校だった子どもたちのその後

I 不登校という現象

　筆者は，児童精神科と仮称される精神科の一領域から20年ほど子どもの心の障害や問題行動に関与してきたが，その間の診療活動の主な対象は一貫して不登校，すなわち「学校に参加することのできない，しかし学校が気になってたまらない」小中学生であった。もちろん不登校は現在では疾患の単位とは考えられておらず，子どもが示す精神病理学的な現象の一つとされている。したがって不登校を社会的な次元での症状として示すようになる疾患ないし障害は数多いはずである。

　実際にたとえば米国精神医学協会（APA）の疾患分類および診断基準であるDSM-Ⅳを用いて不登校の子どもを診断すると，小児の過剰不安障害，社会恐怖，分離不安障害，各種の適応障害，気分変調症，転換性障害，反抗挑戦性障害，選択性緘黙など多くの診断名がつけられることになる。これらの診断名を用いれば個々の不登校の特徴は十分に表現できるという主張もあるが，DSM-Ⅳの観点からは併存症の並列的な記載が一般的に行われているため，しばしば一人の子どもにこうした診断名が複数つけられることになってしまい，診断名をもって下位分類とするにはあまりに複雑にすぎるようである。また家庭にひきこもって親（とくに母親）に密着した生活を続けることになると，疾患の違いにかかわりなく，母親への両価性の強い過剰接近と，父親を避け，同胞（きょうだい）を母親から遠ざけようとするというほぼ共通の現象が家庭内にドラスティックに生じることになる。こうした家庭内の悪循環的な混乱に介入して問題の克服を援助する治療者は，一方では根こそぎ揺さぶられた親機能の再建を支援し，もう一方では大人

に叱られ振り回されるのではという幼児返りした子どもの恐怖感に共感し，絵空事ではない一筋の希望を示しつづけ，周囲からの甘すぎるのではといった批判の防波堤になって子どもの迷いには意義があると発信し続け，しかも率直に現実を映し出して子どもの判断を仰ぐタイミングよい鏡機能を備えていなければならないなど，不登校に対する共通の精神療法的な姿勢を求められる。

さらに少なくともわが国においては，義務教育課程にある子どもが学校に参加できずに家庭に長期間ひきこもることになると，結果的に背負うことになる社会的なハンディキャップはけっして無視できるほど小さくはない。その克服のためにたとえば基礎教育の再履修の場を提供したり，同年代集団との再会を含む社会性の発達支援を目指した中間的な「居場所」の提供が求められるなどの社会的な援助・支援がきまって必要になる。

これらいくつかの共通性から考えると，「不登校は単なる現象名というよりは，たとえば症候群のようなもっと凝集性の高い概念として扱ってよいのではないか」という思いを捨てがたいのが正直なところである。

Ⅱ 不登校の回復過程

ある日突然に不登校が始まり，子ども自身だけではなく家族構成員の一人ひとりが深く巻き込まれてモミクチャになった，さしもの激しい葛藤の時期も徐々に後景に退いて，いつの頃からか子どもがいつも家にいる状態がしごく当たり前の日常として穏やかに流れていく時期が訪れる。そのような状態を停滞，すなわち単なる慣れにすぎないと言う人もいるだろうが，筆者は多くの子どもでそれは単なる停滞ではなかったと言うことができる。不登校の子どもがパニックを起こしては泣き叫んだり，乱暴に振る舞ったり，不安げに親にしがみついてきたり，自分の殻に堅く閉じこもるだけだった不登校の急性期段階を通り過ぎ，一見時間が止まってしまったかと思うほど変化の乏しい時期をしばらく過ごすうちに，いつのまにか家庭外の世界に静かな目を向けるようになっていたという経過をしばしば経験してきたからである。

この段階（おそらく回復期と呼んでよい）に至ると，子どもは一見他愛もない趣味に没頭したり，芸能界の若いアイドルに強く惹かれたり，それまで見向きもしなかった学校関連の活動や物品（教科書，制服など）に関心を示すようになる。学習にさえ関心をもって，塾やいわゆるフリースクールに参加したいと言い出すこともある。いままで耳も傾けなかった活動や進路に関する親からの情報に反応

第12章 不登校だったこどもたちのその後

を示すようになるかもしれない。あるいは退屈でしかたない，つまらない，何かおもしろいことはないのかなどとさかんに愚痴をこぼすようになる。しかし子どもが外界や未来に心を開きはじめたことを示すこのような徴候が見え隠れしはじめたからといって，子どもがすぐに社会的な動きを始めるわけではない。おそらくは本当に動き出すためには，自分自身の感情や能力，両親の気持ち，外界の場やそこにいる人間などをくり返し値踏みしては迷うといった段階が不可欠なのであろう。

しかし辛抱強い親の支えが途絶えたり大きく動揺することなく存在してきたことを前提として，タイミングよく外部からの働きかけがかみ合うと，子どもは外の世界への一歩を踏み出すことができる。この一歩が意味するものは，子どもとそれにかかわった周囲の人間たちがそれまでに育てあげてきた感情や人間関係や能力などの実にデリケートで絶妙なバランスがピタリと決まった瞬間なのである。このとき初めて一見すべてが停滞しているようにしか見えなかった不登校の中にあっても，子どもの内面では健康な心が密かに育まれていたことを周囲の大人は実感することができる。

ここで外界へのこの一歩に貢献したと思われる諸要因をくり返しの部分もあるが，もう一度あげておきたい。第一に腹を据えた親の支持が存在したこと，第二にそれに守られて子どもの心の再建が一定水準まで進んだこと，第三に外部の情報が適切な量とモード（押しつけを感じさせない遠いラジオの声のように）で途絶えることなく伝えられていたこと，第四に適度な高さのハードルたる社会的活動の場がタイミングよく出現したこと，そして最後にその活動との結びつきを仲介してくれる人や機関が存在していたことである。

しかし外界へ向けておずおずと動き出した子どもの心も，それを見守る親の心もこの一歩で不登校から解放されるわけではない。たとえ再登校が開始されても，いつまた休みだしてしまうかもしれないという不安がいつも子どもと親の心を占めており，その意味ではあいかわらず「不登校」という呪縛の内にあるのであって，真の解放のためにはさらに時が必要なのである。これは中学校での不登校体験の後に高校進学を実現した子どもの場合に典型的にみられるが，高校生になった子どもは不登校の再発を恐れていつも緊張しており，少々の体の不調では学校を休むことができない。しかしこうした緊張にいつまでも耐えられるわけがなく，やがて学校を欠席せざるをえない日がやってくる。風邪をひいたからであれ，疲れて朝起きられなかったのであれ，この欠席はたとえそれがたった一日だけのも

のだったにしろ，元不登校の子どもにとってまさに「第二の不登校」なのである。この第二の不登校によって「休むときは休む，そして次の日は出席する」ということが自分にも可能だと実感したとき，この子どもはようやく肩の力が大きく抜けて不登校から解放されるのである。しかもこの第二の不登校体験の長短・深浅はさまざまであって，ある子どもにとってはただ一日の体験を意味するが，別の子どもにとっては長く迷った末についにその高校を中退して次の進路を歩み始めるまで続く非常に長い体験となるかもしれない。

　しかしこうした迷いを越えて，義務教育期間中の不登校体験とそれに引き続く戸惑いに満ちた再挑戦体験の全体を，成長した今の自分の血肉となっているという実感を持って受容できるとき，不登校はその人の人格あるいは人間性として昇華されるのではないだろうか。筆者は不登校からの回復というイメージをここまで拡大してとらえたいと思う。しかしそう述べたとき，これが実は一つ不登校に限らず，人間が幸せとされる体験も不幸とされる体験もそれを通過していくときに，必ずしてのけねばならない心の内なる作業を意味していることに気づかされる。

Ⅲ　不登校の遷延化

　これまで述べてきたような不登校の回復期にすべての子どもが向かうことができるかというと必ずしもそうではない。家庭にひきこもり家族にさえ殻を閉ざしたまま義務教育期間を通過し，なおも長期間にわたって社会を回避し続ける青年も少なからず存在するのである。このような遷延するひきこもりには，その背景に不登校というだけでは説明できない何らかの精神疾患が関与している場合が少なくない。わが国のこれまでの主な不登校の予後調査には，不登校としての治療を終了してから少数とはいえ種々の神経症，非社会的な傾向の強い人格障害，統合失調症や双極性障害などの精神病が発症してくることが示されている。また，こうした診断が追跡期間中につけられた対象は多くが調査時に社会的な不適応状態にあるとされている（本書第13章，p.155，表7参照）。

　筆者は国府台病院児童精神科に付設された病院内学級中学校の卒業生を対象として，不登校だった子どもの中学卒業後10年間の経過調査をくり返し行ってきた（本書第13章）。その調査結果から義務教育期間に不登校だった子どもが中学卒業後10年間に新たに診断されている成人型の精神障害について見てみると，次のような傾向が見出された。

第12章 不登校だった子どもたちのその後　137

　まず中学校卒業後の10年間に何らかの新たな診断を受けている青年は全体の30％ほどである。もちろんこの全員が社会的に適応できていないわけではなく，ひきこもりを続けているわけでもないが，10年後の社会適応状況が不適応群であったものの70％以上は中学校卒業後の10年間に何らかの精神障害の診断を新たに受けている。それらの内もっとも多いのはDSM-Ⅳでいう社会恐怖やパニック障害などの不安障害と境界性人格障害をはじめとする人格障害で，いずれも調査対象における発現率は10％を占めている。次いで，統合失調症とうつ病性障害がいずれも5％ほどで並んでいた。もちろん対象となった子どもの全員が中学卒業後の経過中に適切な精神医学的評価を受けているわけではないので，この数字はあくまで最低限の数字と理解すべきである。

　これらの精神障害のうち不安障害の診断がついた青年は，激しい恐怖と自律神経症状の発作であるパニック（恐慌）を経験したため，社会的な場で再び発作におそわれることを恐れて外出が難しくなっていたり，外出や社会的活動への参加が強い不安と緊張を生み出すためにそれを回避するようになったり，不安軽減のための儀式や不潔恐怖へのこだわりのために家庭外の生活が苦痛になったりするなどの理由で，社会的活動を避けて家庭にひきこもる場合がある。

　また人格障害と診断される青年は，生まれつき持っている性格傾向に加えて，不登校を通じた挫折感や劣等感あるいは孤立感による社会的活動を回避する心性の出現と，退行的な幼児返りの遷延によって高まった未熟な自己中心性などの影響を受け，不安を避け自己愛的・万能的な自己像を保持しつづけることができるひきこもり状況に固執する。筆者の行った調査で，遷延したひきこもり状態の青年に見出した人格障害は，いつまでも葛藤の多い家庭外の世界を避けて家族に頼ろうとする姿勢の強い回避性人格障害および依存性人格障害と，相手を巻き込む強い依存欲求（心理的しがみつき）とそれが実現しないときの激しい怒りの爆発が特徴的な境界性人格障害である。後者はその情緒の不安定さと激しさのために社会的に孤立しやすく，結果的に自分が思い通りにコントロールできる家族内の人間関係にしがみつくことになりやすい。この他，孤立を好むスキゾイド人格障害や尊大な自己像に固執する自己愛人格障害なども，遷延化したひきこもりの背景に存在することが考えられる人格障害である。

　遷延したひきこもりが統合失調症の症状そのものであったり，ひきこもりの経過中に中学卒業までは罹患していなかったはずの統合失調症が発病してくることがある。その発現率は前記のように全対象の5％ほどで，少なくとも一般人口の

発病率に比較するとより高い確率で出現する。不登校の延長である家庭にひきこもった生活の中で，身辺に対する繊細さが徐々に失われ，常軌を逸した怠惰な生活が続いたり，理由の不可解な家庭内暴力がいつまでも改善しない，しじゅう独り言を言ったりニヤニヤと一人笑いをしている，悪口を言われるとか盗聴されているといった不可解な発言をするなどの状態が目立ってくるような場合には，一度は統合失調症を疑って精神科を受診させるなり保健所などの精神保健相談を親が訪れるなどの対処を試みるべきであろう。遷延化した不登校の経過中にうつ病が生じてくる可能性もしばしば指摘されるが，それは大うつ病と呼ばれる精神病性のうつ病だけではなく，慢性的な抑うつ感が中心の気分変調性障害（抑うつ神経症）や，ストレス下での抑うつ気分を伴う適応障害を含んで考えるべきである。

Ⅳ　不登校の予後について

　以上述べてきたように義務教育期間中に不登校を示した子どもの多くは，やがて回復過程の上昇気流に乗って同年齢集団の待つ社会的活動の場へ出ていくことができるものと思われる。しかしその一方では中学卒業後の進路を決定できないまま家庭にとどまったり，進学はしたもののその後は不登校と中退をくり返したり，短期のアルバイト的な仕事に時々就く程度で何となくブラブラと過ごしていたりと，なかなか上昇気流をうまくとらえて乗ることができずに時を過ごしている子どもがいることも確かである。

　不登校の子どもは中学校終了後いかなる青年時代を過ごして成人に達していくのかという，不登校に関わるものなら誰でも知りたい問いに答えるために行われるのが，不登校の予後研究である。本書第13章155頁の表7に示したように，1960年代からわが国でも盛んに不登校の予後研究が行われてきた。これらの数字をみると，学校生活や社会人としての社会的活動の内容からその後の社会適応が良好であると判断された適応群が諸研究の中の最小の数字で56％，もっとも高い数字で88％となっており，過半数の不登校児童・生徒はやがて良好な社会適応を示すようになることが推測される結果である。だがその一方では，社会適応が不良な不適応群も12％から44％の範囲の数字を示しており，その存在はけっして無視することのできないボリュームである。

　それにしてもこの表にあげた諸結果は，たとえば各調査間に対象選択にあたっての不登校の定義や社会適応状況の判定基準などの統一した基準が存在しないこと，また病院精神科と教育研究所など各治療機関によって対象となる不登校の病

態水準をはじめとする質的差違が無視しがたいこと，各調査とも予後判定時の対象の年齢幅がかなり大きいことなどの理由で，これらの数字を横並びにして比較することにあまり意義はなさそうである。結果としてこれらの調査から浮かび上がってくるのは，数年以上の長い経過でみていると不登校の子どもの半数以上（おそらく7割強）は社会的に良好な適応を示すようになるが，一部（2割強）には社会的適応の難しい不安定な状態にとどまるものがあり，また後者を中心に成人型精神障害に展開するものがあるという大まかな見通しである。

V 不登校の中学校卒業後の10年

こうした従来の予後調査の限界を少しでも克服する目的で，筆者は先に述べたように病院内学級卒業後10年間に限定して社会適応状況の経過に注目してきた。その際，社会適応上の適応群と不適応群という分類は，あくまで10年目（多くは25歳となる年）の1年間にどのような社会適応状況にあるかという点だけから行っている。この調査は現在までに106名の病院内学級卒業生の10年間の経過を知ることができている。この結果からわかってきたことを，Q&Aの形式でいくつかあげてみたい。

1．全日制高校へ進学した子どもは，定時制高校や通信制高校などへ進学した子どもよりその後の社会適応が良好なのか？

この問いへの答えは筆者の調査ではノーである。全日制高校とそれ以外の進路全体との間にも，全日制高校と定時制高校の間にも中学卒業後10年目の社会適応状況の統計学的な差は見出されない。

2．中学卒業時に進路決定できないまま家庭にとどまることになった子どもは社会適応が難しいのか？

この問いは前の問いよりもデリケートな面があるが，卒業時に進路決定できなかったものと何らかの進路を決定したものとの間に中学卒業後10年目の社会適応状況は差がないのである。中学卒業時に進路決定をできなかったものもそのまま家庭にひきこもり続けるものは少なく，少なくとも70％近くが遅くとも数年のうちに何らかの進路を見出して動き始めている。

3．高校を中退することはその後の適応を難しくするか？

　この問いにもノーと答えることができる。中学卒業時に進学を選択したものの中で見ると，最初の学校を 40％を越える子どもが中途退学しているが，最初に進学した学校を卒業したものと中途退学したものの間で中学卒業後 10 年目の社会適応状況を比較すると，両者間にまったく統計学的な差のないことがわかった。

　こうして進路をめぐる要因を分析していくと，結局 10 年目の社会適応状況と関連の深い進路をめぐる要因は最終学歴だけである。高校卒業あるいはそれ以上の学歴をもつものと高校中退あるいは中学卒業のものとの間で統計学的に比較すると，中学卒業後 10 年目の社会適応状況は明らかに前者で適応群が多いという結果を得た。このことから中学卒業時の進路はあくまで仮の進路という性格があることがわかる。したがって最初の進路選択で一喜一憂する必要はないのである。不登校の子どもを支えようとする大人は，子どもが迷いにゆれながらついには高校卒業を果たし，自分が社会の中でどんな活躍がしたいかを決断するまでの中学卒業後のあいまいで見通しのきかない期間を，意義ある時間として受容する必要がある。

4．不登校だった子どもは青年になって何らかの心の病気になりやすいのか？

　この問いについてはすでに不登校の遷延化の項目で述べているが，たしかに不登校は後にある種の精神障害と結びつきやすい種々の非社会的傾向を持った子どもを引きつける現象ではある。そこで，不登校だった青年にもし何らかの精神障害の徴候を認めるような場合には，いたずらに時を浪費して病状を進行させる前に適切な精神医学的な治療や心理学的治療を受けることができるよう大人は動かねばならない。進路関連のところで述べた腹の据わった受容的姿勢とともに，冷静に子どもの心の病理の展開を見抜く目をもつことが不登校の子どもの援助に関わる大人には求められている。

5．中学校卒業後おおむね何年くらいたてば，子どもが不登校を本当に克服したかどうかわかるのか？

　これは親にとっても治療者・相談担当者にとっても，非常に知りたいところではなかろうか。もちろんそれほどクリア・カットに断定することはできないが，筆者の行った調査から，対象全体の 7 割強を占める中学卒業後 10 年目の社会適

応状況が適応群である青年は，中学卒業後5年ほどは必ずしも適応群に属しているわけではなく，一時不適応状態になるなどの適応上の動揺があり得るが，6年目以降はほぼ10年目と同じ適応状態に至ってあまり揺れないということがわかった。一方対象の2割強を占める10年目の不適応群に属している青年の約半数は，やはり中学卒業後の5年間は適応群に属しているものも少なくなく，6年目以降にならないとはっきりと不適応群であることが判断できない。しかし残りの約半数の10年目不適応群の青年は当初の5年間は当然として，その後も適応群と不適応群の間を動揺して定まらず，10年目もたまたま不適応群に属したにすぎないと思われるような適応経過を示している。この最後のグループを除くと調査対象の86％は中学卒業後6年目以降になればほぼその後の適応状況がはっきりしてくるが，10代の間に限ればその後の適応状況を予測することはかなり難しい。

　おそらく中学校で不登校であった子どもは，この10代の間の5年間，社会適応が良好であるなしにかかわりなく，社会的に孤立してしまうことのないよう大人たちの特別な支持と援助が必要なのであろう。また不適応群に属する青年は新たに何らかの精神障害の診断を受けるものが多いことから，これらの精神障害をできるだけ早く，可能なら10代のうちに発見して適切な治療・援助を行うことが，その後の社会適応を改善して適応群の比率を上げることにつながる可能性がある。

第13章

不登校の病院内学級中学校卒業後
10年間の追跡研究

はじめに

わが国では長く登校拒否と呼ばれてきた不登校は，Johnson, A.M. ら[24]が学校恐怖症という疾患名で内的葛藤の強い神経症的な学校欠席児の存在を提示して以降，疾病概念としての妥当性についてさまざまな研究者によって議論されてきた。その結果現在では疾病概念としての意義はほぼ否定され，異種性（heterogeneity）の高い現象名として扱うことでコンセンサスが成立している[7,14]。この不登校の予後に関しては，諸外国およびわが国に多くの先行研究が存在する（表5, 6, 7）。門[25]は，筆者らが以前行った調査[45]を含むわが国における予後研究の主だったものを検討し，個々の研究によって対象，調査法，予後の判定基準，データの扱い方などに差異がありすぎるため，これらを単純に横並びにしてその数字を比較しても意味がないという趣旨の批判を行った。筆者は門が指摘するような予後研究の欠点を後方視的な方法の限界の中で可能な限り克服して，不登校の予後に関与する諸要因と義務教育期間終了後の社会適応経過を明らかにすることを目的に，本研究を実施した。

I 対象および方法

1．対象

国立精神・神経センター国府台病院に併設された病院内学級中学校（市川市立第一中学校情緒障害児学級）の1966年3月から1988年3月までの卒業生で，登

校をめぐる内的葛藤の顕著な不登校を主訴とし，児童精神科病棟入院あるいは院内学級入級時までに精神遅滞，自閉症，統合失調症の診断を受けていないもの408名を対象として，以下で示すようなアンケート調査を実施した。このうち98名には転居先不明のため調査用紙が届かなかった。調査用紙が配達された310名の36％にあたる111名が回答を返送してくれたが，5名は記載不備などのため資料として利用できないので対象から除外し，中学校卒業後10年間の経過を知りえた106名（男55名，女51名；調査時年齢の中央値27歳）を最終的に本研究の対象とした。なお国府台病院児童精神科の初診日から調査時点までの追跡期間は10年間から27年間の範囲に分布し，その中央値は14年間であった。

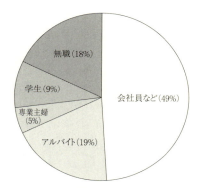

図1　中学校卒業後10年目の状況

2．方法

筆者は，中学校卒業後の経過などに関する質問内容が基本的に同じアンケート調査を，1988年，1994年，1997年の3回にわたって，各々その年度で新たに中学校卒業後10年以上を経過することになる卒業生を対象に実施した。このアンケートから中学校卒業後10年間の経過が明らかになった106名について，外来および入院の診療録とアンケートの両者から筆者および研究協力者が個人票を作成し，さらにその作業中に生じた疑問点は主治医や院内学級担任教師に確認して修正を加え，最終的に筆者が全個人票を通読して記入上の誤りや矛盾を修正し，各項目の評価基準の統一を図った。さらにこの106名の個人票からデータベースを作製して集計を行い，統計学的な検討を行った。各検定においてP値が0.05未満の場合を「有意差あり」，P値が0.05以上0.1未満の範囲にある場合を「傾向あり」とした。なおアンケートの依頼書には集計結果を公表することと，その際個人情報が明らかにならぬよう特に配慮することを明記した。

II　結果

1．院内学級中学校卒業後10年目の社会適応状況（図1，表1）

アンケートで作成を求めた中学校卒業後の社会生活に関する年表から中学校卒

表1　中学卒業後10年目の社会適応状況

四分法	人数（%）	二分法	人数（%）
適応	62（59）	適応	77（73）
やや適応	15（14）		
やや不適応	15（14）	不適応	29（27）
不適応	14（13）		
計	106（100）	計	106（100）

業後10年目の1年間の状況を集計した。その結果，会社員や自営業に経営者ないし正社員として従事が全体の49%，アルバイトなど非常勤職員として就業が19%，学生が9%，専業主婦が5%であった。また就業しておらず学生でもない無職が18%を占めていた。

次に下記の基準にしたがって各対象の中学校卒業後10年目の1年間の社会適応状況を評価した。評価はまず四分法分類にしたがって行った。

【四分法分類】
適応：1年間社会参加が持続しており，その適応が良好であったもの，すなわち安定した社会活動（学校生活，職業，結婚生活など）を1年間にわたりほぼ持続でき，目立った生活上の動揺が見られなかったもの。

やや適応：1年間の大半は社会参加しているが，その間に生活上の動揺が軽度に認められたもの，すなわちその1年間に社会活動が不登校や転職などによる短期間の一時的な停滞を示したり，不安をはじめ精神症状の出現により軽度の制限を受けたもの。

やや不適応：1年間の社会参加は断続的であり，生活上の動揺が大きかったもの，すなわちその1年間の社会活動は断続的で，社会活動を何もしていない期間が目立って長かったり，精神症状のために社会活動に著しい制限を受けていたもの。

不適応：1年間まったく社会活動への参加が認められなかったもの，すなわち1年のほとんどを家庭にひきこもってすごしたものや，精神科入院中であったもの。

この規準にしたがって対象106名を評価分類したうえで，さらに以下の基準で二分法分類を導いた。

【二分法分類】
適応：1年間の社会適応状況が四分法による"適応"および"やや適応"であ

ったもの。
不適応：1年間の社会適応状況が四分法による"やや不適応"および"不適応"であったもの。

対象106名の中学校卒業後10年目の1年間の社会適応状況の四分法および二分法による評価は表1のような結果となった。すなわち四分法では適応が全体の59％、やや適応が14％、やや不適応が14％、不適応が13％であり、二分法では適応が73％、不適応が27％であった。以下の検討では四分法分類と二分法分類のどちらかを用いる際、必要に応じてどちらによるかを明記するが、さらに明確にするために「適応群」と呼ぶ際にもっぱら二分法による適応を、「不適応群」は同じく二分法による不適応を指すものとする。

2．性別，各種年齢，および各種期間
1）性別
中学校卒業後10年目社会適応状況の適応群と不適応群の比率には、性差による統計学的な差が見出されない。

2）不登校発現時の年代
対象の不登校が発現した年代を学年別に集計し統計的検討を行った。その結果、中学校卒業後10年目社会適応状況が適応群および不適応群であったものの不登校発現学年の中央値は、適応群と不適応群共に中学1年生であり、両者間に統計学的な有意差は見出されない。また対象を「小学年代発現群」と「中学年代発現群」に分けて比較を行ったが、両者間には二分法による中学校卒業後10年目社会適応状況の統計学的な差は見出されない。

3）初診時の年齢と学年
初診時の年齢および学年の中央値は、中学校卒業後10年目の適応群と不適応群共に13歳（中学2年生）であり、両群間に統計学的な差は見出されない。

4）外来期間，入院時学年，入院期間
外来期間は入院していた79名では初診から児童思春期病棟入院までの期間、入院をしていない27名では初診から病院内学級の正式入級までの期間を月数であらわしたもので、中学校卒業後10年目の適応群はその中央値が2カ月、不適応群は3カ月で、両群間に統計学的な差は見出されない。入院した79名で入院時学年は中学校卒業後10年目の適応群と不適応群共に中央値が中学3年生であり、両群間に統計学的な差は見出されない。入院期間は中学校卒業後10年目の適応群の中央値が13カ月、不適応群のそれが22カ月だが、両群間に統計学的な

表2 不登校の随伴症状と中学校卒業後10年目の社会適応状況

	適応群[1]	不適応群[2]	χ^2値	p値	
身体症状	59 (78)	17 (59)	3.795	.0514[3]	N.S.（傾向あり）
不安・恐怖	40 (53)	20 (69)	2.287	.1305[3]	N.S.
抑うつ症状	19 (25)	13 (45)	3.895	.0484[3]	P<0.05
家庭内暴力	7 (9)	11 (38)		.0011[4]	P<0.01
ひきこもり	7 (9)	7 (24)		.0572[4]	N.S.（傾向あり）
転換・解離症状	8 (11)	6 (21)		.2031[4]	N.S.
強迫症状	6 (8)	5 (17)		.1718[4]	N.S.
妄想関連症状	1 (1)	4 (14)		.0199[4]	P<0.05

[1] 名（％：二分法適応群中の比率）
[2] 名（％：同不適応群中の比率）
[3] Chi-square Test
[4] Fisher's Exact Test

差は見出されない。

3．対象の家族歴および生育歴

1）家族歴

　家族歴は診療録の記載から家族形態を主として検討した。本人を含む同胞数は中学校卒業後10年目の適応群と不適応群共にその中央値は2名であるが，統計学的に有意に適応群の同胞数のほうが多いという結果であった（P＜0.05）。

　家族形態が核家族であるか拡大家族であるかによる中学校卒業後10年目の社会適応状況は統計学的な差がないが，不適応群のほうが拡大家族の比率が大きい傾向は見られる（P＝0.0666）。

　また家族形態が初診時まで"intact family"であったか"broken family"であったか，すなわち親の一方あるいは両方の死別，別居，離婚などによる欠損があるか否かについては，全対象の11％が"broken family"であったが，中学校卒業後10年目の社会適応状況による統計学的な差はない。

2）生育歴

　診療録から周産期に母子ともに重要な障害やトラブルがあったかどうか，乳児期および幼児期に子ども自体に重要な障害がなかったかどうか，家庭に重要な問題は生じていなかったかどうかなどを検討したが，中学校卒業後10年目の社会適応状況との統計的な関連はいずれの時期にも見出されない。

4．不登校の随伴症状と中学校卒業後10年目の社会適応状況（表2）

対象が不登校発現前後から院内学級中学校を卒業するまでの期間に示した不登校以外の諸症状について検討した。不登校の随伴症状として対象の10％以上に出現したものをあげると，多いほうから72％の身体症状，57％の不安・恐怖，30％の抑うつ症状，17％の家庭内暴力，13％の過度のひきこもり，13％の転換・解離症状，10％の強迫症状であった。本研究ではこの7症状に，対象の5％に出現した妄想関連症状（敏感関係妄想や軽度の被害的着想など）を症状の特異性から加えた8症状について，中学校卒業後10年目社会適応状況との関連を検討した。

その結果，家庭内暴力（Fisher's Exact Test, $P < 0.01$），抑うつ症状（Chi-square Test, $P < 0.05$），妄想関連症状（Fisher's Exact Test, $P < 0.05$）のいずれかを中学卒業時までに示したものは中学校卒業後10年目の不適応群における比率が適応群でのそれより統計学的に有意に高い。また身体症状（Chi-square Test, $P = 0.0514$）を示したものは適応群における比率が，過度のひきこもり（Fisher's Exact Test, $P = 0.0572$）を示したものは不適応群における比率が高い傾向がある。

5．臨床診断（DSM-Ⅲ-R診断）

対象の臨床診断は大半が伝統的な診断によっていたが，ここでは先行研究との比較検討のため全対象の入院あるいは病院内学級入級までの診療録からDSM-Ⅲ-R[6]による再診断を行った。その第1軸および第2軸診断の中から各対象の主障害を同定し，それらをDSM-Ⅲ-Rの枠組みに若干の改変を加えた5障害群に分類した。

その結果，過剰不安障害，回避性障害，分離不安障害などからなる不安・恐怖群が対象の35％を占め，以下適応障害群が22％，身体化群が18％，抑うつ群が15％，その他の障害群が10％を占めていた（表3）。この適応障害群はDSM-Ⅲ-Rの適応障害から「身体愁訴を伴う適応障害」を身体化群へ「抑うつ気分を伴う適応障害」を抑うつ群へ移動させた残りの障害から成っており，抑うつ群は大うつ病や気分変調症を主障害として想定したが，結果的に「抑うつ気分を伴う適応障害」のみから成っていた。これらの各群の分布と中学校卒業後10年目社会適応状況との関連を検討すると，不安・恐怖群，適応障害群，身体化群，抑うつ群の4群間には適応群と不適応群の比率の統計学的な差は見出されないが，これら4群と「その他の障害」群の間では，その他の障害群のほうが有意に不適応群の比率が高かった（Fisher's Exact Test, $P < 0.05$）。

表3 入院・入級時までの情報による DSM-Ⅲ-R 診断 [1]

	人数（%）
不安・恐怖群	37 (35)
過剰不安障害	15
小児期または青年期の回避性障害	10
分離不安障害	8
その他の不安・恐怖障害群	4
適応障害群 [2]	23 (22)
不安気分を伴う適応障害	8
混合した情動像を伴う適応障害	5
情動と行為の混合した障害を伴う適応障害	3
ひきこもりを伴う適応障害	3
その他の適応障害群	4
身体化群	19 (18)
転換性障害	7
身体愁訴を伴う適応障害	6
心気症＆特定不能の身体表現性障害	4
その他の身体化群	2
抑うつ群	16 (15)
抑うつ気分を伴う適応障害	16
その他の障害群	11 (10)
選択性緘黙	3
反抗挑戦性障害	2
妄想性障害	1
特定不能の解離性障害	1
神経性無食欲症	1
神経性大食症	1
同一性障害	1
注意欠陥・多動障害	1
計	106 (100)

[1] DSM-Ⅲ-R 診断の Axis-Ⅰ, Axis-Ⅱ 領域から主診断名一つを選択した。
[2] 適応障害群は「身体的愁訴を伴う適応障害」と「抑うつ気分を伴う適応障害」を除いたそのほかの適応障害からなる。

6. 不登校下位分類

これまで筆者は不登校の治療援助に有効な指針を与える下位分類として以下に示すような4型分類を使用してきた[3, 44]。この下位分類は不登校発現以前の学校への適応姿勢と不登校発現に至る危機の特徴から評定できる。

【不登校の下位分類】

過剰適応型 School Refusal with Overadaptive Attitude to School Activities：不登校発現以前の学校生活に過剰適応的な姿勢が目立っているもので，不登校は主にこの過剰適応的な姿勢の挫折や消耗の結果として発現してきたと推測されるものである。

受 動 型 School Refusal with Passive and Negative Attitude to School Activities：不登校発現は学校生活におけるそれまでの周囲に圧倒され萎縮した心性やその結果としての消極的姿勢が限界に達したことを意味し，もはや不安と恐れに満ちた学校状況にとどまることが不可能となって家庭にひきこもったと推測されるものである。

衝動統制未熟型 School Refusal with Immaturity of Impulse Control in School Activities：体質的な多動性からある種の人格障害までのさまざまな要因による衝動統制の未熟さのために，仲間集団との関係や学校生活において批判され排除される孤立が生じ，その疎外感から学校にとどまる意欲を失って不登校が発現してくるものである。

混合型 Unclassified School Refusal：以上3型の下位分類の一つにあてはめきれない複数の型の混合したものである。

対象をこの4型に分類すると，過剰適応型が52％，受動型が36％，衝動統制未熟型が7％，混合型が5％と続き，過剰適応型と受動型で対象の大半を占めていた。この不登校下位分類と中学校卒業後10年目の社会適応状況との関連について検討し，過剰適応型は他の3型より有意に適応群の比率が高いという結果を得た（Fisher's Exact Test, $P < 0.01$）。

7. 中学校卒業後の診断変更

中学校卒業後の経過で児童精神科の主治医あるいは新たに受診した一般精神科の主治医によってそれまでの診断が改められたものを「診断変更」と分類し，診療録や紹介状の記載からDSM-Ⅲ-R診断に改めて集計したところ，32名すなわち30％に診断変更が確認された（表4）。新たにつけられた診断名は，社会恐怖と恐慌性障害からなる不安障害群が10名（男5名，女5名）でもっとも多く，対象全体

表4　中学卒業後に変更された DSM-Ⅲ-R 診断

	人数（％ [1]）
不安障害群	10 (9)
社会恐怖	8
パニック障害	2
人格障害群	9 (9)
境界性人格障害	4
回避性人格障害	3
依存性人格障害	2
統合失調症群	6 (6)
解体型	2
妄想型	2
分類不能型	2
抑うつ群	5 (5)
気分変調症	2
抑うつ気分を伴う適応障害	1
大うつ病	1
特定不能のうつ病性障害	1
その他の障害群	2 (2)
同一性障害	1
特定不能の解離性障害	1
計	32 (30)

[1] 出現率：対象全体に占める各群の比率（百分率）

での発現率は9％だった。不安障害群の診断を受けた年齢の中央値は20.5歳だった。次いで人格障害群が9名（男4名，女5名）で，発現率は9％だった。

　人格障害群はクラスターBに属する境界性人格障害と，クラスターCに属する回避性人格障害および依存性人格障害からなっている。これらの診断を受けた年齢の中央値は19歳だった。三番目は統合失調症群で6名（男5名，女1名）おり，出現率は6％だった。統合失調症の病型はDSM-Ⅲ-Rの解体型，妄想型，分類不能型が各2名ずついおり，これらの診断を受けた発症年齢の中央値は17歳だった。四番目は抑うつ群で5名（男3名，女2名）おり，出現率は5％だった。この群は気分変調症，大うつ病，抑うつ気分を伴う適応障害などからなっており，それらの診断を受けた年齢の中央値は19歳だった。最後は同一性障害と解離性障害からなる「その他の障害」群で2名（男女各1名）おり，出現率は2％だった。

これら中学校卒業後の経過で臨床診断の変更があった32名の66％は中学校卒業後10年目に不適応群に属しており，変更の必要のなかったものと比較して統計学上有意に不適応群の比率が高い（Chi-square Test, $P<0.0001$）。なお各障害群の間に10年目社会適応状況の統計学的な差はなく，変更年齢の差もない。

8．中学卒業時点の進路選択とその展開
1）中学卒業時進路

国府台病院児童精神科病棟の入院治療は不登校の中学生の場合，病院内学級の卒業に伴って退院するのが原則であり，入院をしていた79名も全員卒業した直後に退院しているため，中学校卒業時に対象全員が何らかの進路を決定する必要があった。この卒業時点で決定していた進路は全日制高校に進学したものが対象の40％，定時制高校に進学したものが39％を占めている。以下専門学校に進学したものが4％，アルバイトも含む就職をしたものが4％，自由業的なその他の進路を選択したものが3％である。

また中学校卒業時点で進路を決定できず，在宅となったものが11％おり，その大半が当初ひきこもり状態を示していた。これらの進路と中学校卒業後10年目の社会適応状況との関連を検討してみると，全日制高校とそれ以外の進路との間に10年目社会適応状況の統計学的な差は見られない。また全日制高校と定時制高校の間にも，進学全体と在宅の間にも統計学的な差はなかった。

2）中学校卒業時進路の変更

中学校卒業時に選択した進路の変更の有無を集計し，全対象の45％が最初の進路を変更したという結果を得た。各進路中でもっとも変更率の高いのは中学校卒業時に在宅だったもので67％が進路を変更，すなわち在宅から進学や就職などなんらかの進路へ向けて動いている。二番目が就職および他の進路だったもので57％が進路を変更している。もっとも変更率の少なかったのは定時制高校に進学したもので37％の変更率である。

なおこれら各進路の変更率に統計学的な差は見出されない。このような進路変更は中学校卒業後の最初の1年目で変更者全体の65％に見られ，以下2年目で25％，3年目で8％と，当初の3年間で初回進路変更の実に98％が生じている。中学卒業時の進路に変更があるものとないもので中学校卒業後10年目の社会適応状況に違いがあるか否かを検討した。進学者では進路変更したものと変更しなかったものの間には中学校卒業後10年目の社会適応状況に統計学上の差は見出されないが，在宅では進路変更したものは変更しなかったものより有意に中学校

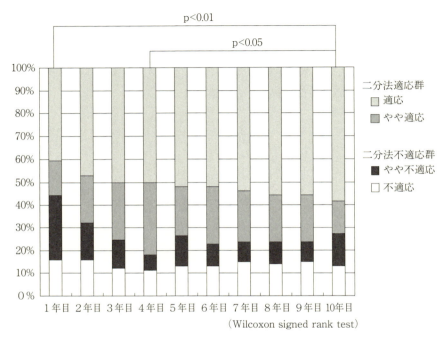

図2　院内学級中学校卒業後10年間の社会適応状況

卒業後10年目の適応群の比率が高い（Fisher's Exact Test, P＜0.05）。

3）最終学歴

対象の最終学歴は大学卒業以上と高校卒業がもっとも多く、どちらも対象の33％であった。これらに続いて高校中退が21％、中学校卒業が8％、大学中退が5％である。これらの最終学歴を中学卒業および高校中退、高校卒業および大学中退、大学卒業以上の3群にまとめ、各群間で中学校卒業後10年目の社会適応状況の違いがあるか否かを検討した。その結果、高校卒業および大学中退と大学卒業以上の2群間には統計学的な差はなく、これらを合わせた高校卒業以上のものは中学卒業と高校中退を合わせたものより適応群の比率が統計学的に有意に高い（Chi-square Test, P＜0.01）。

9．中学校卒業後 10 年間の社会適応状況の経過

1）中学校卒業後 10 年間の社会適応状況（図2）

社会適応状況の四分法評価で病院内学級中学校卒業後の10年間を1年ごとに

評価して集計した。これを二分法に変換してみると，適応群は1年目が56%ともっとも少なく，その後1年ごとに増加して4年目で最大の82%に達する。5年目以降適応群は75%強の水準まで減少して持続し，10年目で73%となる。この10年目の社会適応状況と1年目から9年目までの適応状況との間に統計学的な有意差があるか否かを，Wilcoxonの符号付順位検定を用いて検討した。その結果，中学校卒業後1年目の社会適応状況は10年目のそれより統計学的に有意に不適応群の比率が高く（$P<0.01$），中学校卒業後4年目の社会適応状況は10年目のそれより有意に適応群の比率が高い（$P<0.05$）。それ以外の年の社会適応状況は10年目のそれと差がない。なお対象のうち中学校卒業後の10年間を通じて一貫して適応群であったものは37名（全対象の35%），一貫して不適応群であったものは10名（9%）である。

2）四分法「適応」のものの中学校卒業後10年

中学校卒業後10年目の社会適応状況が四分法による「適応」であった62名の1年目から9年目までの社会適応状況（二分法）と10年目のそれとの差の有無を統計学的に検討した。その結果10年目の社会適応状況は1年目から5年目までのそれとの間に統計学的な有意差を認めたが（$P<0.01$，4年目のみ$P<0.05$），中学校卒業後6年目から9年目までのそれとの間には差はなかった。すなわち中学校卒業後10年目に四分法の適応であったものは，1年目から5年目までの5年間は社会適応状況が二分法でいう不適応群にあるものが誤差の範囲を超えて存在しており，6年目以降になって10年目の社会適応状況（適応群100%）と統計学的に差のない状態となる。なおこの62名のうち中学校卒業後の10年間一貫して二分法の適応群に属していたものは34名で55%にあたる。

3）四分法「やや適応」のものの中学校卒業後10年

同じ方法による検討を中学校卒業後10年目に四分法による「やや適応」であった対象15名で行った。その結果，10年目の社会適応状況は1年目（$P<0.01$），2年目（$P<0.05$），3年目（$P<0.05$），5年目（$P<0.05$）の4年間のそれとの間に統計学的な有意差を認めたが，その他の5年間のそれとの間には差はなかった。すなわち中学校卒業後10年目に四分法のやや適応であったものは，当初5年間は4年目を除いて二分法の不適応群にあるものが誤差の範囲を超えて存在しており，後半の5年間は10年目の社会適応状況（適応群100%）と差がない。なおこの15名のうち10年間一貫して二分法の適応群にあったものは3名で20%にあたる。

4）四分法「やや不適応」のものの中学校卒業後 10 年

同じ方法による検討を中学校卒業後 10 年目に四分法による「やや不適応」であった対象 15 名で行った。その結果，10 年目の社会適応状況は 1 年目から 9 年目までのすべての年のそれと統計学的な有意差を認めた（$P < 0.01$，9 年目のみ $P < 0.05$）。すなわち 10 年目の社会適応状況が四分法のやや不適応であったものは，1 年目から 9 年目までのすべての年で 10 年目の社会適応状況（不適応群100％）と比べ誤差の範囲を超えて二分法の適応群にあるものが存在している。なおこの 15 名のうち 10 年間一貫して二分法の不適応群にあったものは 4 名で 27％にあたる。

5）四分法「不適応」のものの中学校卒業後 10 年

同じ方法による検討を四分法による中学校卒業後 10 年目に「不適応」であった対象 14 名で行った。その結果，10 年目の社会適応状況は 2 年目から 5 年目までの 4 年間の社会適応状態との間に統計学的な有意差を認めるが（$P < 0.05$），その他の年のそれとの間には差はなかった。すなわち中学校卒業後 10 年目に四分法の不適応だったものは，当初 5 年間は 1 年目を除いて二分法の適応群が誤差の範囲を超えて存在しており，後半の 5 年間は 10 年目の社会適応状況（不適応群100％）と差がない。なおこの 14 名のうち 10 年間一貫して二分法の不適応群にあったものは 6 名で 43％にあたる。

III 考察

1．不登校の予後論について

不登校の長期経過ないし予後についての先行研究は数多いが，大別すると治療終了時の学校への適応状況やその後数年間の追跡期間中の学校への復帰状況を評価したもの（表 5）と，より長い追跡期間で社会適応状況全体を評価したもの（表 6，表 7）とがある。前者では，Waldfogel, S. ら[55]の再登校率100％とわが国の小泉[27]の再登校率85％がとびぬけて高い比率を示している以外は，多くの報告における再登校率は 45〜71％の範囲に分布している。後者のうち外国のもの（表6）では，Timberlake, E.M. ら[51]が100％という例外的に高い数字をあげている以外は，その予後良好群の比率はすべて 65〜87％の範囲に分布している。Berg, I. は共同研究者らと対象症例を増加させつつ不登校の入院治療例を退院後平均 1 年，平均 3 年，平均 10 年と 3 回にわたって予後研究を行ってきた[8,9,11]。それによれば退院後平均 1 年の予後は「適応」と「やや機能制限」を合計した適応群が

表5 不登校の学校復帰を基準とした予後調査

研究者 (発表年)[文献]	症例数 年代	追跡期間	再登校状況 良好	再登校状況 不良	備考
Waldfogel et al. (1959)[55]	36名	治療終結後 6-18ヵ月	100%	0%	早期復帰は発達促進的経験になる。
Hersov et al. (1959)[19]	50名 7-16歳	治療終結後 6-18ヵ月	68%	32%	外来・入院治療例混在。治療準備なしの学校復帰は失敗しがち。
Rodriguez et al. (1959)[42]	41名 13歳以下	15-80ヵ月 平均3年	71%	29%	外来治療例。欠席期間が長くなるほど一時的不安と二次的恐怖が共に増大する。3-4名に統合失調症発症。
山本ら (1965)[59]	28名	発症後1-7年	54%	46%	相談例。すべての点で予後良好は32%。中核群は辺縁群より予後がよい。
牧田 (1967)[33]	21名 発現時 11-17歳	治療開始後 1-3年以上	71%	29%	外来・入院治療例混在。境界状態が再登校の有無とかかわりなく治療の遷延化に関与。
Berg (1970)[8]	27名	退院後1年	59%	41%	入院治療例。良好群は「適応」33%,「やや機能制限」26%よりなる。登校もしくは就労状況を評価。
小野 (1972)[39]	95名 小中学生	初回調査後 1-2年	50%	50%	1967年度の香川県下小中学生のうち全不登校例。
菅ら (1972)[48]	49名	家庭復帰後 2年	45%	55%	情短施設入所例。心身症を伴ったものに予後が悪い傾向あり。
小泉 (1973)[27]	28名	相談終了後 1-3年	85%	15%	教育相談所相談例。「再登校ないし別の方向へ動き出した」ことが評価基準。
三原ら (1986)[35]	140名	発症後1年	60%	40%	外来・入院治療例混在。家庭内暴力の程度による再登校率：暴力高度群29%、暴力軽度群82%、暴力なし群59%。
阿部 (1988)[1]	24名	発症後 半年以上 平均3年	46%	54%	外来治療例。登校あるいは就労状況。自己愛性あるいは強迫性の関与は予後不良。後者に家庭内暴力との親和性あり。
横山ら (1988)[61]	15名	退院時転帰	60%	40%	慢性不登校児の入院治療例。行動療法実施例。長期予後は楽観できない。

表6 諸外国における社会適応を基準とした不登校の予後調査

研究者 (発表年)文献	症例数	追跡期間	社会適応 良好	社会適応 不良	備考
Coolidge et al. (1964) 13)	49名	発症後 5-10年	70%	30%	対象は発症時4-11歳。追跡期間中に性格障害21%, 境界例6%, 統合失調症2%発症。
Warren (1965) 56)	16名	退院後 6年以上	75%	25%	対象は12-16歳の時の精神科入院例。良好群は「恐怖症による軽度制限あり」までを含む。不良群は「恐怖症による重度の制限あり」。
Weiss et al. (1970) 58)	16名	入院後 5-10年	87%	13%	対象は8-16歳の時の精神科入院例。不良群は境界例調査時も親に完全に依存。
Berg et al. (1976) 9)	100名	退院後 平均3年	65%	35%	対象は精神科入院例。追跡中に統合失調症1%, うつ病5%, スキゾイド人格障害2%, 中等度以上の広場恐怖6%, 強迫症状1%発症。
Timberlake (1984) 51)	64名	治療終結後 10-20年	100%	0%	対象は治療開始後1年以内に学校復帰したもの。定職についているもの88%, 希望する教育水準獲得97%, 経過中の不安・不登校再発36%。
Berg et al. (1985) 11)	55名	退院後 平均10年	77%	21%	予後追跡期間の42%は「well」, 35%は「much improved」, 21%は「slightly improved」, 4%は「ill」。一貫して前二者だったものは44%。

59%(表5), 退院後平均3年の予後は「完全な適応」と「かなり改善」を合計した適応群が65%(表6), 退院後平均10年の予後は「改善」および「かなり改善」からなる適応状態が各追跡期間の77%の期間(表6)を占めているとした。一方社会適応を基準としたわが国の予後研究(表7)では, 適応群は56%[54)]から88%[28)]までの範囲に分布しているが, 60〜80%の範囲の数字を提示した報告がもっとも多い。梅沢[53)]は対象を追跡期間で2〜12年のものと5〜12年のものという2方法で集計し, 前者の予後良好率を75%, 後者のそれを81%とした。

第13章 不登校の病院内学級中学校卒業後10年間の追跡研究　157

表7　わが国における社会適応を基準とした不登校の予後調査

研究者 (発表年) 文献	治療機関 症例数	追跡期間	社会適応 良好	社会適応 不良	追跡期間中に発症した精神疾患
梅垣 (1966) 52)	精神科外来 150名	発症後 0.5-8年	75%	25%	統合失調症10%発症。
相川ら (1978) 4)	精神科外来 59名	初診後 2-15年	61%	39%	不良群のうち精神病群8%。
小泉ら (1977) 28)	教育研究所 60名	初診後 5-10年	88%	12%	文献「28」は1977年に紀要に発表した調査結果の再録。
福間ら (1980) 17)	児童相談所 92名	初診後 7-18年	84%	16%	統合失調症発症5%。
若林ら (1983) 54)	精神科外来 25名	発症後 5-21年	56%	44%	同一性障害12%，回避性人格障害4%，境界例12%発症(すべて不良群)。
相川 (1983) 3)	精神科外来54名 (調査時義務教育終了例)	初診後 1.5-15年	63%	28%	精神病群9%(統合失調症5%，うつ病4%)は良好群・不良群と並列的に集計。
吉田ら (1984) 62)	児童精神科外来 56名	初診後 6-18年	86%	14%	統合失調症7%，うつ病2%，器質性精神病2%，性格障害2%発症(すべて不良群)。
梅沢 (1984) 53)	精神科児童病棟 40名	退院後 2-12年	75%	25%	再入院した対象は存在しているが障害名の記載なし。
	21名	退院後 5-12年	81%	19%	
大高ら (1986) 41)	精神科外来 40名	発症後 6-22年 調査時 20歳以上	65%	35%	対人恐怖症10%発症，精神病発症なし。
森口 (1986) 36)	精神科外来 41名 (高校年代発症)	初診後 4年以上	61%	39%	初診後3年以内も含む48名中，統合失調症33%，躁うつ病10%，神経症10%発症。
齊藤ら (1989) 45)	精神科児童病棟 92名	退院後 4-21年	70%	30%	統合失調症8%，神経症4%，人格障害4%発症。
丹治 (1990) 50)	小児科病棟 51名	退院後 1-3年	78%	22%	

梅沢のこの報告は Berg, I. と同じように，入院治療終結後の時間経過とともに社会適応の良好群が増加していく可能性を示唆しており，治療終結時の登校状況や治療終結後の短期間の追跡による調査で不登校の真の予後を論ずることはできないという鑪[49]や渡辺[57]の指摘を支持する結果である。しかしこうした従来の予後研究は，冒頭にあげた門[25]の指摘のように，たとえば病院精神科と教育研究所のような機関の違いによる不登校の病態水準の相違が明確に示されておらず，社会適応状況の判定に関して一致した基準がなく，加えて各調査とも予後判定時の対象の年齢幅がかなり大きいことに配慮されていないといった問題を持っており，並列的な比較検討には限界がある。結果としてこれらの先行研究から言えることは，「数年以上の長い経過でみていると不登校の子どもの 70〜80％は社会的に良好な適応を示すようになるが，20〜30％ほどは社会的適応の難しい不安定な状態にとどまるものがある」という大まかな見込みである。

こうした従来の予後研究の限界を克服するために本研究は，中学校を卒業して 10 年目の 1 年間の社会適応状況から 10 年目適応群と不適応群に分類し，これを基準にして 10 年目評価に関連する諸要因とこの 10 年目の評価の安定性を検討することをめざした。なお以下のことを明確にすることで本研究の結果の一般化しがたい特殊性を明らかにしておきたい。すなわち今回の対象は国府台病院児童精神科病棟に入院し，さらにそこに附属する病院内学級に入級してそのまま中学校を卒業するに至ったものであり（一部外来のままで直接入級したものを含む），不登校の中では比較的経過が長い反面，自ら入院入級を決断でき，より積極的な治療援助を受けることのできた一群である。なお本研究の対象 106 名は中学校卒業後 10 年目の社会適応状況が適応群 73％，不適応群 27％であった。これは適応群と不適応群の比率という意味では先行研究の示した数字に準ずるものである。

2．対象のプロフィールと不登校の予後との関連について

不登校の予後への「性差」の関与に関しては男子のほうが長期予後の良好なものが多いとする報告[3,4]と，女子のほうが良好であるとする報告[36,56]があるが，性差の関連を否定する報告も少なくない[16,19,48,52]。

いくつかの年齢要因あるいは時間要因のうち「不登校発現年代」と予後との関連については，関連なしとする報告[3,38,48]と，関連ありとするもの[17,42,47,52,59]がある。関連ありとした報告はいずれも低年齢群の予後が良好とする点で一致している。「初診時年齢（学年）」については，適応群の受診年齢のほうが低い傾向があるという報告[3]と関連なしとする報告[62]がある。「外来期間」および「入院期間」

と予後との関連についてはこれまであまり触れられていないが，入院ないし収容期間の長いもので予後が良好な傾向があったとする報告[48]と関連なしとする報告[53]がある．本研究では性差，不登校の発現年代，初診時年齢（学年），外来期間，入院期間のいずれも予後との統計学的な関連はなかった．

3．対象の家族歴および生育歴と不登校の予後との関連について

不登校の発症要因としての家族病理については母親の過保護説や父性の不在論など多くの仮説が示されているが，予後との関連から家族歴を検討した報告はあまり多くはない．単親家族や三代家族など家族形態と予後との関連はないとする報告がある[53]．同胞順位と予後との関連は否定的な報告のみだが[48,52]，一人っ子が同胞のある子どもより予後が悪いとする報告もある[36]．その他，著しい夫婦不和，離婚，親の精神疾患などの「著しい家族病理」は社会適応が良好群に比較してそうでない群で有意に多いとする報告もある[21]．

生育史と予後との関連については，もっとも多く検討されているのが知能および学業成績との関連である．知能については，知能が高いほど予後が良好という報告[9,47]と，知能は予後とは関連しないという報告[38,48]がある．また学業成績についても，小中学校の成績が良いほど予後が良好とする報告[36]と，学業成績と予後とは関連しないとする報告[52]がある．その他の生育史的諸要因については松本[34]が，6カ月後の再登校率というごく短い追跡期間ではあるが，第一反抗期のあるものの再登校率が高いとしている．

本研究における家族歴および生育歴の検討からは，同胞数にだけ中学校卒業後10年目の適応群に有意に多いという予後との関連が見出された．おそらく同胞は不登校発現後の母子共生関係に介入してこれを調整する「ライバル機能」と，不登校児が一旦見失った社会的活動や人間関係の具体的な姿を見せてくれる「モデル機能」を持っており，同胞の不在は不登校のもたらす社会的ひきこもりから不登校児が抜け出していく機会を減少させる可能性がある．一方，拡大家族か核家族か，broken familyかintact familyか，周産期，乳児期，幼児期の生育史の問題の有無などには予後との関連は認められなかった．なお，知能および学業成績について今回は調査していない．

4．不登校の精神病理学的諸側面とその後の社会適応
1）不登校の随伴症状

不登校に随伴するさまざまな精神症状が存在するが，これらと社会適応という観点からみた不登校の予後との関連についてはこれまでにもいくつか報告があ

る。その中では「家庭内暴力」との関連について検討した先行研究が比較的多く，家庭内暴力の存在は不登校の遷延化など予後を悪くする要因であるとする報告[22,35,60]と，予後とは関連しないという報告[3]がある。三原ら[35]は家庭内暴力を高度のものと軽度のものに分類して検討し，発症後1年目の再登校率が家庭内暴力の軽度な群，家庭内暴力を伴わない群，家庭内暴力の高度な群の順に低くなっていくことを示した。「心身症的な身体症状」も結論はわかれ，心身症を伴う不登校の予後は伴わないものより悪いとする報告[48]と，予後との関連を否定する報告[3,38]がある。その他「ひきこもり」と「抑うつ」は予後を悪くする要因とした報告もある[60]。

本研究の結果からは，不登校の随伴症状として中学卒業までに「家庭内暴力」「抑うつ症状」「妄想関連症状」のいずれかを示したものが中学校卒業後10年目の不適応群に有意に高い比率で存在していることがわかった。さらに「過度のひきこもり」を示した対象は不適応群により高い比率で存在する傾向が見出されており，またもっとも多くの対象に随伴していた「心身症的な身体症状」は適応群により高い比率で存在する傾向が見出された。これらのうち家庭内暴力，抑うつ症状，過度のひきこもりは，先行研究でも予後の悪いものにより高率に存在するという指摘があった随伴症状であり，本研究はそのことを証明した形となった。また妄想関連症状，すなわち統合失調症とは診断できない水準の過敏な関係づけや軽度の被害感は，その病態水準の判断に迷うことが臨床場面では少なくないが，不登校にとってこの症状の存在は予後の悪い可能性を強く示唆することが明らかとなった。

2）DSM-Ⅲ-R診断

不登校の原疾患についてDSM-Ⅲ（-R）診断の枠組みで論じたいくつかの報告がある。DSM-Ⅲ[5]は不登校と分離不安障害との深い関連を認める一方で，分離不安障害のみが不登校を説明する精神障害ではないと指摘して，不登校発現への他の障害の関与を示唆した。実際にLast, C.G.[32]は不登校の主診断として分離不安障害，単一性恐怖症と社会恐怖による学校恐怖症，過剰不安障害，小児期または思春期の回避性障害（以下"回避性障害"と略記）の5カテゴリーをあげている。一方わが国でも不登校のDSM診断として適応障害，回避性障害，分離不安障害，過剰不安障害，社会恐怖，同一性障害，強迫性障害，各種人格障害，気分変調症などをあげる報告が多い[20,30]。このように洋の東西を問わず不登校の主障害は小児期または思春期の不安障害を中心とする各種不安障害であるとする点で

一致しているが，わが国では不安障害に次ぐ主障害として適応障害をあげていることが欧米とは異なる特徴となっている。これは不登校をより状況依存的な出来事として理解しようとするわが国の不登校論の姿勢とおおいに関連があるものと思われる。本研究における DSM-Ⅲ-R 診断においても，抑うつ気分を伴う適応障害をはじめとする適応障害が対象全体の 42％ともっとも多く，次いで過剰適応障害をはじめとする不安障害が 35％という結果だった。

　欧米では不登校の主障害ないし併存障害として種々のうつ病性気分障害に注目した報告がいくつかあるが [2,12,29,31]，その不登校全体に占める比率については 7 例中 6 例とした Agras, S.[2] の数字を最高に，Bernstein, G.A. ら [12] の 69％，Kolvin, L. ら [29] の 45％，Last, C.G. ら [31] の 13％などさまざまな報告がある。わが国では中根ら [37] が入院治療を受けた自験例の 15％がうつ病性障害で，それは主に抑うつ気分を伴う適応障害と気分変調症であったとしており，本研究で対象の 15％を占めた抑うつ群の全例が抑うつ気分を伴う適応障害であったことと一致する。Berg, I. ら [10] は不登校の原障害として不安・気分障害の他に破壊性行動障害をあげるとともに，障害のない欠席者も存在すると指摘した。本研究で破壊性行動障害に含まれる「反抗挑戦性障害」が主診断であるものは 2 名にすぎず，「精神障害なし」は 1 名もいないが，これは Berg らの調査が地域の長期欠席児童全体を対象としたものであるのに対し，本研究は臨床例を対象にしているという違いに由来していると推測される。

　不登校の予後との関連から DSM-Ⅲ(-R) 診断について検討した先行研究はほとんどない。岩元 [23] は不登校のうち義務教育期間中に登校を再開した群の診断は半数が適応障害，残りが分離不安障害と身体表現性障害だったとし，登校を再開できなかった群の診断が主に社会恐怖と回避性障害だったことと対比している。本研究の DSM-Ⅲ-R 診断では，「不安・恐怖群」「適応障害群」「身体化群」「抑うつ群」のいずれの診断グループに所属するものも中学校卒業後 10 年目には適応群が各々 74〜84％であり，群間に差はなかった。しかし選択性緘黙や反抗挑戦性障害などからなる「その他の障害群」では適応群は 36％にすぎず，これらの障害を持つ不登校の予後はそうでないものより悪いことがわかった。

3）不登校の臨床的下位分類

　わが国では小中学生の不登校の出現率が 10 年来増加の一途をたどりつづけており，現代のわが国の子どもにとって学校を回避して家庭にひきこもる不登校が，内的葛藤の高まった際のもっとも身近な選択肢の一つとなっていることは明らか

である。不登校は世界的には症状ないし現象として扱われるようになって久しいが，子どもが学校を回避して家庭にひきこもった結果として陥る退行的な親子関係に始まる一連の経過の現象的共通性や，それらに対する援助法のある程度の共通性などを考慮すると，少なくともわが国においては不登校は単なる現象名というより，もう少し凝集性の高い概念として扱ってもよいのではないだろうか。そのような観点から筆者は，不登校をそこに至るまでの学校での適応状況の特徴から前記のような4種類の下位分類に分類して臨床で使用してきた。本研究においては下位分類のうち過剰適応型と受動型で全体の88％と大半を占めており，衝動統制未熟型と混合型は両者で対象の12％を占めるにすぎない。このうち52％を占める過剰適応型は他の3型より中学校卒業後10年目の適応群の比率が明らかに高いとわかった。このことは，受動型，衝動統制未熟型，混合型の3型は過剰適応型より長期予後が悪く，より社会的ひきこもりに親和性があることを示唆している。

　精神病理学的諸側面に関する以上の結果から，不登校の義務教育期間中に出現する随伴症状，DSM診断，不登校発現前の学校適応状況の特徴による下位分類の評価などを統合して，個々の不登校児に長期予後の見通しを持った治療体系を組み立てることが可能になるのではなかろうか。

5．不登校児の中学校卒業以降における成人型精神障害の発症について

　不登校の中長期予後に関する先行研究（表6，7）の追跡期間中に新たに生じてくるさまざまな神経症圏の障害の発現率を合計してそれぞれの神経症発現率とすると，おおむね4〜25％の範囲に分布している[9,36,41,45,54,56]。それらのうち森口[36]，齊藤ら[45]およびWarren, W.[56]は神経症ないし恐怖症という上位概念の発現率を示しているが，対人恐怖症（大高ら[41]），同一性障害（若林ら[54]），広場恐怖と強迫性障害（Berg, I.ら[9]）という障害概念で発現率を示した報告もある。次に先行研究における人格障害の発現率は2〜27％の範囲に分布しており[9,13,45,54,58,62]，人格障害の下位概念についてはその多くが境界性人格障害を含む境界例をあげているが，回避性人格障害やスキゾイド人格障害をあげたものもある。

　統合失調症の発現率については0〜10％の範囲の数字が主に報告されているが[3,9,13,17,41,45,52,54,62]，森口[36]だけは33％という高い発現率を示した。こうした不登校研究からの指摘とは別に統合失調症研究の立場から不登校が統合失調症の早期徴候ないし前駆症として生じるとの指摘もあり[18,26,46]，弟子丸ら[15]は児童思春期発症の統合失調症で受診前に不登校を示したものが68％におよんだと報告し

た。うつ病を中心とする気分障害の発現率については 0 ～ 5％の範囲の数字が中心で[3, 9, 41, 62]，いずれもうつ病という枠でまとめたものであるが，森口[36]だけは躁うつ病でまとめて発現率 10％としている。精神病の発現率に関して森口の数字が際だっているのは高校年代発症の不登校を対象とした研究であるためと推測される。

　本研究では対象の 30％が中学校卒業後の 10 年間に何らかの精神障害の診断を新たに受けており，Flakierska, N. ら[16]が前思春期に不登校であった子どもとそうでなかった対照群の長期にわたる追跡調査から，不登校群は 31％の新たな精神障害の診断を成人期に受けているとしたのとほぼ一致する結果であった。各障害グループで示すと，社会恐怖を主とする不安障害群が 9％，境界性人格障害や回避性人格障害などの人格障害群が 9％，統合失調症群が 6％，気分変調症や大うつ病などの抑うつ群が 5％などとなっている。これをただちに不登校の中学校卒業以降の経過における各障害グループの発現率とするのは早計と思われるが，先行研究の数字とも大きな差違は見られず，児童精神科の臨床例となった不登校児の間における各障害の発現率の近似値を示しているとしてよいだろう。その意味では，本研究で統合失調症の発現率が 6％という高い数字を示したことに注目したい。この点は社会適応に重大な影響をおよぼすような深刻な精神障害では対照群と発生率に差がないが，深刻度の低い神経症性障害は不登校群のほうにより生じやすいとした Flakierska, N. らの指摘と異なる点である。なお統合失調症が発症したとされる対象は入院時もしくは院内学級入級時に統合失調症とされていなかったことはいうまでもなく，統合失調症の発症はいずれも中学校卒業以降であった。

　以上のような追跡期間中に新たに診断された精神障害の存在と予後との関連については，成人型精神障害の存在そのものを予後不良と評価する報告[3, 4, 17, 54, 62]と，新たな精神障害の診断が必ずしも予後不良群に限局するわけではないという報告[36, 41]にわかれる。筆者は以前の調査で統合失調症と人格障害の診断は不適応群に多いが神経症はそうとはいえないとした[45]。しかし本研究で新たにつけられた精神障害のうち「その他群」を除いた 4 障害グループは，いずれも中学校卒業後 10 年目の不適応群に所属するものが過半数を占めており，各障害グループ間に統計学的な差はなかった。このことから義務教育期間に不登校であったものが中学校卒業後の経過で何らかの成人型精神障害と診断された場合には，それが精神病性障害であれ，人格障害や神経症性障害であれ，「ひきこもり」に代表される

長期におよぶ社会的不適応状態につながる可能性が明らかに高まることがわかる。

6. 中学校卒業後の進路選択について

中学校卒業後の進路については高校進学率が一般より低いという報告[17,40,60,62]や，進学後に中退するものも多いという報告[4,17,40,45,62]があるが，さらに踏み込んで進路と予後の関連を検討した先行研究はあまり見られない。相川ら[4]が高校ないし大学の中退率は不良群と精神障害群では50%を超えて良好群よりはるかに多いことを示し，森口[36]が転校したものや（全日制高校から）定時制通信制に進路変更したものに予後不良の傾向が，高校卒業の資格を得たものに予後のよい傾向があったとしているだけである。

本研究の結果から中学校卒業直後の進路と予後との関連は，全日制高校進学者と他の進路全体との間にも，全日制高校進学者と定時制高校進学者の間にも，そして進学者と在宅者との間にさえ中学校卒業後10年目の社会適応状況の差は見出されないことがわかった。さらに，中学卒業時の進路は半数近くがその後変更していること，この進路変更は中学校卒業時在宅だったものを除けば，森口の指摘に反して進学者でも就職者でも10年後の社会適応状況に影響を与えないことがわかった。中学校卒業時在宅だったものは67%がその後何らかの方向へ動きはじめ，動きだしたものの10年後の社会適応状況は進学者と統計学的な差が見られなくなっている。これらの結果は，義務教育期間に不登校だった子どもにとって中学校卒業時の進路は社会適応という点でまだ非常に流動的なものであり，長期予後との関連が薄いことを意味している。それに対して最終学歴は長期予後との関連が深く，高校卒業以上の学歴を有するものは中学校卒業か高校中退のものより中学校卒業後10年目の社会適応状況が良好であることは今回の結果から明らかである。不登校であった子どもの中学校卒業後の治療援助において進路をめぐる葛藤を支える際に，進路変更をマイナスととらえて恐れる必要はないこと，しかし最終的に高校卒業の資格を得ることをめざすのは有効な目標であることを心得ておくべきだろう。

7. 中学校卒業後10年間の社会適応状況の展開

評価時点での年齢や追跡期間が大きくばらついたまま中学校卒業後の社会適応状況について一律に「適応」「不適応」の評価を下して比較する従来の予後調査は，社会適応状況を構成する具体的活動内容やその適応様式が評価時点の年代によって大きく異なることを考慮すると，適切な方法とはいえない。そこで本研究では中学校卒業後1年目から10年目までの10年間の社会適応状況を本人の作製した

年表などの資料から1年ごとに評価して比較するという方法を採用した。その結果，1年目の社会適応状況は適応群（二分法）が56％と10年間でもっとも低い比率となっており，これは10年目のそれと比較して統計的に有意な差であった。その後適応群は年を追って増加していき，4年目に82％と10年間を通じてもっとも高い比率となり，これも10年目と有意な差が見出される。ところが5年目以降，適応群の比率は4年目のピークより低い水準（76％前後）に下がって一定となり，10年目で73％となっている。こうした展開は，10代後半の5年間が主に学校生活をめぐる適応の時期であり，中学校卒業後年を経るごとに学生として適応するものが増加していくが，20代に入ると主に職業人としての自立が課題となり，学生時代よりも適応上の問題を抱えるものが増加することによって形成されたものと考えることができる。これまでも治療終結後年数を経るごとに少しずつ社会的な適応群の比率が増加していくことを指摘する報告はあったが[3,9,53]，本研究は中学校卒業後の社会適応状況の10年間にわたるダイナミックな展開を明らかにすることができた。なお対象の35％は10年間一貫して適応群に属し続けた。

　こうした対象全体の展開に加えて本研究では10年目社会適応状況の四分法評価各群が中学校卒業後どのような適応状況の展開を見せているかを統計学的に検討した。結果で示したように中学校卒業後10年目に四分法の「適応」「やや適応」「不適応」に属しているものは，中学校卒業後5年目まで前二者は二分法の不適応群，後者は適応群にあるものが統計学的に誤差の範囲を超えて存在しているが，6年目以降は10年目の適応状況と統計学的な差がなくなる。ところが10年目四分法の「やや不適応」に属するものだけは他の3群と異なり，中学校卒業後1年目から9年目までのすべての年で10年目の社会適応状況と統計学的な差がある。これらの結果から不登校児の中学校卒業後の経過を3型にまとめることができる。第1型は本調査の10年目四分法「適応」と「やや適応」を中心とする《予後良好型経過》で，当初5年間は必ずしも適応状態にあるとは限らないが，6年目以降は大きな動揺なしに適応群に属し続けるものである。なお本研究の対象で見るかぎり，この約半数は10年間一貫して適応群に属し続けている。第2型は10年目の四分法「不適応」を中心とする《予後不良型経過》で，当初5年間のうち2年目から5年目までは必ずしも不適応状態にあるとは限らないが，6年目以降はほぼ不適応群に属し続けるものである。この約半数はやはり一貫して不適応群に属している。第3型は10年目の四分法「やや不適応」を中心とする《予

後不定型経過》で，10年間を通じて適応群と不適応群の間を動揺し続けるものである。

以上のように義務教育終了後の5年間は不登校児が最終的にどの型の経過をたどるかは判然としないので，基本的にはすべての不登校児に対して支持的な接触を持続させることが望ましい。もちろんこの段階で不適応状態である場合には，より積極的な治療的介入によって不適応状況の解消に努めるべきであることはいうまでもない。特に何らかの成人型精神障害の診断が新たにつけられる場合，その診断の重症度に関係なく治療的介入を強化すべきである。中学校卒業後6年目以降になると予後良好型と予後不良型の経過にはっきりと分かれてくるため，治療援助は主として予後不良型経過のものに集中すべきである。なお6年目以降も社会適応状況が動揺し続ける予後不定型経過のものは，それが比較的軽度の不適応状態であることが多いとはいえ，予後不良型経過のものに準ずる支持的な治療援助を続けることが望まれる。

Ⅳ　まとめ

児童精神科病棟入院中の中学生のための病院内学級を卒業した不登校児のうち中学校卒業後10年間の経過を知りえた106名を対象として，中学校卒業後10年間の経過とそれに影響を与える諸要因について検討し，以下のような結論を得た。

1. 中学校卒業後10年目の適応群は不適応群より同胞数が有意に多い。
2. 中学校卒業後10年目の不適応群は不登校の随伴症状として抑うつ症状，家庭内暴力，妄想関連症状を示したものの比率が適応群より有意に高い。
3. 不登校時のDSM-Ⅲ-R診断がその他の障害群だったものは不安恐怖群，適応障害群，身体化群，抑うつ群に比べ中学校卒業後10年目に不適応群だったものの比率が有意に高い。
4. 不登校の臨床的下位分類のうち過剰適応型は受動型，衝動統制未熟型，混合型の3型より中学校卒業後10年目の適応群の比率が有意に高い。
5. 本研究の対象が中学校卒業後10年間で新たに診断された精神障害は不安障害群（発現率9％），人格障害群（9％），統合失調症（6％），抑うつ群（5％）などである。
6. 義務教育期間に不登校であったものが中学校卒業後に上記のような成人型精神障害と診断された場合，障害群の種類に関係なく長期におよぶ社会的不適応状態につながる可能性が高まることがわかった。

7. 中学校卒業時の進路およびその変更の有無は10年目社会適応状況と関連しないが，最終学歴が高校卒業以上のものは10年目適応群に至ったものの比率が有意に高い。
8. 中学校卒業後の5年間は社会適応状況が10年目の評価と一致しない可能性が誤差の範囲を超えて高いが，6年目以降は大半が10年目の評価と一致するに至る。しかし10年間を通じて適応群と不適応群の間を動揺する経過を示す一群がある。
9. 義務教育期間に発現した不登校に対して，本人および親の同意が得られるならば，中学校卒業後5年間は社会適応状況の良否に関係なく支持的な治療関係を維持し，6年目以降に不適応群に属すものを中心にさらに治療援助を続けることが望ましい。

なおこれらの結論はあくまで1988年までに治療援助を受けた不登校児のフォローアップ調査から得た結論であり，現在の不登校事情にそのまま当てはまるか否かについては，対象を変えてさらに検討を続ける必要がある。

文　　献

1) 阿部徳一郎：対人関係よりみた「登校拒否症」の経過分類とその精神病理学的考察. 児童青年精神医学とその近接領域, 29；173-186, 1988.
2) Agras, S.: The relationship of school phobia to childhood depression. American Journal of Psychiatry, 116；533-536, 1959.
3) 相川勝代：登校拒否についての臨床的研究. 長崎医学会雑誌, 58；321-342, 1983.
4) 相川勝代, 中根允文：登校拒否の臨床的研究：予後にかかわる因子を中心に. 九州神経精神医学, 24；63-69, 1978.
5) American Psychiatric Association: Diagnostic and Statistical Manual of Mental Disorders, 3rd ed. American Psychiatric Association, Washington D.C., 1980.
6) American Psychiatric Association: Diagnostic and Statistical Manual of Mental Disorders, 3rd ed.-revised. American Psychiatric Association, Washington D.C., 1987.
7) Atkinson, L., Quarrington, B., Cyr, J.J.: School refusal: The heterogeneity of a concept. American Journal of Orthopsychiatry, 55；83-101, 1985.
8) Berg, I.: A follow-up study of school phobic adolescents admitted to an in-patient unit. Journal of Child Psychology and Psychiatry and allied Disciplines, 11；37-47, 1970.

9) Berg, I., Butler, A., Hall, G.: The outcome of adolescent school phobia. British Journal of Psychiatry, 128; 80-85, 1976.
10) Berg, I., Butler, A., Franklin, J. et al.: DSM-III-R disorders, social factors and management of school attendance problems in normal population. The Journal of Child Psychology and Psychiatry and allied Disciplines, 34; 1187-1203, 1993.
11) Berg, I., Jackson, A.: Teenage school refusers grow up: A follow-up study of 168 subjects, ten years on average after in-patient treatment. British Journal of Psychiatry, 147; 366-370, 1985.
12) Bernstein, G.A., Garfinkel, B.D.: School phobia: The overlap of affective and anxiety disorder. Journal of the American Academy of Child Psychiatry, 25; 235-241, 1986.
13) Coolidge, J.C., Bradie, R.D., Feeney, B.: A ten-year follow-up study of sixty-six school-phobic children. American Journal of Orthopsychiatry, 34; 675-684, 1964.
14) Craske, M.G.: Fear and anxiety in children and adolescents. Bulletin of the Menninger Clinic, 61; A4-A36, 1997.
15) 弟子丸元紀, 樋口康志: 小児期の精神分裂病. 精神医学, 38; 686-698, 1996.
16) Flakierska, N., Lindstroem, M., Gillberg, C.: School refusal: A 15-20-year follow-up study of 35 Swedish urban children. British Journal of Psychiatry, 152; 834-837, 1988.
17) 福間悦夫, 井上寛, 沢真教ほか: 登校拒否の長期予後. 精神医学, 22; 401-408, 1980.
18) Glaser, K.: Problem in school attendance: School phobia and related conditions. Pediatrics, 23; 371-383, 1959.
19) Hersov, L.A.: Refusal to go to school. The Journal of Child Psychology and Psychiatry and allied Disciplines, 1; 137-145, 1960.
20) 星野仁彦, 新国茂, 金子元久ほか: 登校拒否におけるDSM-III多軸診断の試み. 福島医学雑誌, 35; 401-411, 1985.
21) 星野仁彦, 増田博文, 橋本慎一ほか: 社会適応からみた不登校（登校拒否）児の予後. 児童青年精神医学とその近接領域, 38; 23-24, 1997.
22) 本城秀次: 家庭内暴力を伴う登校拒否児の特徴について. 児童青年精神医学とその近接領域, 24; 337-353, 1983.
23) 岩元澄子: 登校拒否児の適応という視点からの予後予測. 児童青年精神医学とその近接領域, 37; 331-344, 1996.
24) Johnson, A.M., Falstein, E.I., Szurek, S.A. et al.: School phobia. American Journal of Orthopsychiatry, 11; 702-711, 1941.
25) 門眞一郎: 登校拒否の転帰: 追跡調査の批判的検討. 児童青年精神医学とその近接領域, 35; 297-307, 1994.
26) 柄澤弘幸, 海老島宏: 児童期発病の分裂病における早期徴候. 児童青年精神医学と

その近接領域, 25；20-21, 1984.
27) 小泉英二：登校拒否の治療効果．（小泉英二編）登校拒否：その心理と治療, pp.236-246, 学事出版, 1973.
28) 小泉英二, 高橋栄, 中山和子ほか：情緒障害児の予後に関する研究．日本のエスプリ, 139；198-212, 1979.
29) Kolvin, I., Berney, T.P., Bhate, S.R.：Classification and diagnosis of depression in school phobia. British Journal of Psychiatry, 145；347-357, 1984.
30) 栗田広, 太田昌孝, 清水康夫ほか：DSM-Ⅲ診断基準の適用とその問題点その15："登校拒否"の診断学的分類．臨床精神医学, 11；87-95, 1982.
31) Last, C.G., Strauss, C.C.：School refusal in anxiety-disordered children and adolescents. Journal of the American Academy of Child and Adolescent Psychiatry, 29；31-35, 1990.
32) Last, C.G.：Anxiety disorders in childhood and adolescence. In W.M. Reynolds（ed.）Internalizing Disorders in Children & Adolescents, pp.61-106, John Wiley & Sons, New York, 1992.
33) 牧田清志, 小此木啓吾, 鈴木寿治：思春期登校拒否児の臨床研究：特に慢性重症例について．児童精神医学とその近接領域, 8；377-384, 1967.
34) 松本英夫：中学生の登校拒否児童の発達過程による類型化の試み：第一反抗期を中心にして．児童青年精神医学とその近接領域, 27；97-109, 1986.
35) 三原龍介, 市川光洋：登校拒否の臨床的研究：家庭内暴力による分類を中心として．児童青年精神医学とその近接領域, 27；110-131, 1986.
36) 森口祥子：高校生の不登校：その予後解析と臨床的考察．横浜医学, 36；133-151, 1986.
37) 中根晃, 加藤浩子, 原研二ほか：登校拒否：精神分裂病および気分障害．精神科治療学, 6；1173-1179, 1991.
38) 中山和子：登校拒否の予後をめぐって．（小泉英二編）続登校拒否：治療の再検討, pp.146-165, 学事出版, 1980.
39) 小野修：登校拒否児の基礎調査1：香川県における一調査．児童精神医学とその近接領域, 13；250-259, 1972.
40) 大里収, 郭麗月, 川村博司ほか：義務教育を終えた登校拒否児の予後調査．児童青年精神医学とその近接領域, 25；53-54, 1984.
41) 大高一則, 若林慎一郎, 本城秀次ほか：登校拒否の追跡調査について．児童青年精神医学とその近接領域, 27；213-229, 1986.
42) Rodriguez, A., Rodriguez, M., Eisenberg, L.：The outcome of school phobia：A follow-up study based on 41cases. American Journal of Psychiatry, 116；540-544, 1959.
43) 齊藤万比古：登校拒否の下位分類と精神療法．臨床精神医学, 16；809-814, 1987.

44) 齊藤万比古：登校拒否の児童精神医学的観点. 国府台臨床精神医学研究, 3；38-48, 1995.
45) 齊藤万比古, 奥村直史, 佐藤至子ほか：登校拒否児の予後について：当院病院内学級卒業児の長期予後調査から. 厚生省「精神・神経疾患研究委託費」62公-3, 昭和63年度研究報告書, pp.175-185, 1989.
46) 坂口正道：幼少時から神経症様症状を呈した分裂病症例：前駆症状と小児分裂病をめぐって. 精神神経学雑誌, 93；309-333, 1991.
47) 佐藤修策：登校拒否児. 国土社, 1968.
48) 菅俊男, 流王治郎, 萩原順子：登校拒否の予後調査. 小児の精神と神経, 12；30-34, 1972.
49) 鑪幹八郎：学校恐怖症の研究（II）：心理治療の結果の分析. 児童精神医学とその近接領域, 5；79-89, 1964.
50) 丹治光浩：入院治療を行った登校拒否児の性格と予後に関する研究. 臨床精神医学, 19；271-276, 1990.
51) Timberlake, E.M.: Psychosocial functioning of school phobics at follow-up. Social Work Research & Abstracts, 20；13-18, 1984.
52) 梅垣弘：学校恐怖症に関する研究（1）学校恐怖症の予後. 児童精神医学とその近接領域, 7；231-243, 1966.
53) 梅沢要一：治療例の追跡調査. 児童青年精神医学とその近接領域, 25；85-89, 1984.
54) 若林慎一郎, 本城秀次, 金子寿子ほか：登校拒否の長期予後についての研究. 安田生命社会事業団研究助成論文集, 19；177-189, 1983.
55) Waldfogel, S., Tessman, E., Hahn, P.B.: Learning problem 3: A program for early intervention in school phobia. American Journal of Orthopsychiatry, 29；324-332, 1959.
56) Warren, W.: A study of adolescent psychiatric in-patients and the outcome six or more years later II: The follow-up study. Journal of Child Psychology and Psychiatry and allied Disciplines, 6；141-160, 1965.
57) 渡辺位：登校拒否の予後. 臨床精神医学, 12；851-856, 1983.
58) Weiss, M., Burke, A.: A 5- to 10-year follow-up of hospitalized school phobic children and adolescents. American Journal of Orthopsychiatry, 40；672-676, 1970.
59) 山本由子, 石川義博：登校拒否児童の予後について. 児童精神医学とその近接領域, 6；56-57, 1965.
60) 横田伸吾, 中野雪, 藤田千裕ほか：登校拒否の予後研究. 児童青年精神医学とその近接領域, 39；211, 1998.
61) 横山富士男, 星野仁彦, 片寄圭子ほか：病院内ベッドスクールを利用した登校拒否児への行動療法の試み：系統的脱感作法を用いて. 臨床精神医学, 17；1813-1821, 1988.

62) 吉田熙延, 渡辺純, 松井重明ほか：不登校児（登校拒否児）の追跡調査. 小児の保健, 11；36-43, 1984.

第5部
不登校の周辺領域

第 5 部　解題

　第 5 部は「不登校に関連した課題」と題して，不登校に合併しやすい現象や，不登校の周辺で生じている現象，あるいは不登校の背景で動いている問題について検討した文章を集めている。ここで扱ったテーマは反抗挑戦性障害や家庭内暴力といった思春期の子どもでは不登校とならんで一般的な精神医学的問題と，自殺という児童思春期の子どもではまだ稀ではあるが深刻な問題，そして思春期の子どもの仲間集団経験をめぐる「いじめ」の問題である。これらはいずれも思春期心性との関連が深い病理現象であり，自殺の問題は別として，家庭内暴力を含む反抗にしろ，あるいは「いじめ」にしろ，単純に無ければ良しと決めつけられない思春期の精神発達の副産物という側面を持っている。「いじめ」に関する文章で，筆者が「角を矯めて牛を殺す」という警句を引用したのは，「いじめ」を恐れるあまり，子どもの自然発生的な仲間集団活動をいたずらに問題視し，その展開を完全に押さえ込もうとする大人の介入が，むしろ子どもたちの自立心や攻撃性コントロールの能力の発展を破壊しているのではないかという筆者の思いを示すものである。もちろん，「いじめ」が放置されるべきではないし，いじめられた子どもの救出に心を砕くべきは「思春期の仲間集団体験における"いじめ"」で論じたとおりである。しかし，こうした問題は常に上記のような両面があるものであり，臨床家に求められるのは 1 枚の紙の表と裏のようなこうした物事の両面を十分に視野に入れて動くバランス感覚である。このような観点は，家庭内での親子関係を中心に展開していく家庭内暴力や家族に限定した反抗挑戦性障害においてもまったく同じように成立する。その意味で，臨床家とはもともと保守的な存在であるべきなのかもしれない。
　本書の最後の文章となる「児童精神科医から学校への提言」は，1999 年に開催された第 12 回日本思春期青年期精神医学会でのシンポジウム「"普通"の中学生とは：いかに心のケアをするか」での発表を文章化したもので，教師に中学生のメンタルヘルスへの配慮について語りかける目的で書いている。思春期心性に関する筆者の見解を比較的平易に概説した文章であり，不登校論に相通ずる思春期問題へのコーピング・ストラテジーについて述べたつもりである。

第14章

反抗挑戦性障害

はじめに

　反抗挑戦性障害は，幼児期から青年期にかけて発現する情緒および行動の障害の一つとして，米国を中心に用いられている疾病概念である。この障害は，わが国ではこれまで校内暴力とよばれることの多かった学校や教師への反抗と，これまで家庭内暴力とよばれてきた親への著しい反抗を合わせた領域を指しているものと思われる。これらは，以前はあくまで非行の一部とみなされてきたものであった。しかし，非行では問題が社会生活全般に拡大していくのに対して，反抗挑戦性障害ではあくまで問題は学校内や家庭内の人間関係にとどまる傾向があることから，ICD-10や米国のDSM-Ⅳに従ってわが国でも別の障害として扱うようになりつつある。

　本稿でとりあげた症例は，学校における反抗が契機となって家庭における母親への激しい反抗を示すに至った男子中学生で，生育史から注意欠陥／多動性障害（以下ADHDと略記）の軽症例であることが推測された症例である。

Ⅰ　症例

　症例：男子，初診時14歳（中学校2年生）。
　主訴：家庭内暴力，担任教師への反抗。
　家族歴：母方の祖母両親，初診時17歳で高校2年生の姉，患児の5人家族。
　生育歴：在胎期間および周産期に問題なし。出生時体重3,300g。母乳をよく嘔吐し，夜泣きも多い敏感な乳児だった。人見知りはあまり目立たなかった。始歩と始語は11カ月で，その後の言語発達に大きな問題はないが，運動面では多動さが

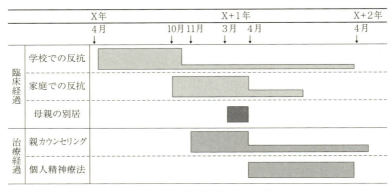

図1 症例の臨床経過と治療経過

目立った。幼稚園は3年保育で，慣れるのに時間がかかった。年中組に入った頃から「落ち着きがない」「マイペースで教室を勝手に出て行ったりする」と指摘されるようになった。

小学校1年生の1学期末の保護者会で，母親は担任教師から「授業中に患児が自分の席でじっとしていることができず，まわりに話しかけたり，いすをガタガタならしたりする」と指摘された。患児はこの教師からよくしかられ，そのことで登校を渋ることが一時あった。2年生になって担任教師がおおらかな中年女性に替わると，教室での落ち着きのなさは同じであったが，情緒的には安定し登校を嫌がらなくなった。教室における多動な傾向も3年生を終わる頃には目だたなくなっていき，学業にも興味を示すようになった。5，6年生の時は複数の腕白な男子にかき回されてクラス全体が落ち着きのない状況となり，患児にも再び落ち着きのなさや担任教師への反発が目だつようになった。

X－1年4月，中学生となった患児は以前よりも短気になっていつもイライラしており，同学年の男子とのけんかが何回かあった。学業成績は全体に下がり気味だったが，英語にだけは興味をもって取り組んでいた。中学校2年生でクラス替えがあり，担任教師も少しがさつな感じの若い男性教師に替わった。

病前性格：短気ですぐカッとする反面，優しい面もある。

現病歴：（図1参照）X年4月に中学2年となってまもなく，母親は家庭での患児がいつもイライラした様子で，目つきも険しくなってきたことに気づいた。夏休みも近いある日，母親は学校から「患児が非常に反抗的な態度で担任教師の指導に逆らうため困っている」という指摘を受けた。患児の無礼な態度に激怒した担任教師が体罰を加えたこともあったが，患児はついに謝罪を拒み通したという。

10月のある日，担任教師への不満が生徒たちから出されて生徒たちと担任教師

第 14 章　反抗挑戦性障害　177

が話し合った。その際，興奮した患児は担任教師を両手で突き飛ばしてしまった。他の教師たちの仲裁で事態は一応収まったが，状況から中心メンバーであると受け取られた患児はかなり強く叱責された。そのとき級友はだれも患児をかばってくれなかった。その件で，中心メンバーでもないのに目だってしまう軽率さを批判した母親の言葉に患児は腹を立て，母親に恐怖を感じさせるほど激しい非難と罵倒の言葉を投げつけた。その後，患児は学校ではむしろ以前より穏やかな生活を送るようになったが，家庭では母親や姉に横暴な命令口調で話すようになり，ささいなことで腹を立て暴言を吐いた。

　母親と姉への言葉の暴力や横暴な態度がエスカレートするのを憂慮していた父親は，11 月のある日，患児がナイフを持ち出して母親に無理な要求をするのを見てしかりつけたところ，患児が猛り立って向かってきたため警察に援助を求めた。駆けつけた警官の前では穏やかに対応した患児は，翌日から家族に対して「どうして警察を呼んだんだ」と激しい敵意を向けるようになった。そのため X 年 11 月末，両親は児童精神科受診を決断した。

　治療経過：患児に告げずに来院した両親は，初診時からどう対処したらよいかを指示してほしいと強く求めてきた。主治医は「両親が求めるような即効的・万能的な対処法は実際には存在しない。まず，事態を整理して患児の心の中に何が起きているのかを検討していくのが現実的である」と返している。また，この受診を患児に話すほうが望ましいが，そのタイミングは親の現場感覚にゆだねる旨を伝えた。両親は，次の面接までの 2 週間のあいだに病院を受診したことを患児に話している。大荒れになるのではという両親の危惧に反して患児はそれを冷静に聞いていたが，一緒に受診しようという母親の誘いには無視で応えたという。

　その後の約 3 カ月間に 6 回の面接が行われたが，すべて母親のみの受診だった。その間にも何回かの両親と姉を対象とした激しい反抗と言葉による暴力のエピソードがみられた。一方，学校での反抗はほとんど影を潜め，むしろ他の男子の反抗のほうが問題にされるという状況であった。この時期の面接では，母親がその過保護で過干渉な患児への姿勢を家族から批判されるようになったことが話題となる一方で，父親が患児の反抗に対し警官や自分の友人に頼んで説得してもらおうとすることを母親は批判的に語っている。この時期，主治医は母親の思いをできるだけそのまま聞くことに努め，主に母親へ返したのは患児の激しい反抗にも見てとれる思春期の心の一般的概念である。

　2 年生も終わりに近い X ＋ 1 年 3 月初めの面接で患児が学校を休んで毎日のように朝から荒れては「おまえは僕のやろうとすることをいつもじゃまする」「僕かおまえかどっちかが家を出ないとうまくいかない」と激しく迫るようになったが，母親としてはどうすべきかと主治医の意見を求めてきた。主治医は，患児が母親との

心理的距離の過剰接近に意識的になってきたことを明確にしたうえで，母親が思春期の息子から少し離れてみることの意義を肯定的に示してみた。母親は息子を見捨てることにならないかと迷ったが，主治医はこのような母親から距離をおこうとする息子の気持ちは常に両価的なものであることを母親が心得ていてくれれば，必ずしも外傷的な体験とはならないことを指摘した。

　この面接のあとに母親は，父親と長女にだけ住所を伝えて，自宅から数km離れたアパートを借りて住み始めた。その直後の面接に参加した父親は，患児が驚くほど穏やかになって毎日登校するようになり，家事も分担するようになったと報告した。これに対して母親は，レトルト食品ばかり食べているようなので心配であるとしきりに口にした（父親が患児に食事だけは母親に作ってもらおうかと提案すると患児は「ウルセー！」と応じたという）。「暴言を聞かないですむのはよいのですが，すごく子どものことが心配で，いても立ってもいられなくなる」と，罪悪感を伴う分離不安が母親自身のなかで高まっていることを告白している。主治医が，子どもとの分離にまつわる不安はこうした場合に親が必ず出会う感情であると支持したうえで，「お母さんのその心配しすぎが『ウルセー！』なのかもしれませんね」と返したところ，母親は何も答えず父親が「私もそう思います」と反応した。

　春休みに入ったある日，母親が試しに帰宅すると早速5,000円ほどの金を要求され，それを拒否すると患児は「役たたず出ていけ。出ていかないと前のようになっちゃう」と叫び出した。母親があわててアパートに帰ったあとで父親と患児はつかみ合いになった。その過程で，父親が「病院へおまえも行ってみないか」と声をかけると，思いもかけず患児はそれに同意を示した。このエピソードを機に患児は母親の帰宅を認めている。

　中学校3年生の患児が初めて主治医と会ったのはX＋1年4月中旬であった。その面接で，患児は受診理由を「何かときどきすごくイライラして暴れたくなっちゃう」と語っている。その腹立ちの原因になるのは，学校では担任教師の「ムカつく言葉」であり，家では患児を子ども扱いした母親の言動であると言い，今でも母親が患児を「〇〇ちゃん」と呼んでいることを例にあげている。主治医は，ひとり立ちを始めた子どもの気持ちについていけない親に対する患児の反感を受容しながら耳を傾けた。

　2回目以降の面接で，患児は現在の担任教師が患児を「悪い子」にして見せしめ的に体罰を加えることでクラスをまとめようとしていたこと，（親が強く抗議したので）最近になって患児の代わりに別の男子をいじめるようになったことなどについて，「見ていて自分のときよりもっと腹が立つ」「でも自分がされるよりいいと思って何も言わない自分にもムカつく」など，堰を切ったように語り続けた。この頃はもはや母親への反抗はほとんどみられなくなり，学校では成績が明らかに上昇し

てきているということであった．やがて患児は担任教師や母親への不満と怒りをまくしたてる面接から離れ，夏休み頃には受験のことなどの現実的な話題を持ち出すようになった．そして，母親が「患児は英語が得意で英会話もこなす」ということを肯定的なニュアンスで語るようになり，患児も「将来は英語を使う仕事につきたい」と述べるに至った．

　翌年の3月，私立高校への進学を決めた患児が通院を終わりにしたい希望を表明したので，主治医は親面接をさらに数回行って終結とすることにした．

II　考察

1．診断
1）反抗挑戦性障害の概念

　反抗挑戦性障害（Oppositional Defiant Disorder：ODD）の歴史は，米国精神医学会（APA）がDSM-IIIで反抗性障害（oppositional disorder）を一つの疾病概念として採用したことに始まっている．DSM-IV（1994）では，反抗挑戦性障害は，注意欠陥／多動性障害（Attention-Deficit/Hyperactivity Disorder：ADHD）と行為障害（Conduct Disorder：CD）とともに，「注意欠陥および破壊的行動障害（attention-deficit and disruptive behavior disorder）」と名づけられた障害群を形成している．当然これは注意欠陥／多動性障害，反抗挑戦性障害，行為障害の三者が関連深い障害であることを前提としており，反抗挑戦性障害が注意欠陥／多動性障害と関連があることを示唆する研究報告も多い．

　筆者ら[4]が調査した，児童精神科外来における注意欠陥および破壊的行動障害の患児41例のDSM-IV診断によれば，児童精神科を受診する注意欠陥および破壊的行動障害の患児のおよそ半数は，注意欠陥／多動性障害と反抗挑戦性障害ないし行為障害が併存したケースであることがわかったが，反抗挑戦性障害ないし行為障害の患児のなかには注意欠陥／多動性障害の診断を受けないものも3分の1ほど存在しており，その多くは登校拒否中の患児であった．米国児童青年精神医学会の出版した教科書で，Egan, J.[3]は反抗挑戦性障害と分離不安障害（Separation Anxiety Disorder：SAD）の関連が深いことを指摘している．登校拒否の大半を分離不安障害ととらえる米国の現状を考えると，筆者らの得た結果はそれを支持しているようである．確かに登校拒否という現象は，分離不安を伴う依存欲求と親離れの欲求との両価性を爆発的に増大させる傾向があり，経過中に患児は

母親,父親,同胞のそれぞれに対して特有な反抗や不服従を示すことが多い。
　DSM-Ⅳの操作的診断に従えば,直接的な暴力行為や破壊行為,窃盗,重大な規則違反などの有無が行為障害か反抗挑戦性障害かを分ける基準となっているが,その境界は必ずしも明確ではない。Egan は,行為障害が直接的・顕在的な攻撃性の表現を特徴とするのに対して,反抗挑戦性障害はより受動的な攻撃性の表現を特徴とするという観点を示して,両者の異質性を主張している。確かに表1に示した反抗挑戦性障害の診断基準となる諸現象のうち,(3)～(5)は従順であることへの抵抗を「動かないこと」によって表現するといった受動攻撃的な行動でもありうる。ともあれ,反抗挑戦性障害には受動攻撃的な不従順さを示す子どもも一部含まれると理解しておくことは有意義であるだろう。
　一方,Rutter, M. ら編の教科書における Earls, F.[2] の記述にもあるように,反抗挑戦性障害を行為障害の診断基準をわずかに満たさない行為障害軽症例,あるいは将来行為障害に発展しうる行為障害予備群と理解することも不合理ではない。なお,反抗挑戦性障害の発現年齢について DSM-Ⅳ は,通常 8 歳以前に発現し,思春期(すなわち中学生年代)以降に発現することは稀であるとしている。しかし,わが国の中学生においては,この反抗挑戦性障害の定義にあてはまる行動や姿勢が中学生になって初めて発現することが稀ではないという印象を筆者はもっている。

2) 本症例の診断
　ここに呈示した症例は,注意欠陥/多動性障害の診断基準にぎりぎりあてはまる軽症注意欠陥/多動性障害の子どもである。小学生年代を通じて担任教師との組み合わせ次第で落ち着かず乱暴で反抗的な不適応状態(小 1,小 5～小 6)にも,落ち着かないとはいえ人なつこく学校活動で認められることを喜びとする適応状態(小 2～小 4)にも変わりうるという特徴的な経過を示してきた。そのことは注意欠陥/多動性障害の子どもがいかに周囲の人間による支持と承認を求める気持ちが強く,周囲の評価に敏感な子どもであるかということを示しているだろう。患児が中 2 で示した担任教師への反抗は級友の反抗にあおられた追随的なものであったらしいが,X 年 10 月に学校で受けた強い叱責と級友の冷淡さは,患児の家庭内での反抗を深刻化させることになった。
　家庭内で生じてきた事態はかなり深刻であり,DSM-Ⅳ の反抗挑戦性障害の診断基準すべてにあてはまるばかりでなく,行為障害の診断基準のうち少なくとも (1)～(4) が経過中に何回か出現している(表 1 参照)。しかし,こうした反社

表1　反抗挑戦性障害の診断基準（DSM-Ⅳ）

313.81　**反抗挑戦性障害**　Oppositional Defiant Disorder
A．少なくとも6カ月持続する拒絶的，反抗的，挑戦的な行動様式で，以下のうち四つ（またはそれ以上）が存在する．
　　（1）しばしばかんしゃくを起こす．
　　（2）しばしば大人と口論をする．
　　（3）しばしば大人の要求，または規則に従うことを積極的に反抗または拒否する．
　　（4）しばしば故意に他人をいらだたせる．
　　（5）しばしば自分の失敗，無作法なふるまいを他人のせいにする．
　　（6）しばしば神経過敏または他人からいらいらさせられやすい．
　　（7）しばしば怒り，腹を立てる．
　　（8）しばしば意地悪で執念深い．
　　　注：その問題行動が，その年齢対象および発達水準の人に普通認められるよりも頻繁に起こる場合にのみ，基準が満たされたとみなすこと．
B．その行動上の障害は，社会的，学業的，または職業的機能に臨床的に著しい障害を引き起こしている．
C．その行動上の障害は，精神病性障害または気分障害の経過中にのみ起こるものではない．
D．行為障害の基準を満たさず，また患者が18歳以上の場合，反社会性人格障害の基準も満たさない．

的逸脱行動はあくまで家庭内でだけ出現しており，筆者はDSM-Ⅳ的な評価として反抗挑戦性障害の診断が妥当と考えた．

2．治療
1）親カウンセリング

　反抗挑戦性障害の患児が初診時点で児童精神科外来に来院することは少ない．「すでに両親のコントロールがきかないまでに反抗が深刻であるから治療を求める」という当然の理由で，両親は患児を伴って病院を訪れることが難しい．さらに，自らの反抗や暴力を叱責され罰を受けるのではないかという恐れも，患児が受診に強い抵抗を示す原因の一つである．このため，反抗挑戦性障害の治療はたいてい親カウンセリングから始まることになる．

　本症例の場合，主治医は治療への万能的期待（患児をねじ伏せようとする願望）がいかに非現実的であるかを両親に理解してもらうことから治療を始めた．つい

で焦点を当てたのは，患児の幼児期以来の経過を注意欠陥／多動性障害の観点から理解しなおすことであった。患児の落ち着きのなさや衝動性をやむをえない体質的特徴として受容することは，注意欠陥／多動性障害を周囲に理解してもらえないことをめぐる患児の幼児期以来の心の傷を母親に実感させるとともに，親自身もまた加害者であったことを自覚させることになった。その結果，母親は自分が患児に対して過度の介入を続け，親の支持への従順さを求め，さらには患児を理解できるのは自分だけという思いを強くもっていたので，今回の反抗に出会ってひどく狼狽したことなどについて回想できるようになっていった。

　このような検討は，さらに反抗をめぐるわが子の現状を思春期の子どもの心性の延長にあるものとしてとらえなおしてみる作業へと進んでいった。その際，主治医が繰り返し母親に示したのは「早くから注意欠陥／多動性障害のハンディキャップを直感していた母親は，患児を守ろうとして過干渉とならざるをえず，そのため患児と母親は今ともに親離れ・子離れに苦労している」という現状認識である。この作業が土台になって，患児が母親に家を出ることを求めた治療経過の山場において，主治医は母親がいったん家を出るという形で患児と距離を保ってあげることを肯定的にとらえるイメージを母親に提供できたのである。もちろん，この母親が家を出るという思い切った試みは父親の理解と協力なしには成功しない。この試みは，患児以上に母親に大きな衝撃を与えたが，その母親の分離にまつわる不安と抑うつを父親が支えられるよう主治医は心を配った。

2）個人精神療法

　上記のような理由から，反抗挑戦性障害の治療において最初から個人精神療法を行えることは稀であり，本症例のように途中から開始することが多い。精神療法の技法としては，小学生年代の患児なら迷うことなく遊戯療法が採用されるだろう。学校において問題児とされ学業不振となりやすい注意欠陥／多動性障害や反抗挑戦性障害の患児にとって，一定の時間と場所の枠のなかで固定した一対一の治療者との関係を保証され，必ず自分が主人公となることのできる時間を繰り返し経験していくことは，問題を克服し成長を再開する強力な支援となりうる。しかし，思春期年代以降の患児は遊戯療法を子どもっぽいといって拒否することも稀ではなく，特に中学生の治療では言葉を媒介とした通常の精神療法を行うケースが多くなる。その場合心得ておくべきは，子どもが治療中のやりとりを自分の行動への批判あるいは叱責と受けとめる可能性が高いということである。

　本症例でも，患児自身の個人精神療法において主治医は患児主導の会話が中心

になるよう配慮し，安易に患児の言動への批判をしないよう心がけた。その結果，患児は親離れをめぐる両親への両価的感情を言語化し，また過去の学校体験におけるいくつかの無念な思いを回想するなど，遊戯療法の遊びにも似た自由闊達さで会話にふけることができたようである。本症例の個人精神療法は，母親からの分離がある程度成功したことを背景に，患児が母親に同一化した進路選択を行うという結末を迎えた。

3）薬物療法

反抗挑戦性障害の治療における薬物療法の対象となる症状は，まずその攻撃的衝動性の激しさであり，ついで不安や抑うつなどの随伴症状である。前者の目的ではピモジドやハロペリドールなどの抗精神病薬が，後者には抗不安薬や抗うつ薬が必要に応じて選択される。また，注意欠陥／多動性障害でもあり，衝動性や多動性が目だっている場合には，上記のピモジドやハロペリドールに加えて塩酸メチルフェニデートが用いられることもある。本症例の場合，主治医は抗精神病薬投与により悪循環的攻撃性の高まりをコントロールすることを考慮したが，患児が受け入れそうもないということから両親のためらいが強かったため，実施するには至らなかった。

4）学校との連携など

反抗挑戦性障害の治療にあたって，患児と両親をそれぞれ支えていくために，担任教師，養護教諭，スクールカウンセラーら学校のスタッフと主治医が両親の承認のもとに連絡を取り合いながら患児を見守るという体制を構築することが治療上好ましい。しかし，本症例では現担任教師との関係に悪循環的な反抗の出現する発端があり，両親の担任教師への不信感も強いため，学校との連携は実現しなかった。このほか，家庭機能のきわめて弱い場合や崩壊家族である場合などは，本症例のような親の真剣な取り組み自体が期待できず，いたずらに事態が深刻化していくことになるので，治療の早期から公的な児童福祉機関である児童相談所と連携することを考慮すべきである。また，治療の進展の中で患児が家庭から距離をおくことに前向きの意義を見出せそうな場合には，入院治療への導入という治療構造の変更も有効なことがある。

いずれにしても，反抗挑戦性障害は「家族から外の世界へ」という子どもの心理社会的な発達過程のなかに生じる障害であり，患児と家族の双方を支持しつつ，もつれた糸をときほぐしていくような根気のいる作業を行っていくのが治療ということになる。そこでは，たとえば本症例で母親の一時別居を是としたような個々

のケースの事情に合わせた創意工夫と，功をあせることなく症例の展開に寄り添っていく姿勢が主治医には求められる。

文　献

1) American Psychiatric Association : Diagnostic and Statistical Manual of Mental Disorders, 4th ed. American Psychiatric Association, Washington D.C., 1994.（高橋三郎ほか訳：DSM-Ⅳ精神疾患の診断・統計マニュアル．医学書院, 1996）
2) Earls, F. : Oppositional-defiant and conduct disorders. In M. Rutter et al.(eds.) Child and Adolescent Psychiatry, pp.308-329, Blackwell Scientific Publications, London, 1994.
3) Egan, J. : Oppositional defiant disorder. In J.M. Wiener(ed.) Textbook of Child & Adolescent Psychiatry, pp.276-278, American Psychiatric Press, Washington D.C., 1991.
4) 齊藤万比古ほか：児童思春期に不適応的行動・情緒障害を示す発達周辺領域の病態等に関する研究．厚生省「精神・神経疾患研究委託費」5公-5, 児童・思春期における行動・情緒障害の病態解析および治療に関する研究, 平成7年度研究報告書, pp.105-115, 1996.

第15章

家庭内暴力

はじめに

　平成7（1995）年度版青少年白書によれば，警察の把握した家庭内暴力の青少年は平成5（1993）年には全国で715人，平成6（1994）年には654人であったという[22]。この「家庭内暴力」という用語そのものは疾患名ではないが，現象名としてもその定義のあいまいさが災いして，いまひとつ臨床的な単位となりきれていない概念である。しかし，その家族におよぼす影響の深刻さのために，児童思春期精神医療の現場において，社会的インパクトを伴う精神病理学的現象として注目を集め続けてきたこともまた事実である。

I　概念・定義・歴史

　わが国においては登校拒否と並んでポピュラーな思春期の問題行動である家庭内暴力は，欧米の教科書には同じ概念で登場することのない用語である（用語としては family violence が家庭内暴力と訳される）。Kashani, J.H. ら[11]の「Family violence：Impact on children」でも，児童虐待と呼ぶべき親から子への暴力，夫から妻への暴力，老人への暴力，同胞間の暴力が扱われているが，わが国で家庭内暴力というときの思春期における子どもから親への暴力についてはまったく触れられていない。しかしわが国で思春期の深刻な社会問題として注目されてきた家庭内暴力は，まさにこの子どもから親への暴力にほかならない。したがってここでは，あくまで「児童期から思春期青年期に至る子どもの発達経過のなかに生じる，家族を対象とした直接的あるいは間接的な暴力行為」を家庭内暴力として定義しておきたい。ところで家庭内暴力を問題にする際に，欧米のような強者（親，

夫など）から弱者（幼児，妻，老人など）への暴力に対する注目とは別に，子どもが家族内で弱者から強者に逆転していく経過としての暴力に強い関心を示すわが国の特殊性は，何に由来するのであろう。それは，太平洋戦争敗戦をはさんだ明治維新以来のわが国の近代・現代史における，家族制度や家族観そしてそれに伴う子ども観の大きな変動がもたらしたものなのであろうか。ともあれ家庭内暴力のわが国における歴史は，まさにこうした戦後社会における「家族」の変動とともにあり，現象としては登校拒否が注目されてくる 1960 年以降に同じように注目され始めた。

II　分類

　家庭内暴力をいくつかの下位分類に分けてイメージしてみることは，具体的な治療的介入を考慮する手がかりとして意義がある。稲村[8]は 1980 年の著書で「神経症型」「精神病型」「一般型」「一過性型」の四型の下位分類を提唱した。これはそれぞれ神経症と精神病（主に統合失調症）を背景にもつ子どもの家庭内暴力を指している前二者に対して，一般型は非精神障害型といってもよいものであり，一過性型は経過が一過性の家庭内暴力を広く指しているとしている。後に稲村[9]は家庭内暴力を形態的分類と精神病理学的分類という二つの視点からの多軸的な下位分類を試みている。本城ら[4]も背景をなす基礎疾患から家庭内暴力を分類するという方法を提示し，てんかんを含む「脳器質性疾患」，統合失調症などの「精神病」「精神遅滞」「境界例」を基礎疾患にもつものと「その他」に分け，さらにその他を「非行を伴うもの」「神経症症状を伴うもの」「登校拒否を伴うもの」「家庭内暴力のみを示すもの」に分類した。

　筆者もまた，背景をなす障害との関連から家庭内暴力を以下のようにいくつかの下位分類に分けておくことが，治療を視野においてケースを理解するのに役立つと考えている。家庭内暴力をまず大きく（1）中核群と（2）辺縁群としたうえで，両者をさらにいくつかに分類する。辺縁群にあげた障害をもたないことで定義される中核群は，(1-a) 登校拒否に伴う家庭内暴力，(1-b) 登校拒否を伴わない家庭内暴力の 2 群に分ける。また辺縁群は，(2-a) 非行に伴う家庭内暴力，(2-b) 統合失調症に伴う家庭内暴力，(2-c) 気分障害に伴う家庭内暴力，(2-d) 脳器質性疾患あるいはてんかんに伴う家庭内暴力，(2-e) 精神遅滞あるいは広汎性発達障害に伴う家庭内暴力の 5 群に分ける。このように分類する意義は，子どもが家族を攻撃するという家庭内暴力の状態像を治療対象として理解しようとする際，

どのような治療姿勢を選択すべきかという指標となることにつきるだろう。中核群の家庭内暴力は，たとえば登校拒否を伴うか否か，あるいは不潔恐怖のような神経症症状を合わせもつか否か，多動傾向を伴うか否かにかかわらず，そこではまず荒れる子どもと親とのかかわりの歴史や現在の状態像に現れる親子関係の特徴などが一義的に治療対象となると考えられる。これに対して辺縁群の家庭内暴力はその背景に存在する疾患などの治療や，そうした背景の状況に介入する適切な他領域の援助機関との連携が優先されることになる。統合失調症をはじめとする精神病や脳器質性障害が背景に存在すると判断すれば，何はともあれ背景疾患の治療を優先させるべきであるし，治療へつなげる援助を期待できる保健所などの社会資源を最大限に活用すべきであろう。また発達障害関連の現象である場合，関連の福祉領域や特殊教育の関係者と連携して有効な親の支援と治療的介入を両立させるべきである。集団的非行の一環として家庭でも横暴に振る舞うという家庭内暴力では医療的介入の意義はかなり制限されることになり，児童相談所や警察などの機関の介入が優先されることになる。

以上のような下位分類とは別に，暴力のもつ心理的意味の違いから家庭内暴力を分類しようとする試みもある。若林ら[30]は不適応状態に陥った子どもが自己を保護し，その状態に適応しようとする試みとして家庭内暴力をとらえ，「抗議としての家庭内暴力」「自立の試みとしての家庭内暴力」「操作の手段としての家庭内暴力」「共生的関係の再構築の試みとしての家庭内暴力」という4型に分類した。下位分類としてこれらが明確に分離できるか否かに若干の疑問は残るが，家庭内暴力に親への抗議，親からの自立の試み，親への操作および親との共生願望など，依存をめぐる葛藤の諸側面をみてとることは，ケースの病理を評価し治療の道のりを予測するのに役立つだろう。高頭[25]は親からの分離独立をめぐる葛藤から生じる依存の病理として家庭内暴力をとらえ，強い依存のなかで独立を目指している「依存型」，甘えたいが上手に甘えられない「境界例型」，生来の衝動行為に対する閾値の低さに関連した「爆発型」に分類している。

Ⅲ　発現要因

家庭内暴力の発現には多くの要因が関与しているが，それらのうちの一つが家庭内暴力をもたらすといったものではなく，実際にはいくつかの要因の組み合わせとして考えるべきである。ここでは家族の要因，本人の要因，外的環境要因の3領域に分けて整理してみたい。

1．家族の要因

　家庭内暴力の成因に関しては，これまで多くの研究報告や総説的報告が両親の人格や家族内力動など家族要因に原因を求めてきた。母親についてはその子どもへの養育態度の特徴として密着性，共生性，支配性，過干渉など子どもとの心理的距離の過剰な近さと子どもへの支配願望の強さを指摘するものが多くみられる[7, 8, 13, 24, 29, 30, 33, 34]。こうした子どもへの姿勢の特徴を作り出す背景としての母親の性格傾向については過敏さ，神経質さ，不安の強さ，強迫的性格傾向などがあげられている[7, 8, 9]。一方父親について稲村[8]は「生真面目で，穏やかで，優しく，影が薄い」という父親像を典型的なものとしてあげている。後に稲村[9]は父親の性格について完全主義・几帳面といった強迫的性格傾向がもっとも多いと指摘した。また本城[5, 7]は父親の性格として短気で衝動的な性格傾向と強迫的性格傾向をあげ，「一般的に真面目で几帳面で，職業人としてはそれなりの評価を受けているが，家庭内では子どもに衝動的に怒りを爆発させたり，家庭の問題を回避したりする傾向がある」という父親像を示している。また父親の養育姿勢について稲村は当初，放任，無関心，甘やかしで，子どもと家庭から逃避的という「心理的父親欠損」を特徴として指摘したが[8]，後には厳格さがもっとも目立つとしている。父親の養育姿勢としては，緑川ら[13]は放任がもっとも多かったとし，本城[5]は衝動的であると同時に回避的であるとした。

　家庭内暴力の発現に関与する両親の要因は，実際には以上のような両親の諸特徴があいまって醸し出す家族力動そのものであるだろう。この点に関しては「父性の欠損」[8]「眠っている父性」[33]「家族への責任を回避する父親」[7]などと表現される父親の家庭内での影の薄さと，「過保護な母親」[33]「母親の過期待・過干渉」[8]「支配的な母親」[7]といった表現にみられる母親の子どもに対する支配性や過保護が組み合わされた状況を基本的な家族病理とする考えが一般的である。これについては，父親の家族への回避的姿勢に基づく父性的権威の希薄さこそ主たる家族病理であり，これに対する反応として母性の過剰状況が生じるとする見解もみられる[7, 8, 33]。さらに父親の要因として，時には虐待と呼べるまでにエスカレートする子どもに対する攻撃性や衝動性を指摘する報告もある[7, 13, 33]。こうした父親の暴力的関与は子どもをますます母親に近づけるという結果となるのであろうし，家族内での暴力的感情表出の一般性ないし正当性を培い，暴力的な対象支配の技術を世代間伝達することになるものと推測される。システム論的家族療法の立場から中村[17]は，家庭内暴力を日本的核家族の機能不全としての母親―子ども間の

サド・マゾヒスティックで相互充足的な二者関係が維持された状況ととらえ，家庭内暴力の事実が家族外に漏れないよう「世間体」を気にして子どもの暴力を「我慢」する母親と，その閉鎖的な二者関係からはずされている父親を描き出している。これは従来の父性不在論の道徳性を排除し，より中立的かつダイナミックに現代的な家族機能の問題として家庭内暴力をとらえ直す視点を提供している。

2．本人の要因

家庭内暴力の子どもの性格傾向については「自己中心的なわがままさ」と「小心で過敏な神経質さ」を指摘する報告がこれまでもっとも多い[8,9,13,14,18,24,33]。これらに加えて完全癖，几帳面，潔癖などと表現される「強迫的性格傾向」[5,7,9,31]，「自尊心や自己主張の強さ」[8,33]，自尊心が強い反面での「劣等感の強さ」[8,18]，「見栄っ張り」[24]，「対人関係の広がりの乏しさ」[30]などが指摘されている。生育史については，吉野ら[33]のように「あらゆる要求のかなえられる過保護な環境」での成長を生育史の特徴とした報告もあるが，多くは過保護な生育環境が同時に過干渉で，子どもに従順な服従を強いる側面を合わせもっており，子どもはたとえば反抗期のような健全な自己主張を通じた欲求不満耐性の獲得を果たせないまま社会的ストレスに対する脆弱性を形成していくとする見解が一般的である[8,9,18]。生育史上の出来事として虐待を含めた被暴力体験をもつケースの多さも指摘されており，緑川ら[13]によれば40例の調査対象中25％が親や友人などからの被暴力体験をもっており，加害者は父親がもっとも多かったという。また稲村は[8]，離別や死亡などの父親喪失体験をもっている子どもが調査対象の26％にみられたとしており，父性の欠如という点で興味深い。子ども本人の体質的特徴や精神医学的障害についての指摘もこれまで多くみられる。体質的な特徴に関しては「てんかん」[4,14,33]，脳損傷後遺症をはじめとする「脳器質性障害」[4]，あるいはそれらを背景とする体質的な「易興奮傾向」[7,24]，「言語表現の貧困さ」[30]などが家庭内暴力に関与しやすい要因としてあげられている。この易興奮性とは，衝動性の高さという用語とほぼ同義であり，それを主症状とする「注意欠陥／多動性障害」（DSM-Ⅳ）は行為障害や反抗挑戦性障害と結びつきやすいという指摘があり[2,3,21]，家庭内暴力の本人側の重要な要因の一つである。以上のような器質的・体質的障害のほかに子ども本人の精神医学的障害としてしばしばあげられるのは，神経症性障害では「強迫神経症」[5,24,31]と「心気症」[5,24,33]，精神病性障害では「統合失調症」[4,7,24]と「うつ病」[13]，そして「境界例」[4,25,28,31]である。もちろん他の精神障害にも家庭内暴力を伴うものは少なくないが，これらが家庭内暴力との親

和性をより強くもっていることについては,筆者の臨床経験からも異論はない。強迫症状のうち特に不潔恐怖と洗浄強迫の組み合わせは,思春期の入り口にあたる前思春期（10～13歳）[1]頃から目立ってくるもので,長時間にわたって手を洗ったり入浴するのが特徴であるが,しばしば母親に洗っているところを見守らせたり,きれいになったことを確認させるなど家族を巻き込まずにはいられない。そのような状況が続くなかである日十分に自分を安心させてくれなかった母親に怒りを爆発させる形で暴力を振るい始める。統合失調症が,唐突で脈絡の乏しい,しかも激しい暴力行為を家族に向けることから顕在化し始めることも少なくない。また境界例の家庭内暴力は,分離がうまく進行しないままに母親を自己の一部のように取り扱う境界例特有な親子関係のなかで,母親に向けられた共生的依存と万能的な操作の混合した行動という性格が強いようである。

3. 外的環境要因（社会的要因）

外的環境要因としてもっとも重要なのは学校および仲間集団に関するものであるが,なかでも登校拒否に結びついて家庭内暴力が出現しやすいことを指摘する報告が数多くみられる[4,5,7,8,13,14,15,23,32]。登校拒否状態に陥った子どもに登校の督促をしたり叱責した結果,子どもが暴力を振るうに至るのが家庭内暴力と結びつく典型的な経過とされ,高木[23]は心気症的時期に引き続く登校拒否の経過の第二段階として攻撃的時期を設定している。これについて渡辺[32]は,子どもの内面で生じている学校状況における行き詰まりに親が気づかず,いたずらに親の期待や怒りをぶつけるような姿勢が家庭内暴力を誘発すると主張している。いずれにしろ家庭内暴力は,登校拒否に陥った子どもの親に対する防衛的な反応としての暴力という文脈で論じられているものが大半であるが,筆者はこのような暴力ばかりではなく,外部の世界を回避して家族内の世界にひきこもり,母親に過剰に接近して存在することを余儀なくされるという登校拒否状況そのものが退行に向かう強い牽引力をもっており,暴力もまたそのような経過のなかで増大する退行的依存と分離のあいまった両価性の表現の一つであると考えている。なお筆者ら[20]の調査では,登校拒否の自験例165人のうち16％に家庭内暴力が出現した。このほか,いじめに代表される学校における被暴力体験を発現要因としてあげている報告もみられる[6,13]。登校拒否を発現するにしろ顕在的には現さないままに経過するにしろ,いじめのような仲間集団との関係の悪化や,教師個人もしくは教師集団の教育姿勢の極端さに起因する過度に厳しい教室の雰囲気などに子どもが圧倒され緊張が高まるような場合には,怒りの対象の家族内人間関係への置き

換えが生じるとともに，退行的な母親への心理的接近が生じる結果として，家庭内暴力の生じる可能性が高まることは容易に推測できるところである。

Ⅳ 状態像・診断

1. 状態像

　家庭内暴力は多くの成因が関与し，いくつかの下位分類を含む現象であるが，発達路線のなかの思春期前半（Blos, P.[1]の前思春期と思春期前期）に始まるのが普通であること，母親が主たる被暴力対象であること，母親に対しての両価性が前景に立つこと，父親に対しては回避的であること，外の世界ではむしろ内気で過剰適応的な姿勢を示すのが一般的であることなど，現象としての共通性も数多く存在している。家庭内暴力には，ある日突然に特に誘因もなく始まるもの，登校拒否や強迫症状が出現するといった前兆的状態が先行してその経過中に出現するもの，親と子どもの感情的行き違いといえるような出来事を誘因として発現してくるものなどがある。誘因に関して稲村[8]は「挫折体験，自信喪失，生活基盤の急変，逸脱行動」などが多いとしている。挫折体験について具体的には成績不振，入試失敗，交友の決裂などをあげているが，登校拒否もまたこうした挫折の重要な一つとなるだろう。こうした挫折体験や自信喪失，生活基盤の急変などはいずれも子どもの葛藤に対する心理的防衛を支える仲間関係や学校活動など家庭外の世界からの支持が減衰する契機となることによって，子どもの関心を家庭へと引き戻すことになる。また非行と関連する逸脱行動は，結果として親と子どもの力関係を相対的に逆転させてしまうことによって，親の子どもに対するコントロール機能を失わせ，子どもが親を暴力的に支配するという逆転現象を生じさせるのである。また緑川ら[13]は家庭内暴力出現の誘因として多いものから「登校刺激，要求が通らない，親の注意への反発」の三つをあげている。登校刺激というのは，登校拒否中の子どもに対して親が自らの焦りや怒りをぶつけてしまうことへの反応として，「窮鼠猫を咬む」のたとえのように親に反撃することを意味している。

　暴力は母親に向けて行うものがもっとも多い[8,13,34]。緑川ら[13]によれば母親への暴力が65％にみられ，次いで器物を破壊するという形の家庭内暴力が28％と続き，父親が対象となるケースは5％にすぎなかったとしており，年少の同胞をはじめ親以外の家族はさらに少ない。稲村[8]も暴力の対象は母親，父親，他の家族の順になり，母親が83％であるのに対して，父親は8％にすぎなかったとした。

暴力の内容は器物破損を除いた対人的な暴力としては，言葉による執拗で激しい罵倒，脅し，命令から，殴る，蹴る，物を投げつけるといった直接的暴力までさまざまであり，その破壊性の深刻度も軽度のものから大きな外傷を負うほどの激しいものまで多様である。これらの暴力も，暴力だけが表に現れるということはほとんどなく，母親に激しい暴力を振るうかと思うと，まもなく母親の怪我を気遣って治療しようとしたり，心細がって密着してきたりといった矛盾した姿勢を示すことが普通である。また，暴力を振るった後で，暴力を振るうほど自分を怒らせたことが悪い，腹が立たないよう離れていてほしいといった希望を母親に述べることも多くの家庭内暴力でみられ，暴力の背景にある母親への感情が極めて両価的なものであることがわかる。しかしこうした母親との両価的でありながら密着した共生状態への子どもの執着は強く，この状況を変化させようとする周囲の介入には極めて警戒的で，心を開こうとしないことが多い。母親に暴力を振るっても父親にはその片鱗もみせない場合が少なくないが，その際に父親に対しては極めて回避的で，父親が帰宅している間は自室から出てこないといった態度を示すことが多い。経過中に，暴力の対象たる母親が状況に耐えられなくなり，避難の意味で家庭を出ることがある。そのような場合に，開始した父親との母親抜きの生活が暴力を鎮静させることも多いが，父親を対象とした暴力へと変化していくだけということもある。

2．診断

家庭内暴力の診断を行う場合，「家庭内暴力」という用語をそのまま疾患名ないしは障害名として用いることには賛成できない。分類の節で示した中核群に分類されるような家庭内暴力の場合，精神医学的診断はICD-10では普通「F91.0　家庭内に限られる行為障害（Conduct disorder confined to the family context）」が採用されるだろうし，暴力の程度が軽く，反抗の文脈が前景に出るような場合には「F91.3　反抗挑戦性障害（Oppositional defiant disorder）」が採用される。またDSM-Ⅳに従えば中核群は，家庭内暴力そのものに対する第1軸疾患として「312.8　行為障害（Conduct Disorder）」が適用されるだろうし，もし行為障害の基準を満たさない場合には「313.81　反抗挑戦性障害（Oppositional Defiant Disorder）」が検討されることになるだろう。また，両親の離婚などのライフ・イベントが先行して生じてくるような家庭内暴力の場合，「309.3　行為の障害を伴う適応障害（Adjustment Disorder with Disturbance of Conduct）」をはじめとする適応障害の適用も検討すべきである。家庭内暴力に加えて，登校拒

否が存在する場合には不安障害や適応障害などに属す具体的な障害名(「309.21
分離不安障害(Separation Anxiety Disorder)」など)を,また強迫症状をは
じめとする神経症症状が顕在化している場合にはたとえば「300.3 強迫性障害
(Obsessive-Compulsive Disorder)」,多動などが目立てば「314.0X 注意欠陥/
多動性障害(Attention-Deficit/Hyper-activity Disorder)」などの各障害名を併
記すべきである。辺縁群の家庭内暴力に関してはDSM-Ⅳの場合,反抗挑戦性障
害や行為障害を主疾患として第一にあげるのではなく,統合失調症や気分障害な
どの障害名を主疾患として第1軸疾患の先頭にあげるべきである。なお,DSM-
Ⅳにおける多軸診断法の利点を生かし,知能障害や境界知能が存在する場合や,
「301.83 境界性人格障害(Borderline Personality Disorder)」をはじめとする
人格障害が当てはまる場合には第2軸診断としてそれらをあげ,第3軸の一般身
体疾患や第4軸の心理社会的および環境的問題について,必要に応じて具体的な
名称を記載するということは,第5軸の機能の全体的評定(GAF)尺度にした
がった評価と併せて,予後の予測をも含めたケースの総合的理解を得るために有
益である。なお,登校拒否を合わせもつケースが多いわが国の現状から,登校拒
否の存在を診断に付記しておくことが治療上望ましいので,それを第4軸に記載
しておくことを推奨したい。

Ⅴ 治療

家庭内暴力の治療は,家族カウンセリング,本人の精神療法,薬物療法を中心
とした外来治療を中心に行われ,必要に応じて入院治療も検討するといった組み
立てが一般的である[7, 8, 9, 24, 31]。この治療の基本的な構造は,登校拒否をはじめと
する児童思春期における他の精神医学的な障害や問題と何ら異なるところはない
が,家庭内暴力特有の治療上の工夫がある程度必要なこともまた事実である。以
下ではそうした家庭内暴力治療の特徴に触れつつ治療の組み立てについて検討す
る。

1.親面接

家庭内暴力の治療の成否は,まず何よりも親とのかかわりをどう展開していく
かにかかっているという特徴的な側面がある。家庭内暴力の子どもが初回面接か
ら診察室にやってくることはほとんどなく,たいてい最初は親だけで相談を求め
てくるものである。本人を伴わなければ治療できないという前提を医療側が頑な
に求めると治療そのものが始まらないという事態に陥るので,まずは親だけの受

診も認めるところから治療が開始するとしておくのがこの問題においては現実的であろう。この親面接における治療者の姿勢として，稲村[8]は親の苦悩と苦労の日々をねぎらいいたわることから始まるとして，両親に対して治療者が支持的であることに特に留意すべきとしている。そのうえで母親には特に支持的かつ治療的に関与し，時に投薬を含む「母親治療」として取り組むべきであるとした。また，父親には事態をきちんと説明し，父親の傍観者的姿勢を変化させ，母親のよき理解者となってもらうようなかかわりを治療者はすべきであるとしている。一方で川谷[12]は，親が被害者意識をもつことで子どもを支配し拘束しようとするという側面も家庭内暴力には存在しており，安易に親の口車にのってはならないと警告している。両者の指摘を念頭に置きつつ，やはり親は支えられなければならない。そのため治療者には武石[26]の指摘のように，一歩離れかつ複眼的に事態をみつめ，子どもが暴れたことで何が起きているのかを理解しようとする冷静な姿勢が必要である。

とかく子どもの暴力による家族の被害に話題が集中しがちな親面接で，この親子のたどってきた家族史を冷静に振り返り，親からの分離をめぐる「依存と自立」の葛藤を処理し主体性をもつ自己を確立していくための大きな一歩を踏み出すことが主要な発達課題である思春期前半に，この親子に何が起きているのかを親とともに振り返り検討する余裕を親面接はもつ必要がある。しかし家族のはらむ問題点を克服するということは，親にそれを指摘すればすむというような簡単なものではない。中村[17]は，暴力を媒介とする母子の共生的二者関係を打ち破り，父親を含む核家族の有効な機能を確立していくプロセスを作り出す技法として家族療法を提唱しているが，確かに家庭内暴力のような問題こそダイナミックで包括的な家族への取り組みなしには克服が難しい。一般的な親面接を越える技法として家族療法の注目される所以である。

2．精神療法

子ども本人が治療に参加できた場合には，それがいやいやながらの来院であったにしろ，自発的なものであったにしろ，非常に重要な局面であることに間違いはない。子ども自身も家庭内暴力という事態の出口のなさを直感していることであろうし，無意識的にせよ援助を求める気持ちもあって来院したに違いない。しかしその一方で，暴力という手段で形成され維持されている母親との共生関係に対する本人の執着は大きく，また父親を含む第三者にそのことを叱られ罰を与えられるのではという恐れも強いため，弱みをみせまいと構えてもいる。初回面接

およびその後の何回かの面接では，子どもは一方的に「親が悪い」「復讐している」「小さいころの仕返しだ」などといった被害者意識を強調するであろうし，自分が行っている行動に非難される点は何もないと強弁するか，あるいは自分の暴力については巧みに話題から排除して触れようとしないだろう。このような態度に対して治療者が最初から批判的であることは，いたずらに子どもの被害者意識を強めるだけであり，背景にある罪悪感から治療を恐れて来院しなくなる可能性が高い。こうした子どもの構えた姿勢には，依存的な幼児期の親子関係へ戻ろうとする強い願望と，それを破壊しようとする者への強い警戒心がみてとれるし，その主張には自分勝手で強引な合理化の跡も生々しい。しかしそこには，分離し自立したいという願望や，それが果たせないことによる強い不安と無力感が存在していることもまた事実である。子どもが家庭内暴力の否定的側面に触れることに耐えられるようになるまで，治療者は子どもの主張に傾聴すべきであるが，同時に安易に子どもの操作に乗って動かない中立的な冷静さももった微妙なバランスを維持しなければならない。そうした治療者の姿勢によって，成長していこうとする子どもの内面の小さな炎を大切に守り，家庭内暴力のもつ合理性と限界の両者を冷静に評価できる心境にまで到達することを目指して，辛抱強く支え続けていくのが精神療法であるといえよう。

3．薬物療法

子どもの暴力があまりに激しい場合，向精神薬による薬物療法も検討されねばならない。この領域では薬物療法はあくまで対症療法であるが，それが暴力を劇的に改善させることも稀ならずあり，状況が深刻であったり解決の糸口がみつからない場合などに検討してみるべき治療法の一つである。家庭内暴力の治療に使用する向精神薬は多彩であるが，統合失調症をはじめとする背景疾患が明らかな場合には，その疾患のための薬物療法が行われるべきであるので，ここではその領域は省略し，家庭内暴力という現象をターゲットとしたものに限定する。籠本ら[10]は carbamazepine と haloperidol の併用を勧めているが，筆者も haloperidol は抗パーキンソン薬である biperiden との併用の形でもっとも多く用いている。また，chlorpromazine などその他の抗精神病薬や，抗てんかん薬である valproicacid を用いることもある。抑うつ気分が明らかな場合や強迫症状が強く見られる場合，clomipramine が暴力へのこだわりを減少させることも経験している。ところで家庭内暴力の子どもは外部からの治療的介入のすべてを拒むことが多く，薬物療法への子ども本人の協力を得られないこともしばしばである。

そのような場合，事態の深刻さと親の覚悟のほどを十分に評価したうえで本人に内緒の服用 masked medication を計画することもあるが，その決断は極めて慎重なものでなければならない。そのような方法をとって成功する場合には，途中で服薬について子どもは知っているという印象を受ける時期が必ず訪れる。しかしそれはあくまで無意識的な水準の話であり，いったんこの方法を採用したからには永久に"masked"なままにしておくべきであると筆者は考えている。

4．入院治療

家庭内暴力に入院治療が必要になるケースのあることは，多くの報告が指摘しているところである[8,9,16,19,24,31]。家庭内暴力のケースで入院が求められるときはその大半が親からの要請であり，子ども本人の意志に反するものである場合が多い。その際，入院によってこの家族に何が起き，入院後の病院生活でどのような行動が生じるか，入院治療で何を提供すべきであり，実際に何を提供できるかなどについて「見通しのない入院決定」[19]をすべきではないということを強調しておきたい。主治医は，子どもをさらに強力に縛りつけ，親からの分離と自立の芽を摘んでしまうという，親の無意識的な願望に踊らされていないか，注意深く吟味しなければならない。子ども自身の助けと救いを求める声なき声に耳を澄まし，それについて根気よく親と検討を続け，親にも自分を楽にしてほしいという次元で終わらない冷静な入院治療のイメージが形成されて，初めて入院が現実的な課題となって現れると考えておくべきである。このようなプロセスを通って入院を親が決断し，子どもにそのことを直面させる腹をくくったとき，親も子ども本人も治療の半分の道のりをすでに通過しているという観点を武石[27]は自らのケース研究を通して示している。しかしこのような治療過程の積み重ねを許さぬ深刻な家庭内暴力があることも確かであり，緊急の入院を検討しなければならなくなることがある。そのような深刻な家庭内暴力の多くには，統合失調症をはじめとするより重篤な病理が関与しており，そのための治療を開始させることが困難なら速やかに入院治療を選択しなければならない。開始した入院治療は，あくまで根気よく，必要十分な期間を充てるべきであるとする指摘が多い[19,24,31]。入院治療に関与する諸要因，すなわち精神療法や薬物療法などの治療技法，治療スタッフとの交流，ルールをはじめとする病棟生活の枠組み，入院仲間との交流，病院内学級での教育との再会などが，いずれも葛藤に満ちた母親との共生関係にとらわれていた子どもを思春期発達の本来の道筋に立ち戻らせ，前進を再開することを援助する強力な支持となりうるのである。

Ⅵ 予後

　家庭内暴力の予後についての大規模な調査研究はみられず，予後に関する明確な数字をあげることはできない．稲村[9]は83人の家庭内暴力児の治療効果として「著明に改善」69％，「やや改善」12％，「不変」10％，「不明」10％という数字をあげ，このうち非統合失調症54人に限ってみると「著明に改善」65％，「やや改善」9％，「不変」20％，「不明」6％であり，統合失調症例26人では「著明に改善」69％，「やや改善」8％，「不変」12％，「不明」12％という数字をあげている．ただしこの数字はどのような調査によるものであったのか，何年間の追跡期間なのかなどが明確にされていないというあいまいさがある．予後に関する見解として本城[7]は，家庭内暴力の治療は治療中断，特に早期における中断が多いという特徴を指摘している．また三原ら[15]は「家庭内暴力の深刻な登校拒否」と「比較的穏やかな家庭内暴力を伴う登校拒否」と「家庭内暴力を伴わない登校拒否」の3群で登校拒否の経過を比較し，1年後の再登校率をおのおの28.6％，81.3％，58.7％という数字をあげた．これは軽度の家庭内暴力を伴う登校拒否の子どもがもっとも早く問題克服を果たすことができたということを示しており，家庭内暴力にも親からの分離をめぐる発達の前進的な意味をもつ暴力と，母親との共生関係へのこだわりを示す発達阻害的な暴力があることを示唆して興味深い．

文　献

1) Blos, P. : On Adolescence. Free Press, New York, 1962.（野沢栄司訳：青年期の精神医学．誠信書房，1971）
2) Earls, F. : Oppositional-defiant and conduct disorders. In M. Rutter et al. (eds.) Child and Adolescent Psychiatry, pp.308-329, Blackwell Scientific Publications, London, 1994.
3) Egan, J. : Oppositional defiant disorder. In J.M. Wiener (ed.) Textbook of Child and Adolescent Psychiatry, pp.276-278, American Psychiatric Press, Washington D.C., 1991.
4) 本城秀次，杉山登志郎，若林愼一郎ほか：児童・思春期の家庭内暴力について．児童青年精神医学とその近接領域，23；110-123，1982.
5) 本城秀次：家庭内暴力を伴う登校拒否児の特徴について．児童青年精神医学とその近接領域，24；337-353，1983.

6) 本城秀次：家庭内暴力を伴う登校拒否児における「いじめられ」体験について．児童青年精神医学とその近接領域，29；127-135，1988．
7) 本城秀次：家庭内暴力．（若林愼一郎編）児童青年精神科：現代社会の病理と臨床，pp.37-55，金剛出版，1989．
8) 稲村博：家庭内暴力：日本型親子関係の病理．新曜社，1980．
9) 稲村博：家庭内暴力．（島薗安雄ほか編）図説臨床精神医学講座第4巻：青年精神医学，pp.82-95，メジカルビュー社，1987．
10) 籠本孝雄，谷口典男，野田俊作：家庭内暴力の薬物療法．精神医学，25；1295-1299，1983．
11) Kashani, J.H., Daniel, A.E., Dandoy, A.C. et al.：Family violence：Impact on children. Journal of the American Academy of Child and Adolescent Psychiatry, 31；181-189, 1992.
12) 川谷大治：家庭内暴力とその対応．臨床精神医学，22；549-555，1993．
13) 緑川尚夫，佐藤光義，平尾美生子ほか：家庭内暴力の臨床的研究：形成要因を中心に．昭和57年度都立教育研究所紀要，26；1-56，1982．
14) 三原龍介，大嶋正浩，市川光洋ほか：登校拒否と家庭内暴力の関わり．臨床精神医学，12；915-922，1983．
15) 三原龍介，市川光洋：登校拒否の臨床的研究：家庭内暴力による分類を中心として．児童青年精神医学とその近接領域，27；110-131，1986．
16) 皆川邦直：家庭内暴力：発達論の立場から．（馬場謙一編）青年期の精神療法，pp.17-38，金剛出版，1982．
17) 中村伸一：家庭内暴力．（牛島定信編）シリーズ精神科症例集第6巻：児童青年精神医学，pp.125-133，中山書店，1994．
18) 野沢栄司：親との抗争．（下坂幸三編）精神科MOOK・No.6，思春期の危機，pp.50-56，金原出版，1984．
19) 小倉清：親に乱暴する子どもたち．臨床精神医学論集：土居健郎教授還暦記念論文集，pp.214-233，星和書店，1980．
20) 齊藤万比古，山崎透，奥村直史ほか：登校拒否の成因および病態について．厚生省「精神・神経疾患研究委託費」2指-15，児童・思春期における行動・情緒障害の成因と病態に関する研究，平成4年度研究報告書，pp.67-75，1993．
21) 齊藤万比古，山崎透，奥村直史ほか：児童思春期に不適応的行動・情緒障害を示す発達周辺領域の病態等に関する研究．厚生省「精神・神経疾患研究委託費」5公-5，児童・思春期における行動・情緒障害の病態解析および治療に関する研究，平成7年度研究報告，pp.105-115，1996．
22) 総務庁青少年対策本部編：平成7年度版青少年白書．大蔵省印刷局，1996．
23) 高木隆郎：登校拒否の心理と病理．精神療法，3；218-235，1977．
24) 高橋義人：思春期の家庭内暴力．臨床精神医学，8；917-922，1979．

25) 高頭忠明：家庭内暴力とその背景．（藤原豪編）精神科 MOOK・No.14，青少年の社会病理，pp.26-32，金原出版，1986．
26) 武石恭一：10代のこころを診る：思春期相談のために（3）家庭内暴力．公衆衛生，57；201-204，1993．
27) 武石恭一：家庭内暴力を示して引きこもった中学生男子の入院治療．（齊藤万比古ほか編）思春期青年期ケース研究第3巻：不登校と適応障害，pp.69-90，岩崎学術出版社，1996．
28) 滝川一廣：青年期境界例．（青木省三ほか編）青年期の精神医学，pp.116-135，金剛出版，1995．
29) 瓜生武，松元泰儀，村瀬嘉代子ほか：学校内暴力・家庭内暴力．有斐閣新書，1980．
30) 若林愼一郎，本城秀次，杉山登志郎ほか：児童・思春期の家庭内暴力の精神病理学的研究．安田生命社会事業団研究助成論文集，20；165-173，1985．
31) 若林愼一郎：家庭と思春期の危機．（作田勉ほか編）思春期対策，pp.40-91，誠信書房，1985．
32) 渡辺位：家庭内暴力のメカニズム．児童心理12月臨時増刊号，1978．（渡辺位：子どもたちは訴える：病める社会で病む子ども，勁草書房，1983所収）
33) 吉野啓子，宮本忠雄：家庭内暴力．社会精神医学，2；553-560，1979．
34) 吉野啓子：家庭内暴力少年．臨床精神医学，10；1077-1083，1981．

第16章

青少年の自殺行動をめぐって

はじめに

　青少年の自殺行動は，自殺既遂例から，薬物の乱用や受動攻撃的な意味を持ったある種の非行などの慢性的な自己破壊行動までを含む幅広い現象である。また青少年の自殺は，その時代の状況や精神を敏感に反映した象徴的な現象であると受けとめられ，ひとつ精神医学に限らずさまざまな分野の観点から検討や分析が加えられてきている。ここでは，自殺行動をあくまで未遂例と既遂例を含む顕在的な自殺企図に限定し，精神医学の分野の諸報告からそれらの実態を概括するとともに，さまざまな自殺行動について登校拒否の治療経過中に自殺企図を生じた女子中学生の3症例の検討をまじえて述べてみたい。

I　わが国における青少年の自殺の実態

　厚生省の人口動態統計による死因別死亡率[32]からわが国における最近の青少年の主な死因を見ると，9歳以下では「自殺」はきわめて稀なものであるが，10歳から14歳では「不慮の事故」「悪性新生物」「心疾患」に続く第4位となっており，15歳から19歳では「不慮の事故」に続き「悪性新生物」と並んで第2位に上がってくる。この子どもの自殺の実態について，文部省による小・中・高校生徒の自殺統計[18]と警察による青少年の自殺統計[30,31,32]を比較してみた（表1）。文部省が把握した1977年から1988年までの期間の小中学生および高校生の自殺数によれば，小学生の自殺数は1977年以来毎年10名前後の発生を示しており，大きな増減はない。中学生でも54名（1987年）から110名（1986年）の間を前後しており，小学生に比べて年度による変動が比較的大きいが，全体的な増減の

表1　青少年の自殺

		1977年	78年	79年	80年	81年	82年	83年	84年	85年	86年	87年	88年
文部省統計	小学生	10	9	11	10	8	8	6	12	11	14	5	10
	中学生	89	91	104	59	74	62	83	66	79	110	54	62
	高校生	222	235	265	164	146	129	148	111	125	144	111	103
警察庁統計	小学生							10	10	12	17	10	15
	中学生							102	79	92	133	77	88
	高校生							192	158	155	248	172	182

注：文部省統計の1988年のみは年度中の発生数を表しているが，他はすべて年間の発生数である．

傾向は見られない．これに対して，高校生では1977年から1979年までの3年間の自殺数は200名を越えているが，81年以降は終始100名から150名の間にあり，多少とも減少傾向にあると言えよう．

　警察庁の把握した自殺数を1983年から1988年まで見ると，小学生から高校生まで例外なく警察庁の人数のほうが文部省の調べた人数より多い．このことは自殺という現象を拾い上げることの困難さを示しているものと思われる．実際，不慮の事故や病死として届けられたものの中に自殺した子どもが含まれている可能性があることを多くの報告が指摘している[6,23,27]．

　次に，人口動態統計[32]による年代別の自殺率を見ると，9歳以下の年代ではほとんど自殺は見られず，10歳から14歳の年代になって人口10万人対1前後の出現を見るようになるが，まだそれ以降の年代よりかなり低い自殺率である．15〜19歳の年代になると自殺率は14歳以下の年代に比べて急激に増加し始めるが，1955年以来減少傾向が続き1988年は人口10万人対4.8となっている．また，いずれの年代でも男子のほうが女子より常に高い比率で出現しており，これはわが国の青少年の自殺の特徴である．

　青少年の自殺が発生する月を警察庁はまとめているが[30,31]，それによると1983年から1986年の4年間で見る限り，1年間で4月がもっとも発生数が多く，6月頃まで比較的高い数字が続く傾向がある．しかし，この点については稲村[10]は1973年から1977年までの期間の文部省統計から，9月がもっとも多く4月と1月がそれに続くとしている．

　わが国の青少年における既遂例の自殺手段について太田[23]は，5〜9歳では17名中14名までが，10〜14歳では男子の72％，女子の43％が「縊首」であ

り，その他「ガス使用」「飛降り」「飛びこみ（礫死）」などが比較的多く，15～19歳では「縊首」がもっとも多いものの15歳未満の小中学生に比べるとその比率は低く，多岐にわたる手段が用いられるようになると指摘している。また，警察庁のまとめた1986年の自殺統計[31]でも，20歳未満の青少年の自殺手段は「縊首」（42%）と「飛降り」（34%）で全体の76%を占めていることを明らかにしている。北村[13]も10～14歳の子どもが用いる自殺手段は「縊首」がもっとも多く，次いで「飛降り」「ガス使用」などが比較的多く用いられていることを示すとともに，性別により選択する手段に差が見られることを指摘した。これらの結果に従えば，わが国における青少年の選ぶ主な自殺手段は「縊首」「飛降り」「ガス使用」である。「縊首」は男子でもっとも一般的な手段だが，女子では「飛降り」「ガス使用」の用いられることが「縊首」と並んで多いという性差が見出される。また，青少年の用いる自殺手段は比較的致死率の高いものが多いという指摘もある[1,2]。以上のようなわが国の青少年の自殺の特徴を英国[27]，米国[28]，ドイツ（当時の西ドイツ[13]）など諸外国におけるそれと比較してみると，9歳以下の子どもの自殺は各国とも極めて少ないこと，10～14歳の年代から自殺は増加してくるが未だ比較的稀な現象にとどまっており，15歳を過ぎると目立って増加してくるという共通の特徴が存在することがわかる。14歳以下の子どもでは，わが国の自殺率は英国よりかなり高く，米国とほぼ同率で，ドイツよりは低い。しかし，15～19歳の青年になると，わが国の自殺率は米国よりも高くドイツよりは低いという傾向が続いている。また，男子のほうが女子より常に高率であるというわが国で見られる特徴は，これら各国においても共通した特徴である。この自殺率と宗教はあまり相関がなく，むしろ工業化を中心とする各国の近代化の進行と正の相関があるという指摘がある[17]。男女差についても日本と同様に男子のほうが多いという国が多いが，女子のほうが多いという国も存在しており，文化や民俗の影響が大きいようである[10]。

　各国の青少年が選ぶ自殺手段もそれぞれ多少の特徴が見られる。英国[27]の12歳から14歳の子どもが選んだ自殺の方法は「一酸化炭素などのガス使用」がもっとも多く，半数近くにおよんでいる。「縊首」はわが国よりも少なく，男子のみに見られたという。米国の15歳から19歳の青年がもっとも多く用いる手段は「小火器および爆発物」であるという報告[6]や，小児では「飛び降り」がもっとも多いといった報告[26]がある。また，ドイツでは「縊首」と「服薬・服毒」が10代の青少年の間でもっとも一般的な方法であるというが[13]，Eggers, Ch. ら[4]

表2 自殺願望あるいは希死念慮に関する調査結果

報告者（報告年）	対象（学年／人数）		結果（自殺願望ありのものの割合）	統計学的有意性
池田ほか（1981）[9]	中学1年	275名	男子5.1%，女子14.3%	中学2年で男＜女
	中学2年	253名	男子4.1%，女子11.1%	
太田（1987）[23]	小学6年	1,421名	男子26.5%，女子32.6%	各学年とも男＜女 女子で学年差有り
	中学2年	1,727名	男子23.6%，女子48.9%	
	高校2年	2,060名	男子31.3%，女子54.3%	
藤ノ木ほか（1988）[5]	中学生	1,053名	男子16.7%，女子38.5%	
	高校生	107名	男子17.7%，女子59%	
渡辺ほか（1988）[34]	中学生	4,443名	男子30%台，女子40〜60%	男＜女
太田ほか（1990）[24]	小学6年	2,013名	男子24.1%，女子32.7%	各学年とも男＜女 男子で学年差無し 女子で学年差有り
	中学1年	2,229名	男子24.3%，女子41.9%	
	中学2年	2,246名	男子25.7%，女子46.6%	
	中学3年	2,246名	男子27.0%，女子51.6%	
	高校2年	2,304名	男子21.1%，女子39.6%	

は19歳以下の青少年の自殺の80〜90％が「服薬・服毒」を選んでいると指摘している。文化的な違いによる自殺手段の相違はあるものの，いずれの国でも14歳以下の子どもの自殺で選ばれる手段としては，致死性の高い「縊首」がもっともよく選ばれる手段の一つとなっている。

II 青少年の自殺願望と自殺企図

　児童青年期精神科医療の現場で自殺が問題になるのは，主として自殺願望（希死念慮）や自殺企図が顕在化するときである。したがって，青少年の示す自殺願望や自殺企図をどう理解するかが，青少年の治療や相談・指導にあたる専門家にとっては重要な課題となる。

　それでは，青少年は死をどのように受けとめているのであろうか。これまで，いくつかの精神保健的な健康調査による青少年の自殺願望についての報告がある（表2）。もちろん，このような調査でいう自殺願望は，臨床的な意義のある病理的な水準の希死念慮をそのまま意味しているわけではない。しかし，小学6年生頃の子どものかなり多くがすでにある程度現実的な死のイメージを持って自己の死を心に思い浮かべているということを，この表の数字は示している。中学生では自殺願望を持つ子どもはさらに増加し，男子で4.3〜30数％，女子で11.1〜

60％という数字があげられている。年齢とともに自殺願望は増加していくが，高校生ではさらに高い比率になるという報告[5, 23]と，中学生のほうが高校生より高い比率であるという報告[24]がある。注目されるのは，いずれの報告においても女子のほうが有意に高い比率で自殺願望を持っているということである。

　死を現実的な現象として理解し始めるとともに，未だ原始的な死生観が影響を強くとどめており[20, 26]しかも内的な両親像からの分離—個体化を完成させていかねばならないのが，思春期青年期の前半部分すなわち前思春期（pre adolescence）および思春期前期（early adolescence）の子どもたちである。この前思春期すなわち小学校上級生の年代に自殺をめぐる脆弱性が急速に増す「臨界点」が存在すると考えることができる。10歳を境に自殺数が目立ちはじめ，その後は急速に増加していくという事実や，自殺願望が小学6年生以降かなり多くの子どもに存在するという事実はそのことを支持する結果である。こうした自殺に対する脆弱性の増す年代の青少年には，自殺企図という現象も，けして稀な現象ではない。しかし，この分野での精神保健調査は実施がきわめて困難であり，自殺企図に関する研究の対象は精神科の臨床に登場した症例に限定される。池田ら[8]は1978年に19歳以下の15名の自殺企図者について検討を行い，中学生年代後半から高校生年代に自殺企図が増加してくること，自殺願望と同様に女子に多いことを指摘した。その手段を見ると，「手首を切ったもの」4名，「薬物」4名，「腹部や胸部を刺したもの」3名，「飛び降り」2名，「飛び込み」「縊首」「入水」が各1名ずつと，致死性の低い方法を選んだものと高い方法を選んだものが半分ずつであった。北村らは青少年の自殺企図に関する世界の諸報告をまとめ，未遂と既遂の比は2.3：1，男女比は1：2.7という結果を示した。さらに自験例75名の10代の自殺企図者についてまとめ，未遂と既遂の比を6：1，男女比を1：2と報告した。また，未遂例の企図手段としては多い順に「薬物」29名，「手首自傷」22名，「ガス」10名と続いていたとしている。自殺企図の手段について太田[23]は，自殺未遂例の選んだ自殺手段は半数以上が薬物の使用であり，既遂例の自殺手段とは対照的であると指摘している。別の報告で北村ら[12]は，1965年から1979年にかけての14年間に大阪大医学部精神科思春期外来を受診した20歳未満の885名を調査し，自殺企図が20歳未満の年代であったものは81名（9.2％）であったこと，未遂と既遂の比は6.4：1，未遂群の男女比は1：2.2であったとしている。これらの諸報告をまとめると，わが国の青少年の自殺企図の発生数は自殺既遂例の2.3〜10倍多く，既遂例の場合と反対に女子のほうが男子より2〜3倍多い

ということ，自殺企図という現象は「死へのとらわれ」のより少ないものから，偶然に未遂に終わったにすぎない「死へのとらわれ」の強いものまでを含む幅広い現象であるということが明らかになる。

Ⅲ 青少年の自殺の直接動機と準備状態

自殺企図に走る青少年の心理機制についてはさまざまな論議が見られるが，大原[20,21,22)]が指摘しているように，自殺は直接動機のみによって生じるのではなく，いくつかの準備状態があって直接動機に反応するという発現機序を想定することが妥当であろう。

自殺の直接的な動機について，1988年度に行った文部省の調査[18)]による小中学生の自殺者72名および高校生の自殺者103名の自殺原因から検討してみたい。調査結果では小中学生の自殺の原因は進路問題や友人との不和といった学校問題が25％，父母の叱責や家庭不和などの家庭事情が24％とほぼ同率であり，その他に病気などによる悲観，厭世，精神障害などが数％ずつで続いており，原因のはっきりしない「その他」が36％であった。

高校生の自殺原因は，家庭事情（17％）と学校問題（15％）が小中学生より低い比率となり，逆に精神障害（16％）と厭世（10％）が目立って増加しており，「その他」が小中学生とほぼ同じ32％となっている。大原ら[21)]は自殺の直接動機として，子どもでは親の叱責，両親の不和，肉親の死亡，転校，学校でのトラブルなど環境的な影響が強く，青年では前途不安，異性問題，受験や就職の失敗など個人的な問題が多いと指摘している。また，Shaffer, D.[27)]は子どもの自殺の誘因について，学校での怠けや反社会行動について親に学校から連絡がいくなどのしつけ上の危機が36％，友人との喧嘩13％，異性の友人との争い10％，親との争い10％であったと述べた。洋の東西を問わず14歳以下の子どもの自殺の大半は親子関係をめぐる危機か，あるいは友人関係の危機を含む学校生活の挫折のいずれかを契機に決行されていることがわかる。これに対して15歳以上の青年の自殺では，精神障害や厭世といった個人的動機が家庭の危機や学校生活の挫折と同じように重要な動機となっている。

準備状態は青少年の他の精神障害や問題行動などの場合と同様に，子ども自身の身体的・心理的要因（うつ病，統合失調症などの精神障害，対人関係の問題が生じやすい人格の特性など），親子関係などの家族的要因（欠損家庭など家族の形態の問題や，両親の身体疾患や精神障害など），学校や仲間集団の特徴や社会

的出来事などの社会的要因といった諸要因が組み合わされて成立するものである。

ところで，小中学生の自殺はそれ以降の年代よりまだかなり少ないということをすでに述べたが，その理由として Shaffer, D.[28] は自殺のもっとも一般的な要因となっているうつ病の発症が大人よりかなり少ないこと，家族の枠組みに結びつくことで子どもは容易に孤立が緩和され社会的情緒的支持がなされること，絶望という概念に打ち負かされるにはある程度の認知能力の成熟が必要であることをあげた。これらの3点を逆にして考えてみると準備状態についてイメージしやすいと思われる。この観点からこれまでの自殺の準備状態に関するいくつかの報告をまとめておきたい。第一に，うつ病もしくはうつ状態の存在であるが，これについては多くの報告が青少年の自殺の要因として支持している[14,15,21,25]。うつ病以外にも，精神障害をはじめとする青少年自身の要因として，統合失調症[15,21]，非行，特に薬物依存[15,21,25,29]，境界性人格障害を中心としたプリミティブな人格や過度に抑制の強い性格などの性格特徴[7,21,29]，登校拒否などの神経症症状の存在[15]，死への関心の強さ[25] などがあげられている。

第二に，肉親との別離や肉親の死[20]，離婚などによる欠損家族[15,23,25]，抑うつやアルコール嗜癖など親の情緒的問題の既往[23,29]，父親の職業や社会的地位の危機[25]，親の不在や親からの身体的・情緒的被虐待の経験[29] などが，孤立に対する家族の社会的情緒的支持を減少させ，青少年を自殺企図に追いやる要因となる危険が大きい。家族以外にも青少年に対する社会的情緒的支持を行っている環境要因がいくつか存在し，これらの喪失も自殺の準備状態となりうる。たとえば，転校，転居，友人関係の崩壊，学校におけるいじめや体罰，学業や部活動など学校における活動の重大な挫折などがそれにあたるであろう。

第三に，絶望や死を受けとめる認知能力を備えたある種の早熟性[27]（たとえば過度の内省的傾向など）は子どもの自殺の背景となりうるものであろうし，青少年に対して死を現実的で身近なものとする，親や友人など近親者の自殺や，夢中になっていた芸能人などの自殺などは深刻な準備状態を形成する要因であるとともに，しばしば直接動機にもなる[16,29,36]。犯罪報道の氾濫に代表されるような現在社会の状況が生の重要性を過小評価する感性を青少年に形成させている可能性と，近親者の死に対する「喪の仕事」が社会的に放棄される傾向に現在社会はあり，そのためそうした死に対する罪悪感を取り扱う手段を若者は急速に失いつつあることを自殺の社会的背景として注目した Miller, D. の指摘は，青少年の自殺

が社会を反映する鏡であることを我々にあらためて考えさせてくれる[17]。

IV 青少年のさまざまな自殺行動

　青少年の自殺行動はこれまで見てきたようなさまざまな背景や動機によって生じてくる。こうした青少年の自殺行動の多様性を整理して理解するために，その前駆症状，心理機制，様式などの観点から自殺行動の分類を行う試みがこれまでいくつか報告されている。

　北村ら[15]は精神科思春期外来を受診した青少年の自殺企図を調査し，その前駆症状から「神経症症状群」「抑うつ症状群」「精神病症状群」「非行群」の4群に類型化した。これらは，前駆症状あるいは基礎にある行動や情緒の問題から，生じうる自殺行動の蓋然性や内容を予測することに役立つ類型化である。しかし，自殺行動を行った青少年をどのように「抱え止め」かつ「向い合うか」という水準の理解に達するためには，さらに自殺企図に至る心理機制による類型化が必要になる。

　同じ報告で北村らは青少年の自殺の心理機制として「援助願望」「自己毀損あるいは自己破壊」「休息願望」「希死願望（逃避）」「了解不能な自己破壊衝動」をあげ，上記の神経症症状群は援助願望および自己毀損や逃避としての希死願望と，抑うつ症状群は自己破壊や休息願望と，精神病症状群は了解不能な自己破壊衝動と，非行群は短絡反応としての自己破壊と結びつきやすいことを示している。太田[23]は自殺企図の心理的な意味として「耐え難い現実からの救いの叫び」「環境を操作しようとする意図」「自殺企図によってまわりの人と関係を持とうという意図」などが重要であると指摘した。Weiner, I.B.[35]は見捨てられ感や罪悪感や無力感といった抑うつ的心性を土台とする「強い苦悩を伝える手段」として，あるいは「耐え難い環境の修正を絶望的に試みるコミュニケーションの手段」として，青年の自殺企図を理解できると述べている。このような自殺企図のさまざまな心理機制は，「子どもは見捨てられ感，罪悪感，無力感，攻撃性もしくは怒りなどの感情が耐え難いものになった時，『周囲の救援を求めるメッセージや環境を操作・修正する手段として』『死による精神的休息や救いを求めて』，あるいは『攻撃性あるいは破壊衝動を対象から自己に置き換えて』自殺行動に走る」とまとめることができる。そして，そのような自殺行動の周辺に，「身体感覚を含むあいまいな自己感覚を確認するための，あるいは空虚感を埋めるための自傷行動」がある。Miller, D.[17]は，自殺行動の様式と心理機制から青少年の自殺を，悪い

自己の破壊や自己犠牲といった意味を持ちつつ意識的に行われる「意図的自殺」，青年たちがカリスマ的な指導者の保証のもとに行う「集団自殺」，重症の神経性無食欲症の青年や事故頻発者あるいは薬物嗜癖者のように慢性的に自己を破壊する「辺縁的な意図的自殺」，関心を惹くための自殺行動や周囲への救済の要求としての自殺行動がたまたま死を招いてしまった「偶発的自殺」の4型に分類している。また，Brown, L.K. ら[3]は自殺企図をその様式や経過から「衝動的自殺企図」と「非衝動的（計画的）自殺企図」に分類し，青少年の自殺企図では前者が多いとしたうえで，後者は前者よりも絶望しており，自殺傾向が強いことを指摘した。

　ここでとりあげたような自殺行動のさまざまな観点からの評価を総合して自殺行動を示す個々の症例を受けとめていくことは，その心性を理解したり，一つひとつの自殺行動の緊急度を評価し，介入の体系を組み立てていくために必要な作業である。

　以下では，登校拒否の治療経過中に自殺行動を示した女子中学生の3症例について検討してみたい。

【症例1】　Ａ子（初診時14歳，登校拒否）

　Ａ子の家庭は会社員の父親とパートタイムで働いている母親と3人暮しである。同胞は4人で，すでに独立して家庭を持っている3人の兄と姉がおり，Ａ子は年の離れた末子である。Ａ子は中学校に入学してまもなくから仲間集団から攻撃を受けるようになり，頭痛や腹痛，四肢痛などを次々と訴えて断続的に不登校を示すようになった。中2の秋には完全に不登校状態となり，児童精神科を受診している。外来治療では不登校は改善しないため，中3に進級した時点で入院治療に導入した。入院生活の当初，Ａ子は自己顕示的で大人びた言動を示していたが，Ａ子の自分勝手な行動は他児の反発を招き，数カ月後にはほとんど友人のいない状態に孤立してしまった。その頃からＡ子は手首自傷を頻繁に行うようになっていった。当初の傷はごく浅いものであったが，仲間の女子中学生たちに深刻な衝撃を与え，一時的には友人関係が回復する兆しもあった。しかし，すぐにＡ子の自傷の演技的な意味を直感する子どもたちがあらわれ，数回目の自傷を行った頃には再びＡ子は孤立してしまっている。Ａ子の交流相手がほとんど治療スタッフだけとなっていくとともに，手首自傷の演技的で他者を操作しようとする傾向が表面的には減少し，自傷による傷は以前より深くなっていった。それにともなって自傷後のＡ子の状態には，「死のうと思った」とか「自傷の動機が両親の不和による淋しさにある」と誇張した表現で訴えていた感情の高ぶった状態が見られなくなり，問われれば「なぜやったか

わからない」「手首を切ったとき痛いけどすごく気持ちが落ち着く」などと静かに答えるといった姿勢が目立ってきた。

A子はその後，あるロックグループの支援者の仲間に加入し，そのことを両親がある程度まで受容したことを契機にして，徐々に自傷行為を減少させていくことができた。

A子の自殺行動は初期には明らかに，周囲を操作する手段としての意味をA子自身が意識した演技的な行動であった。しかし，そのような行動は初めこそ周囲の同情や関心を呼ぶことができても，すぐにその感情は怒りに変化する結果となり，A子は以前にも増して孤立し，見捨てられ感を強めることになったと思われる。そのような状況はA子の自殺行動の意味を徐々に変化させ，自傷による痛みや死とのシミュレーション的な直面によって自己感覚が初めて現実感を帯びて実感され，空しさを和らげることができるといった心理機制を想定させるものになっていった。このような自殺行動は西園ら[19]のいう「手首自傷症候群」とほぼ同じ行動を意味していると言ってよいだろう。牛島[33]は手首自傷を示す女子の空しさの心性が，前思春期における依存と自立の前進も後退もできないといった葛藤状況の未解決と関連しているとしている。このような手首自傷は表面の演技的な姿とは別の深刻さが内面的には存在していることがしばしばある。実際，西園[19]の追跡調査の数字では，25例中1名の自殺既遂が確認されている。以下の症例B子は手首自傷が抑うつ感情とともに出現し，その後未遂に終ったとはいえ，Miller, D.のいう意図的自殺に含めうるような服薬による自殺企図を行った中学生女子である。

【症例2】 B子（初診時14歳，登校拒否）

B子の家庭は会社員の母親と小学生の弟の3人家族である。父親はある研究所の職員であったが，B子が小学校低学年の頃交通事故で亡くなっている。B子は中学校入学まではおとなしいが芯のしっかりした子どもと見られていた。中学2年生になり仲のよい友人ができ，学校ではいつも一緒にすごしていたが，夏休み中に転校してきた同級生がこの友人に接近し，徐々にB子は孤立していった。その頃からB子は理想化した父親像を口にするようになり，しきりに成績を気にするようになった。やがて，B子はしばしば疲れた表情でぼんやりしたり涙もろくなり，その一方で母親に荒々しい反発を示したりするようになっていった。2学期の期末試験前のある日，B子は手首をカッターで切り，「死にたい」と泣きながら母親に訴えてきた。そのできごとの直後からB子は登校しなくなり，「死にたい」としきりに口にしたり，

手首自傷を繰り返すようになった。このため母親はB子を伴って児童精神科を受診した。外来治療の初期に，B子は母親が弟ばかりかわいがるという怒りや，父親のような学者にならなければならないというB子自身の厳しい理想などを硬い挑戦的な口調で主治医に語っている。外来治療中も手首を切っては母親を動揺させるという行動が続き，母親はB子を見ているのに疲れ果てたと口にするようになっていった。初診後3カ月ほどしたある日，B子はその日主治医が処方した向精神薬を14日分まとめて飲むという今までにない深刻な自殺企図を計り救急病院に運ばれ入院となった。翌日B子は児童精神科に転院となり，母親は弟を親戚に預けB子に付き添って病院に泊ることになった。入院治療の中でB子は母親に甘え，母親もB子の甘えを迷いなく受け入れることができたようである。

まもなく，B子は自殺企図について「馬鹿なことをしちゃった。もう絶対やりません。私，お母さんが付き添って入院してくれるなんて思わなかった」と語るようになり，1カ月弱の入院治療の後に退院していった。その後，B子は再び活動的な面をのぞかせるようになり，中3の1学期前半に学校に復帰した。受験までに何回かの気分の落ちこみを示す時期はあったが，自傷行為や自殺企図はまったく見られなくなり，B子の言う「のびのびできる高校」に進学していった。

B子は思春期の子どもの抑うつ状態における自殺行動の典型的な経過を示した症例であろう。前思春期および思春期の子どもは依存と自立という相反する心性がぶつかりあう不安定な精神状態にあり，仲間関係が大きな支えとなっている。女子における友人との「二人組み」的な結びつきもこうした役割を持っており，それが壊れるとき取り残された側に強い空虚感や無力感を引き起こし，抑うつ状態に陥るのであろう。それは，B子に見られたように両親像をめぐる激しい葛藤，すなわち依存と反発の間を激しく動揺する感情の嵐を引き起こす。このような状況がまず最初に不登校や手首自傷を生じさせたが，その後，徐々にB子の絶望感と疲労感は大きくなっていき，援助と休息を同時に求めるような精神状態で自殺を計画したものと推測される。最後の自殺企図によって生じた入院状況での母親のB子への集中が，分離─個体化をめぐる葛藤に揺れるB子の心をほどほどに抱きとめ包む機能を果たしたのであろう。

【症例3】 C子（初診時14歳，登校拒否）

C子は中2の2学期半ば，学校における孤立を理由に断続的な不登校を開始した。学校や両親はかなり積極的に再登校を促したが，3学期に入るとC子は非常に疲れた様子でまったく登校しなくなってしまった。このため学校から転校を迫られるこ

ととなり，両親は学年末に地元の公立中学校に転校手続きを行っている。しかし転校後も，C子はまったく登校しようとしないため，中3になってすぐに児童精神科を受診することになった。初診時のC子は不登校を続ける自分を否定し責める母親の言葉を聞きながら，自責的に自己を語っている。外来治療の開始とともに，C子は支持を与えてくれる治療という新しい人間関係への依存を急速に示すようになっていった。外来通院を続ける中で，夏休みに入る頃にはC子はかなり明るく活動的になり，余裕も垣間見えるようになった。その結果，2学期が始まるとC子は登校を再開している。しかし，数日の登校の後に「私は学校に行きたくない」と言って再び登校しなくなった。これに対して，「このままでは内申書は書けない」という学校の意向がすぐにC子の耳に届いた。学校が実際にそのように言ったかどうかは不明だが，少なくとも母親はそのようにC子に伝え，厳しくC子を責めている。

　こうした経過の中で，主治医は入院と病院内学級の利用による現実的および情緒的な支持の提供を検討しはじめたが，これには母親が進学への不安を理由に強く反対した。10月初めの外来面接でC子は，学校はどうしても行きたくないことを語り，主治医に「でも高校へ行きたいよう。高校へ行きたいよう」と駄々っ子のように泣きじゃくって訴えた。主治医が，けして高校への道が閉ざされたわけではないことを伝え，一緒にその道を見つけていこうと約束すると，C子にようやく笑みがもどった。しかし，その数日後の昼，C子は突然電話を主治医によこし，「入院させてください。親も先生も卒業できないって言うの」と，うろたえた泣き声で語った。C子の希望を受け入れる方向で両親と話し合うことを主治医が表明すると，C子は礼を言って電話を切った。しかしその後，C子はもう一度母親と口論になり，母親が出かけた間に家を出て，自宅からほど近いビルの屋上から飛び降りてしまった。遺書はなかったが，屋上に靴とポシェットをきちんと揃えて置き，顔には薄化粧をしていたという。

　このC子の自殺は，最後まで援助と救いを求め続けた子どもの衝動的な自殺であった。しかし，自殺に踏みきったときC子はおそらく死後の世界への逃避をイメージしていたのではないだろうか。C子が薄化粧をしていたのは死を美しく飾ろうというだけでなく，死後の世界への旅立ちとそこでの救済を信じていたのではないかと思えてならない。思春期の子どもを取り巻く人間関係に過渡的な受容と支持の機能を果たすシステムを形成できないまま，対応が後手へ後手へとまわってしまった治療の結果として自殺に至った痛ましくも，悔やまれる症例である。

おわりに

以上，前思春期および思春期の青少年の自殺行動について，わが国の自殺既遂の実態，自殺願望と自殺企図の実態，自殺行動の背景をなしている自殺の直接動機と準備状態，実際の自殺行動の分類などについて検討した．ここでとりあげた3症例は，一応，自殺行動の深刻度に従って並べてある．しかし，個々の自殺行動の深刻度やその内的意味を介入の経過中に理解することは容易な作業ではない．この理解のためには顕在化した自殺行動の様式，推測される心理機制，基礎疾患としてのさまざまな精神障害の有無，青少年に対する周囲の支持能力などについて，自殺行動や自殺願望の実態を念頭において総合的に評価する必要があるということを強調して，ここでの結論としたい．

文　献

1) 上里一郎，大河内浩人：子どもの自殺．教育と医学，34(5)；444-450，1986．
2) 上里一郎：現代社会と青少年の自殺．(上里一郎編) 青少年の自殺，同朋舎，1988．
3) Brown, L.K., Overholser, J., Spirito, A. et al.: The correlates of planning in adolescent suicide attempts. Journal of the American Academy of Child and Adolescent Psychiatry, 30；95-99, 1991.
4) Eggers, Ch., Esch, A.: Krisen und Neurosen in der Adoleszenz. In K.P. Kisler, Psychiatrie der Gegenwart 7: Kinder-und Jugendpsychiatrie, pp.317-347, Springer-Verlag, Berlin Heidelberg, 1988.
5) 藤ノ木光枝，北原隆子，影山初子：思春期の子どもの関心事．思春期学，6；270-274，1988．
6) Holinger, P.C.: Adolescent suicide: An epidemiological study of recent trends. American Journal of Psychiatry, 135；754-756, 1978.
7) 生田孝，清水將之：精神科外来を受診した青年期患者の死亡例に関する考察．精神医学，28；679-685，1986．
8) 池田由子，西川祐一，成田年重ほか：自殺未遂青少年の臨床的研究．精神衛生研究，27；31-40，1979．
9) 池田由子，西川祐一，河野洋二郎ほか：中学生の精神衛生に関する研究第一報：質問紙表による調査．精神衛生研究，28；25-38，1981．
10) 稲村博：子どもの自殺．東京大学出版会，1978．
11) 北村陽英，清水將之，和田慶治ほか：青年期自殺の未遂例と既遂例との比較．精神神経学雑誌，82；121-131，1980．

12) 北村陽英, 和田慶治, 北村栄一ほか：青少年自殺企図の縦断的研究. 精神神経学雑誌, 83；372-385, 1981.
13) 北村陽英：青少年自殺の日独比較研究. 児童精神医学とその近接領域, 23；124-137, 1982.
14) 北村陽英, 北村栄一, 井上洋一ほか：青年期のうつ状態における自殺企図について. 児童精神医学とその近接領域, 23；300-315, 1982.
15) 北村陽英：自殺未遂. （上里一郎編）青少年の自殺, 同朋舎, 1988.
16) 小林隆児, 牛島定信：ある女性アイドル歌手の自殺を契機に抑うつ状態を呈した11歳女児の1例. 精神科治療学, 4；1295-1302, 1989.
17) Miller, D.：Attack on the Self. Jason Aronson, Northvale, 1986.
18) 文部省初等中等教育局中学校課：児童生徒の問題行動等の実態と文部省の施策について. 1989.
19) 西園昌久, 安岡誉ほか：手首自傷症候群. 臨床精神医学, 8；1309-1315, 1979.
20) 大原健士郎：子どもの自殺. 臨床精神医学, 7；673-679, 1978.
21) 大原健士郎, 大原浩一：子どもの自殺. 精神科MOOK・No.14, pp.252-261, 金原出版, 1986.
22) 大原健士郎, 佐藤篤彦：精神病に起因する自傷および自殺企図に対する救急処置. 精神科MOOK・No. 20, pp.140-147, 金原出版, 1988.
23) 太田昌孝：こどもの自殺. 精神科MOOK・No.16, pp.83-96, 金原出版, 1987.
24) 太田昌孝, 永井洋子, 金生由紀子ほか：児童・思春期の精神保健に関する研究. 厚生省「精神・神経疾患研究依託費」62公-3, 児童・思春期精神障害の成因および治療に関する研究, 平成元年度研究報告書, pp.21-56, 1990.
25) Pfeffer, C.R., Zuckerman, S., Plutchik, R. et al.：Suicidal behavior in normal school childern：A comparison with child psychiatric inpatients. Journal of the American Academy of Child Psychiatry, 23；416-423, 1984.
26) Pfeffer, C.R.：The Suicidal Child. The Guilford Press, New York, London, 1986. （高橋祥友訳：死に急ぐ子供たち. 中央洋書出版部, 1990)
27) Shaffer, D.：Suicide in Childhood and Early Adolescence. Journal of Child Psychology and Psychiatry and allied Disciplines, 15；275-291, 1974.
28) Shaffer, D., Fisher, P.：The epidemiology of suicide in children and young adolescents. Journal of the American Academy of Child Psychiatry, 20；545-565, 1981.
29) Shafil, M., Carrigan, S., Whittinghill, J.R. et al.：Psychological autopsy of completed suicide on children and adolescents. American Journal of Psychiatry, 142；1061-1064, 1985.
30) 総務庁青少年対策本部編：昭和60年版青少年白書. 大蔵省印刷局, 1986.
31) 総務庁青少年対策本部編：昭和62年版青少年白書. 大蔵省印刷局, 1987.

32) 総務庁青少年対策本部編：平成元年度版青少年白書．大蔵省印刷局，1990．
33) 牛島定信：思春期女子の暴力的解決：手首自傷症候群．思春期の対象関係論，金剛出版，1988．
34) 渡辺直樹，二宮正人，宿谷幸治郎：中学生の行動様式の因子分析による構造分析：自殺願望をめぐる関係因子．児童青年精神医学とその近接領域，29；160-172, 1988．
35) Weiner, I.B.：Psychological Disturbance in Adolescence. John wiley & Sons, New York, 1970.（野沢栄司監訳：青年期の精神障害：下巻．星和書店，1979）
36) 吉田浩二，望月吉勝，福山裕三：北海道における未成年者の自殺に対する報道の影響に関する一考察．日本公衆衛生雑誌，36；370-374, 1989．

第17章

思春期の仲間集団体験における「いじめ」

はじめに

　いじめに抗議する遺書を残して自殺する子どもの報道があるたびに，大きな衝撃が社会を走り，いじめを社会から追放しようという叫びが全国規模で高まるのが常である。それにもかかわらず，いじめが子ども社会から消滅したという話をけっして聞けないのもまた現実といってよいだろう。しかもわれわれ子どもの心の問題に関わる大人にとって，"いじめ"が子どもの心に与える傷は，時代を超えた重要な課題でありつづけた。ここではいじめに対する抵抗力がもっとも弱く，またもっとも頻繁にいじめに関与する年代である10代前半，いわゆる思春期という年代に注目し，いじめという現象を検討してみたい。

I　いじめという現象

　まず前提としてのいじめの定義について検討しておきたい。森田[3]はいじめについて，「いじめとは，同一集団内の相互作用過程において優位に立つ一方が，意識的に，あるいは集合的に，他方に対して精神的・身体的苦痛を与えることである」と定義している。この定義は森田が述べるように「いたわり，相互支持，友愛など本来同じ集団のメンバーなら示すであろう望ましい人間関係のあり方（とるべき規範）とされる行動から逸脱した現象」，という理解を基盤に作られたものである。しかし筆者の理解では，実際に歴史の中で内部にいじめがない集団とは，森田がいうような望ましい優しさによって維持された集団ではなく，強力

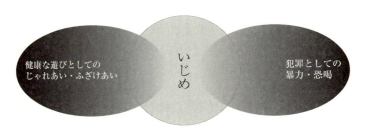

図1 いじめという現象の輪郭

なリーダーによって統制された，外に攻撃対象をもってそれと戦う集団のことではないだろうか。これがわが国においてもかつて見られたガキ大将を中心とした腕白集団の姿だったように思われる。そうした集団も，もっともよく統制され団結しているのはまさに具体的な敵対対象をもったときであり，敵があいまいな時期にはガキ大将グループといえども攻撃対象が集団内に求められる傾向はあったはずである。

図1に示すように，いじめという現象はその輪郭が非常に微妙かつあいまいである。いじめと境を接する健康な側には，仲間集団における遊びと，その高まった場面で生じる悪ふざけといった現象が拡がっている。この仲間集団内の悪ふざけや絡み合いといった現象はその場面だけを見れば「いじめ」と認識されても不思議がないという側面をもっている。それが決定的にいじめと違うのは，攻守ところを変えるといった，いわば野球における攻守と同じように相互性があるというただ一点においてである。結局いじめであるか否かの評価には，攻撃を向けられている側の被圧倒感ないし被攻撃感の量と質が大切な指標である。

一方いじめという現象の向こうには，もっと深刻度の高い現象として犯罪行為である恐喝や暴力（暴行，性的暴力など）が存在している。これはしばしば巧妙に"いじめ"の範囲のように見せかけられている場合が多いが，いじめよりもさらに深刻かつ重大な人権侵害が生じている現象として，速やかに毅然とした対処がとられるべきである。このように健康度の高い遊びの範囲のじゃれあい・ふざけあいと犯罪行為との間に存在するいじめという現象は，その境界がきわめてあいまいなものであることをわれわれは心得ておかねばならない。

そこでここではいじめという現象を「いじめとは，個人ないしは集団によって，ある個人あるいは集団に対して，相互性なしにすなわち一方的に加えられる，持続的かつ暴力的な迫害である。その暴力の内容は身体的・直接的な暴行に限定さ

れず，無視や暴言，脅迫などの心理的攻撃やさまざまな形の社会的差別を含む」
と定義しておきたい。

II　いじめの構造と展開

　森田らは，いじめとはいじめる子どもといじめられる子どもという二者関係ではなく，もっと複雑な行動であるとし，いじめの登場人物として

　　①傍観者：いじめを見て見ぬふりをしている子ども
　　②観衆：いじめをはやしたておもしろがって見ている子ども
　　③仲裁者：傍観者層から分化したいじめを止めに入る子ども
　　④加害者：いじめっ子
　　⑤被害者：いじめられっ子
　　⑥被害・加害者：一つのいじめ事件で両方の経験をもつ子ども

をあげて，これらの登場人物が絡み合う現象としていじめをとらえることを勧め，おおよそ以下のように各登場人物について述べている（個々の表現については筆者が適宜改変している）。

　「観衆」や「傍観者」は常に「被害者」にまわる可能性があり，ときに「加害者」へと変身することもある。また直接の当事者たちも，加害者と被害者は立場を入れ替える可能性が常にあり，学級集団全体が被害者へと陥ることへの不安を醸成させている。そしてこの不安を体現した層として「被害・加害者」がある。いったんいじめが発生すれば，学級の半数近く（45％）が当事者（加害者層，被害・加害者層，被害者層）としていじめに巻き込まれる。

　被害者，加害者，被害・加害者という直接的当事者とは別に，観衆，傍観者，そして「大人」といったいじめの場を取り巻く集団が存在しており，その両者の存在を前提として，そこに生じてくる集団的な感情すなわち「空気」こそいじめという現象に恒常性を与える推進力となっている。

　これらがからみあって，いじめの促進的作用といじめを鎮めようとする否定的反作用が生じ，この二つの力の総和として一つのいじめが成立している。

　ここで森田らの構造論を少し簡略化して，いじめの発展過程として考えてみたい。いじめはいうまでもなく「いじめる子ども」が「いじめられる子ども」に何らかの暴力を持続的に振るうという関係を意味する。さまざまな要因が絡み合っ

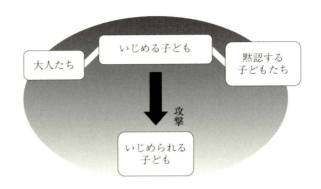

図2　いじめの初期構造

て「いじめる」側と「いじめられる」側が生じたとしても，当初それは偶発的な面が強く，いじめとするには「いじめる－いじめられる」という役割の固定性と暴力の持続性は確立していない。しかしそれぞれの子どもの持つある種の必然性に基づいてそれらが確立し始めるとき，すなわち「いじめる子ども」はいじめを通じて内的な欲求を満たそうとし，「いじめられる子ども」は逃れようもなく「いじめられる」という役割を担わされ拒めなくなった時点で，それはもはや「いじめ」と呼ばざるをえないのである。しかし，まだこの段階はいじめの定義にある「持続性」を保有してはおらず，いじめられている子どもはまだ完全にクラス集団から阻害・排除されているわけではない。これがいじめの初期構造である（図2）。

　この段階でクラスの多数がこの状況をいじめと呼ぶべき否定的なものと認識し，また大人である教師陣や親がその認識をもって事態を受けとめるということがあれば，これは単発的な出来事として消えていくことになるはずである。

　それとは逆に，クラスの多数が森田のいう傍観者および観客の役割を果し，図2でいう「黙認する子どもたち」となって，「いじめる子ども」の行動を正しい行動，あるいは愉快な行動として容認し，「いじめられる子ども」をいじめられる理由があるなどとして切り捨てる姿勢を示すならば，いじめの状況は持続し続け，さらには全員が何らかの形で「いじめる子ども」の役割を果すようないじめの常態化にまで事態は進行することになるだろう。大人もまたこの初期構造の中でいじめを単発的な出来事に終わらせるか，常態化させるかの分岐点に関与することが多いことはいうまでもない。教室において常日頃から教師がいじめを許さないという空気を作ることに努力しているか，それとも教師自ら「能力の劣るものや

風変わりなものは攻撃されて当然」といった空気を教室に醸成したり，常に叱られるスケープ・ゴートを作って他の子どもたちをまとめたりといった間違った学級運営をするということがあると，いじめの常態化が生じやすくなる。親も，教師と同じように，いじめが固定化・常態化に向かうエネルギーを子どもに供給している可能性が高い。親の社会観・人間観は日頃の言動を通じて確実に子どもに伝達されており，子どもはそれを無批判的にそして戯画化された形で仲間関係の中に表現するものである。

　また大人が初期構造にあるいじめの存在に気づいた際に，それを確かめる方法を間違えると，いじめは大きく常態化に近づくことになる。たとえば「いじめる子ども」に直接いじめていないかどうか質問するといった方法は，いじめる子どものいじめの正当化（「Aはすぐ嘘をつくから文句いわれてもしょうがないよ」「Bはわがままだから……」など）や偽装化（「Cとはプロレスごっこをやってただけ」など）を呼ぶだけである。これまでとかく大人はこのいじめる側の正当化や偽装化にまるめこまれてしまいがちであった。同じように，大人が「いじめられる子ども」にいじめられていないか質問しても，その多くはいじめを自分が悪いからと思っており，また「チクリ」は更なるいじめを呼ぶことを知っているために，「そんなことはない」と答えるであろう。また「黙認する子どもたち」に第三者的な意見を聞いてみても，たいていの場合「いじめる子ども」の正当化や偽装化を補強する意見しか聞けないはずである。このあたりのいじめという現象に巻き込まれた子どもたちの心のダイナミックスをよく心得て，いじめ問題に取り組むことが大人に求められているのではないだろうか。

　いじめが常態化・恒常化するということは，その集団内にあっては「いじめられている子ども」をいじめることは当然といった空気や，むしろそれを正義とするような空気が支配的になり，「いじめる子ども」が自らの暴力を正当化することに成功するということである。同時に，「黙認する子どもたち」はより積極的に「いじめる子ども」の暴力に加担しはじめ，さらにその中から暴力に直接手を貸す子どもも現れ，次々に「いじめる子ども」が増殖していく。しばしばこの「黙認する子どもたち」はいじめという事実が集団外に漏れることを邪魔し，集団内の出来事を外部から覆い隠す「いじめの不透明層」の役割を果たしている。大人もこのいじめの常態化に関与することは初期構造のところですでに述べたとおりである。大人が目の当たりにした，あるいは耳に入ってきたいじめ事件の情報を過小評価し，その出来事がいじめではなく，「いじめる子ども」の「いじめられ

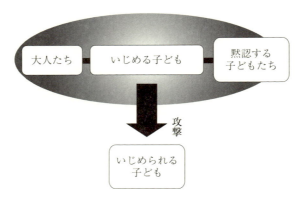

図3　いじめの常態化

る子ども」への正当な怒りの表現であると理解したり，通常の仲間関係の範囲の出来事と判断したりすることは，いずれもいじめの常態化を支える大きなエネルギーとなっている。教師ばかりでなく親もしばしばいじめに重大な関与をしている。わが子が「いじめる子ども」や「黙認する子ども」となっているという事実を知らされたときに，たいていの親は「いじめられる子ども」の欠点をめぐるわが子の主張に同調するからである。このようにして「いじめる子ども」に「黙認する子どもたち」や「大人たち」が消極的容認から積極的加担に至るまでのさまざまな支持を与え，集団の大多数が全体としていじめを維持する結びつきを作って，排除され孤立した「いじめられる子ども」を攻撃するという状況がいじめの常態化（図3）に他ならない。そして「いじめられる子ども」を攻撃することでその他のメンバーが団結を強めることができるといういじめる側の利益は，自分が「いじめられる子ども」になりたくないという不安と相まって，強力ないじめの常態化の推進力となるのである。

　図4は，いじめの初期構造においてその集団（クラス，学校，仲間集団など）が健康ないじめイメージをもっている場合や，困難ではあるがいじめの常態化に対する介入が成功した場合に，いじめが鎮静化していく状況を描いたものである。いまや「黙認する子どもたち」は「いじめる子ども」に対して批判的となり，「いじめられる子ども」を支えようとする，いじめを黙認しない「介入する子どもたち」になっているのである。そして「大人たち」もいじめ状況を解消しようと真剣になった「介入する大人たち」となっている。この状況では，「いじめる子ども」

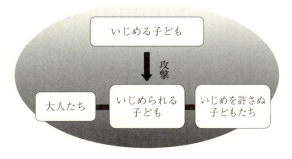

図4　いじめの解消へ

はもはやいじめる行動の正当性を主張できず，いじめを続けるかぎり孤立していくという事態が生じてくるので，いじめを止めざるをえなくなるのである。

Ⅲ　思春期の仲間集団について

ここでいじめから少し離れて，「いじめ」の対概念とされがちな思春期の「仲間集団」の存在意義について検討するため，まず保坂[2]が示した子どもの仲間関係の発達過程を通じて思春期の仲間集団の特徴を整理してみたい。

1．gang group（小学生，児童期後半）：
同一行動による一体感が重んじられるグループ

gang group は「小学校高学年頃，親からの自立のための仲間関係を必要とし始める時期に現れる徒党集団」と定義され，この集団は「同一行動による一体感が重んじられる」同性の集団という特徴を持つと保坂はしている。この仲間集団の特徴と小学校高学年という年代から，gang group は Blos, P.[1] のいう preadolescence（前思春期）年代の男子の仲間集団とほぼ同じものであることがうかがわれる。

その点に関して Blos は，「典型的な男性の前思春期は，男性性への転換が首尾よく達成される以前に，去勢不安に対する同性愛的な防衛を利用することがその特徴である。それはまさに記述心理学が"ギャング段階"と名付けた，少年の典型的な集団行動の背後にある防衛的解決のことである」と述べている。さらに Blos は前思春期男子の仲間集団について，母親からの自立の背後に存在する増大した母親への退行的愛着が，主体性を奪われる不安（すなわち去勢不安）を

賦活するため，男子は同年代同性集団への同性愛的愛着によってこの不安に対抗しようとする旨の指摘をしている。まさに羽の色が同じということにこだわり，同一であることによって不安を無視できるパワーを与え合うための集団なのである。であるからこそ毛色の違う仲間への攻撃は仲間集団の同一性・均一性を確認しあう格好のチャンスとなるのであろう。

2．chum group（中学生，思春期前半）：
　　興味・関心・活動を共有する仲良しグループ

chum group は中学生の仲良しグループであり，「ここでは互いの共通点・類似点を，言葉で確かめ合うのが基本になって」おり，「この言語による一体感の確認から，仲間に対する絶対的な忠誠心が生まれてくる」と特徴が指摘されている。保坂はこれも同年代同性集団で，gang group が男子に典型的であるとすれば，chum group は女子に典型的であると指摘している。この仲間集団は Blos のいう early adolescence（思春期前期）における少女のそれに近い。

Blos は「交友は少女の生活において男子と同様に重要な役割を果たす。少女にとって同性の友人がいないことは，彼女を渇きに似た絶望に投げ込み，友人を失うことは抑うつと生活への興味の喪失を促進する」と指摘しているが，これこそ chum group が互いの共通点・類似点を確かめ合う機能をもつという特徴につながるものであろう。

3．peer group（高校生，思春期後半）：
　　互いの価値観・理想を語りあう仲間

peer group は保坂によれば「互いの価値観や理想・将来の生き方などを語りあう仲間」と定義されている。Blos の記述を追ってみると，前思春期に優勢な gang group の騒々しさを経て，early adolescence（思春期前期）の子どもは両親からの分離の進行により，幼児期における両親の内在化によって成立した超自我の弱まりを経験しており，それを補完するように「友人」へ向かうのである。「少年はいまや友人の理想化を要求する交友をもつようになる」というのだ。これは中学生の後半から優勢になってくる chum group 的心性をよく言い当てている。やがて高校生年代すなわち adolescence proper（固有の思春期）に至ると，子どもは友人を理想化するばかりでなく，理想をめぐって友人と論争したり，自己の独自性を主張したりといった活動へ，そして一方では異性愛へと向かうようになるのである。まさに同一であることよりも独自であることのほうに重きをおき，異質性を主張しあうような活動が可能になることこそ peer group の特性といえ

よう。

　gang group は前思春期男子集団の特徴を色濃くもった仲間集団である。それは同一の行動をとることに入れ込む集団で，毛色の違うメンバーを攻撃排除する傾向がある。そのような行動によって攻撃する側の団結心を確かめ高めることができるのである。男子ではやがて，この集団の特徴が中学生後半から出現し始める peer group の性質と混じりあい始める。その結果，群れたがる，同じ行動をとりたがるなどの特徴に加えて，友人を理想化して，親よりも友人の価値観や理想を優先するようになる。やがて高校生年代のある時点から思想・信念・理想などを共有しあうとともに，論争し主張しあうことを受容できる集団に展開していくのである。保坂の言うように peer group はしばしば男女が交じり合った集団であり，異質性を許せる集団なのである。

　これに対して女子は gang group よりは chum group 的な特性を持つ仲間関係を結んで前思春期および思春期前期を過ごすようである。このもっとも典型的な例が女子の「仲良し二人組み」である。この集団は「空虚感を埋めあう友人関係」と表現することもできる。やがて中学生の後半あたりから女子は peer group の特徴を少しずつ濃くしていき，高校生年代を過ごすことになるのである。

　いじめという現象はこの仲間集団の3形態のうち gang group と chum group で生じやすいと考えられる。いずれの仲間集団も同質であること，均一であることを追求する集団力動を特徴としているからである。これまで述べてきた3形態の仲間集団の心性は，その各々が消え去ることなく個人の内面でいつまでも存続しているものと考えられる。だから大人であっても，peer group 的な社会性の高い仲間関係を結びながら，時々退行的に gang group や chum group の心性が頭をもたげてくる時を持つのが普通である。仲間で飲酒しての馬鹿騒ぎや大人の世界で生じるいじめがその好例といえるだろう。

Ⅳ　現代の子どもの置かれた環境

　前節で述べた友人関係の展開は現在の子どもの場合，どのように進行していくのであろうか。この点を理解するためには，子どもの心性と深く関わりのある子どもの置かれた環境の今日的特徴をよく心得ておく必要がある。ここでは五つの特徴をあげて子どもの世界で展開する現在の友人関係の特質について検討しておきたい。

1．仲間集団・友人関係の意義の低下

現代の子どもは仲間集団への愛着が以前の子どもよりずっと減少しており，仲間集団における人間関係はより表面的なところを流れているように見える。現代の子どもは思春期においてさえ以前よりずっと容易に仲間集団を離れ家庭にひきこもるようになっている。

2．広範な社会的価値の相対化

現在のような高度な情報化社会は地域性の喪失した社会的価値観の均一化を幅広く生じさせるとともに，あらゆる価値を相対化させることになった。権威は失墜し，理想はしらけた薄っぺらなものと化し，行動の基準はあいまい化している。これは社会的な水準での超自我や自我理想の機能が喪失した世界に子どもたちが住んでいることを意味している。それはまさに「何でもありの基準なき世界」と紙一重のところなのである。

3．多様化の一方での画一化の進行

価値の相対化は価値観の幅を広げたかというとそうでもない。むしろ情報として何でも「わかってしまう」この社会では，子どもはあまりにも早くから「勝ち組」と「負け組」という画一的な分類を受けている。負け組の多くの子どもは努力する意欲を失ってしらけ，触れればすぐさま破裂しそうな怒りを溜め込んでおり，勝ち組の子どももまた，挫折を恐れ，大人に従順に従いつつ，ひそかに怒りを醸成しているのである。

4．親子の相補的共生関係の遷延傾向（自己愛を支えあう親子）

現代の子どもは，幼児期以来の自己愛的で誇大な自己イメージが仲間との葛藤によって崩される試練よりは，親子関係にひきこもってそれを保持することのほうを選ぶ傾向が，以前に比較してずっと強まっているようである。親もまた幼いわが子に託した自己愛的万能的な夢を捨てきれず，子どもを通した自己愛の満足を得ようとしていつまでも子どもに執着する傾向があるようにみえる。その結果，現代の親子は互いを自己愛満足の対象として必要とする「親子共生」状態に陥りやすいようである。

5．虐待的な養育環境の拡大

親子の相補的共生関係から離脱できない親子が目立つ反面で，ネグレクトや心理的虐待を含む児童虐待は増加の一途をたどっており，その周辺領域的な養育環境の問題（虐待とは呼べない長時間の放置，親の深夜におよぶ宴席への同席，父親の女児への過剰な接触など）を含むと，多くの子どもが虐待的な養育環境で育

つ現状にあると考えてよいだろう。こうした養育環境は，子どもの自己と他者への信頼感の形成を損ねるため，対人的には親密な関係よりは表面的な交流へ向かわせる傾向を強めやすく，対象への愛着は見捨てられる怒りと抑うつを伴う貪欲で衝動的な特性を伴いがちになる。

いじめ問題との関連で考えると，このような現在の子どもの置かれた環境の諸特徴は，一方ではいじめへの感受性を高め仲間集団への被害感をもちやすくさせているという意味で「いじめられている」と感じる子どもの増加に貢献し，もう一方では仲間への愛着の希薄さと衝動性の高まりにより，冷酷でしかも対象を集団内に安易に求める攻撃を生じやすくさせているという意味でいじめの深刻化に貢献しているのではないだろうか。

V　"いじめ"問題を大人はどうとらえるべきか

以上のように検討してきたいじめを大人はどのようにとらえ，どのように関わっていくべきであろうか。以下筆者が考えている2, 3の点をあげて，この疑問への過渡的な回答としておきたい。

いじめられている子どもに対する支援は，まず生じている事態を大人がいじめと認知することが出発であり，その子どもに「君を守り支える」という大人の意思を明確に伝える必要がある。いじめ体験によって萎縮し，被害者意識を強く持っている子どもに「我慢しろ」と言うのはあまりに酷薄であり，それ自体いじめである。いじめられている子どもがいつかこの体験を冷静に見つめることができる日まで心身ともに生き延びるためにも，まずいじめられていることを認め，話を信じてくれる大人の存在が必須である。

次にいじめる子ども，黙認している子どもに対しては，いじめは許さないという大人の意志と枠組みを明瞭な形で示す必要がある。いじめる子どもは何かそのような形でしか表現できない葛藤を抱えているかもしれない。また黙認している子どもの中には自分の攻撃性をいじめる子どもを通じて代理的・間接的に表現している子どももいるだろうし，いじめを止めてもしや自分にいじめの刃が向きはしまいかと恐れている子どももいるかもしれない。いじめは許さないという大人の明確な姿勢は，いじめられる子どもはもとより，いじめに加わったいじめる子ども，黙認する子ども，傍観者といったどの子どもにも援助の手をさしのべることになるのである。

さらに弱者や少数意見の持ち主への大人の日頃の姿勢を子どもは「ちゃんと見

ている」ということを大人は忘れてはならない。不用意な競争心のあおり方や罵倒の言葉，たとえば「馬鹿は死ね」「これがわからない奴は落ちこぼれだ」「弱虫」「〇〇君は宿題を忘れたお馬鹿さんです。みんなで笑ってやりましょう」などといった心ない大人の言葉や姿勢がいじめを容認する空気を家庭や教室に作りあげるのである。子ども集団の育成に関わろうとする大人はこの点で厳しい自己点検が必要であろう。

　以上，いじめに対する大人の姿勢について述べてきたが，いじめ問題に向かう際に筆者はいつも心に思い浮かべる言葉がある。それは「角を矯めて牛を殺す」という警句である。いじめはないにこしたことはない。しかしこれまで見てきたように，いじめは仲間集団の活動に紛れ込みやすい，同年代集団にきわめて親和性の高い行動である。したがっていじめと見分けることの難しい微妙な出来事は仲間集団体験の中に一般的かつ日常的に発生していると考えることができる。仮にいじめが思春期青年期の仲間集団経験について回るある種の毒だとするならば，子どもがそれに対する免疫を獲得できるように，ほどほどの経験としてこの毒を飲む工夫をしようという大人側の発想もありうるのではないだろうか。筆者は社会的存在としての人間にとって，思春期青年期における仲間集団体験を経ない発達が発達路線のスタンダードとなることはありえないと考えている。だから子どもの心の臨床において，「角を矯めて牛を殺す」ことがあってはならないという言葉を常に心にとめておきたいと思うのである。これからも大人は，子どもの攻撃性や自然発生的仲間集団の意義を大切にできることと，いじめを許さないことを両立させるというデリケートな均衡を目指して努力と工夫をつづけねばならない。

文　　献

1) Blos, P.：On Adolescence：A psychoanalytic interpretation. The Free Press, New York, London, 1962.（野沢栄司訳：青年期の精神医学．誠信書房，1971）
2) 保坂亨：学校を欠席する子どもたち：長期欠席・不登校から学校教育を考える．東京大学出版会，2000.
3) 森田洋司，清水賢二：新訂版いじめ：教室の病い．金子書房，1994.

第18章

中学生の心のケア
児童精神科医から学校への提言

はじめに

　本シンポジウムのテーマ「"普通"の中学生とは：いかに心のケアをするか」は，児童思春期精神科医という立場から取り組んでみると，かなりデリケートで難解な課題であることに気づかざるをえない。児童精神科医がその臨床において出会う中学生の大半は，精神病理学的な症候と理解することができる何らかの情緒的混乱や問題行動を伴った不適応状態の解決を求めて受診してくるのであって，その意味では疑いもなく"特殊"な中学生である。もし児童精神科医が何の注釈も加えることなく，その特殊な中学生の臨床経験から普通の中学生像を示そうとするなら，あまりに乱暴な議論として批判を受けるのは当然であろう。しかし，普通の中学生とは漠然と「医師などの専門家によって何らかの診断を受けた特殊な中学生とはなっていない中学生」を意味しているに過ぎず，実は多数のそれと認知されていない特殊な中学生を含んで成立している概念ではないだろうか。あるいはまた次のように表現することもできる。すなわち，ある中学生が精神科医などから特殊な中学生と認定されるに至ったのは，たまたま悪循環的にマイナスの諸要因が重なったことに対する反応の結果としてであり，その特殊な中学生も多くは昨日まで普通の中学生であったのではなかろうかと。このような観点からすると，児童精神科医が経験した特殊な中学生の心性の「健康」や「日常」といった方向への延長線上に普通の中学生の心性を位置づけることは，あながち乱暴とはいえないことになる。したがって筆者は，今はまだ患者となっていない多くの

中学生が心の危機を克服しようとして退くことのできない苦闘を続けていたり，このような危機を抱えること自体をまさに「人間失格」と感じて劣等感にさいなまれていたり，あるいは助けを求める方法を知らずに絶望しかけているといった状況が，表面からはうかがい知ることのできない普通の中学生の内面として存在しうるという発想でこの課題を検討していきたい。

I なぜ中学生は学校では弱みを見せないのか

　児童思春期精神科を受診した中学生について学校側が「学校に来れば元気にやっていますよ。お母さんの心配しすぎじゃないですか」と親に語るというケースにしばしば出会う。このことは，臨床の場では特殊と判断される中学生の心性が，学校の教師の目には普通としか見えないという事態が日常的に生じていることを意味している。こうした事態が生じるのは，児童精神科へ中学生を連れていった親と，学校では問題がないのにと感じる教師の，それぞれの観点や情報量の違いによるというばかりではなく，親にとっては容易に特殊と評価しうる中学生の問題が，教師からは著しく見えにくく，表面的には普通にしか見えないということがあるからではないだろうか。まったく逆に学校での明らかな不適応状態が親にはきわめて見えにくく，子どもの問題に関する教師の指摘を，わが子へのいわれのない中傷と感じてしまうといった事態も少なからず生じている。まさに中学生が親と教師に見せる顔はそれぞれまったく違うのである。ではなぜこのようなことが起きてくるのであろうか。そこにこそ"普通"の中学生の心性の特徴があると筆者は考えている。

　図1は思春期の子どもと環境との相互作用をおおまかな模式図にしたものである。子どもの自我は外に親を中心とする「家族」と「学校および仲間集団」という環境を持ち，内に「無意識的領域」という内的世界を含んでいる。子どもの自我は二つの環境である「家族」と家族外の世界という意味での「外界」すなわち主に学校および仲間集団によって形成される世界の双方から支えとストレスをたえず与えられている。外界でのストレスは家族に支えられて克服し，家族からのストレスは外界に支えられて克服するといったバランスのもとに子どもは家族から外界へという分離－個体化ベクトル，この図では上へのベクトルを保持することができている。このバランスがとれている状況では一般に子どもの自我と無意識領域とのあいだの内的葛藤は適切な範囲に保たれ，繰り返し経験するストレスとその克服過程は自我機能を鍛え磨き上げるという結果をもたらしてくれる。こ

第18章　中学生の心のケア：児童精神科医から学校への提言　229

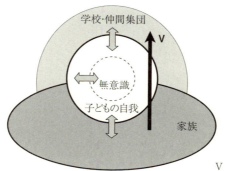

V：分離－個体化ベクトル

図1　子どもの自我と環境

のように中学生年代の心の発達に重要な支えを与えてくれるこのバランスを保つために，中学生は親への愛着と関心の高まりを覆い隠すに十分な外界からのエネルギー補給を確保し続ける必要があり，そのため外界での活動や人間関係に過剰適応的に一体化しようとする。したがって学校での中学生は一般に，弱みを見せない強がりやすべて問題なく進行しているという姿勢を前面に出そうとするものなのである。したがって中学生が学校で弱音を吐いたり，明らかな症状をあらわすという事態は，後に述べるように間違いなく「よくよくのこと」なのである。

　学校での活動や人間関係への中学生の適応は，それが過剰適応的である分だけ失敗しやすいという特徴を持っており，大人にはほんの些細なものに見えるような出来事でつまずいてしまうことがある。そうした事態は外界からの支持的エネルギーの供給が断たれるかもしれない重大な危機を意味しており，そのため外界とのやりとりをめぐるストレスが爆発的に強まることになる。その状況下で中学生は，再び外界すなわち学校における活動や人間関係への完全な適応を得ようとしてあがくが，悲しいかな経験不足のゆえに，このつまずきをとりかえしのつかない挫折と早合点しがちである。外界への適応をあきらめた中学生は外界とのやりとりによって傷ついた心を家族の支えによって癒すべく母親へ近づこうとする。しかし母親への過剰接近は主体性を拘束される恐れを爆発的に強めるため，中学生にとってこの母親への心理的接近もけっして居心地がよいとはいえない。こうした状況は図2に示したように中学生の自我と外界，家族各々の間のストレスを高めると同時に，内的葛藤を強めるという事態を招くことになる。こうなると中学生の精神発達を意味する分離－個体化のベクトルは著しく弱まらざるをえ

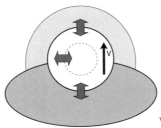

V：分離－個体化ベクトル

図2　ストレスと内的葛藤の増強

ない。このような事態は一つ外界とのストレスが増すことによってだけ生じるというものではない。たとえば両親の不和，父親の単身赴任，子どもの反抗への親の過剰な反応などによって家族との間のストレスが増加するような状況もまた，中学生の内的な分離—個体化への没頭に強い罪悪感を与えることで阻害し，親への心理的な過剰接近を生じさせると同時に，外界との交流への関心を著しく抑制し，内的葛藤を強めることになる。

II　なぜ内的葛藤の高まりがすぐに"ひきこもり"に結びつかないのか？

　前節で述べてきたような内的葛藤の高まった中学生の心性は，自然な反応として外界への関心を減らし親への関心を強める。こうして分離－個体化ベクトルが弱まった状況は，容易に家族への退行的な接近欲求を強化することが予測される。その結果実際に中学生の家庭内へのひきこもりが生じると，この図3のようにベクトルが逆転し，より深く，すなわちより退行的に家族の中に埋没し，外界との接触面は著しく減少することになる。まさにこの図は中学生の不登校状況そのものを表現しているといっても過言ではない。しかしこの状況に移行すれば中学生の内的葛藤は減少するのかというと，それは難しいようである。葛藤の減少は生じたとしてもあくまで一時的なものであり，永続的な葛藤からの解放は生じない。それどころか，外界との接触を断ち母親に過剰接近した状況は例外なく新たな著しい内的葛藤を作り出し始めるのである。

　こうした結果を本能的に知っているのか，中学生は内的葛藤が強まり分離－個体化ベクトルが弱体化する状況にあっても，すぐさま不登校状況へと突き進んでいくわけではない。なんとかこれまでに確立してきた家族との距離を保持し，外

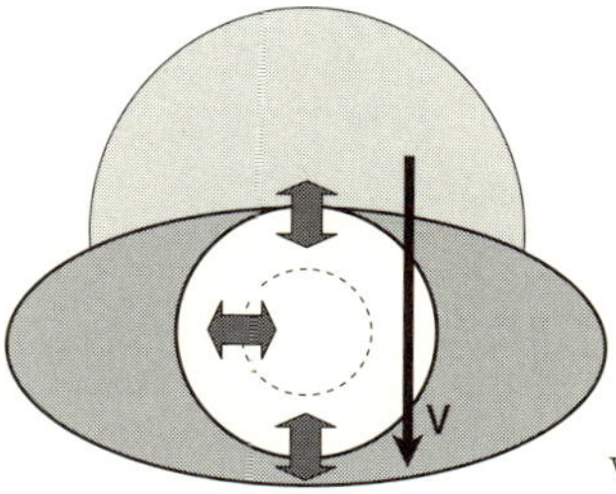

第18章　中学生の心のケア：児童精神科医から学校への提言　231

V：分離－個体化ベクトル

図3　思春期のひきこもり状況

界との距離が増大しすぎないよう図2のような心理的位置にとどまろうと必死の努力をするのである。この状況下での中学生は，外見上はまさしく"普通"の中学生としか見えないだろう。おそらくこの状況から再び家族および外界との関係のバランスがとれはじめ，分離─個体化ベクトルが外界への方向とその強度を獲得するという回復経過をたどれないまま，ついにこらえきれずに不登校を生じることになれば，ここで初めて明らかに"特殊"な中学生と認知されることになるのである。

　内的葛藤の高まった図2のような危機状況は，おそらく中学生には外界と家族双方との接触面で刺激される緊張感や不安，怒り，孤立感，疲労感，あるいは不幸・不遇感などとして感じられるのではなかろうか。この内的状況の不快さはさまざまな防衛機制ないし回復機転を賦活し，それらが一定の臨界点を越えて中学生の自我に影響を与えるようになると，明らかな情緒および行動水準での症状（神経症，心身症，問題行動など）となって顕在化してくるのである（表1）。しかしこのような表現はただちに教師に認知されるわけではない。なぜならこうした症状はしばしば家庭でだけ出現し，学校で教師が直に目にする機会は意外なほど少ないからである。そのためこうした症状の大半は，不登校のような明瞭に特殊な事態と認知できる症状と異なり，いわば"普通に見える特殊"という境界的な領域を占めている症状ということができよう。

　表1に示したさまざまな症状のうち中学生の間でもっとも一般的な症状は「心身症的身体症状」であろう。頭痛，腹痛，悪心（嘔気），めまいなどは中学生が頻繁に訴える身体症状である。この年代特有な内分泌バランスや自律神経機能の不安定さなどの身体的条件を背景にさまざまな自律神経症状が訴えられる。また気管支喘息やアトピー性皮膚炎の増悪も自律神経症状の出現と同様の心身症的な

表1　内的葛藤の高まりによって生じる諸症状

1) 心身症的身体症状　　　　　：頭痛，腹痛，喘息の悪化
2) 身体症状へのこだわり
　　　第一グループ　　　　　：転換症状，解離症状
　　　第二グループ　　　　　：心気症症状
3) 不安・恐怖症状　　　　　　：予期不安，分離不安，パニック発作など
4) 強迫症状　　　　　　　　　：不潔恐怖，確認儀式など
5) 問題行動
　　　第一グループ　　　　　：自傷行為，摂食障害など
　　　第二グループ　　　　　：家庭内暴力，家庭限局性の反抗
　　　第三グループ　　　　　：反抗，非行，犯罪行為
6) 抑うつ状態　　　　　　　　：無気力，悲哀感，無価値感など

意義を持っている場合が少なくない。内的な危機の重要な徴候として心身症的身体症状とは一線を画した症状に「身体症状へのこだわり」がある。ここに含まれる症状群の第一は身体疾患とはいえない身体症状，たとえば腕の麻痺，失立失歩，けいれん，過呼吸発作，意識混濁（もうろう状態）などを頻回に生じるような状態であり，精神医学的には転換性障害あるいは解離性障害と診断される。

　第二は些細な身体症状や疾患を重大な障害の徴候と頑固に思いこんで執着し，心気症と診断されるものである。これら「心身症的身体症状」と「身体症状へのこだわり」は，現実にはさまざまに混じりあって一人ひとり独特な身体関連症状を作り上げていく。これらの身体関連症状は家庭で親に訴える場合がほとんどであり，教師は親を通じてそれを知ることになるため，子どもの訴えを大袈裟に伝える親の過保護な姿勢と勘違いすることもある。ただし，演技性が強く感じられ，注目を求める操作性が表に立ち，転換性障害と診断されることになる身体症状の場合には学校でもしばしば出現するため，学校でまず問題になることも少なくない。

　「不安・恐怖症状」も身体症状と同じようによく見られる症状である。両者は密接な関連があり，不安・恐怖とそれに伴う緊張感は必ずといってよいほど何らかの身体症状を伴って実感されるようである。学校における不安と緊張感の高まりは，毎朝目をさましたときから学校状況での失敗や恥を恐れる予期不安とそれに伴う強い緊張として子どもに影響を与えており，たとえば家を出る瞬間まで頻尿や腹痛のため何回もトイレに行かねばならなくなったり，吐き気やめまいなどの不定愁訴をしきりに母親に訴えるといったあらわれ方をする。また学校にいる

間も頻尿のために授業中トイレに行きたくなったらどうしようという心配で頭がいっぱいであったり，授業中に放屁したらどうしようと自分の腸の状態に注意を集中して緊張していたりする。あるいは授業中に急に激しい恐怖感と共に動悸が爆発的に強まるパニック発作を経験したことのある中学生は，また同じような発作を起こしはすまいかと緊張しているという場合もある。家庭のこと，親のことが心配で学校にあっても家族のことばかり考えて不安になっているといった分離不安も小学校低学年の子どもだけではなく，中学生にもみることができる。こうした不安・恐怖症状はやはり家庭においてもっとも率直に焦燥感や怒りを伴って表現されるものであり，学校ではよほど強い不安・恐怖でない限りときどき一般的な身体症状を訴えて保健室へ行くといった程度の表現にとどまる。

「強迫症状」も中学生の発達段階との親和性があるのか内的葛藤の高まりを示す症状として顕在化することが少なくない。学校から帰宅して一連の清めの儀式を行わねばならないとか，ことあるごとに汚れを落とすためにくりかえし手を洗わずにはいられないといった不潔恐怖は中学生の強迫症状の典型的なものである。この強迫症状も学校で最初に気づかれるということはきわめて稀で，家庭において親や同胞が清めの儀式に深く巻き込まれて深刻な問題となっていても，学校ではその気配はまったく見せていないのが普通である。

中学生の内的葛藤の高まりはすでに述べたような身体症状や神経症症状によって表現される他に，種々の「問題行動」によって表現されることも少なくない。この問題行動を個人性の高いものから社会性の高いものへと順に並べてみると，第一グループとして手首自傷などの自傷行為や拒食症をはじめとする摂食障害がある。これらは本質的には人間関係を求める行動と解釈できるが，少なくとも表面的には自己に向かう攻撃性という形式で出現されている問題行動である。第二グループは反抗を含んだ家庭内暴力であり，これらは主に家庭内人間関係に向けられた攻撃性として理解することができる問題行動である。第三グループは家庭外での反抗や非行であり，学校をはじめ主に社会的な場や人間関係を対象として表現される攻撃性と理解できる問題行動である。第一グループの自傷行為は，身体症状や神経症症状と同様に主に親へ向けてのアピールという意味が大きいものから，むしろ親の価値を切り下げたうえで友人や教師の承認と受容を一挙に得ようとする意図が明らかなものまであり，教師に認知できるのは後者の意味が濃厚なものに限定されている。中学生の摂食障害の大半はいわゆる拒食症であり，瘦せがかなり目立ってくれば誰の目にも障害が明らかになるが，学校での行動はむ

しろ過剰適応的で活動的なため，教師にはその深刻さが見落とされがちである。第二グループの家庭内暴力に至っては，不登校を伴っていないかぎり学校ではまったく常と変わらない適応を示しているものが大半であり，親もそのことを教師に伝えない場合が多く，教師がそれと認知できる機会は意外なほど少ない。ところが第三グループの問題行動は，初期から教師との関係が主な攻撃対象となりやすく，そのため早くから"特殊"な中学生と認知されることが多い。

　以上のように，内的葛藤の高まりを反映した諸症状の主なものを列挙してきたが，このリストの最後に「抑うつ状態」をあげておきたい。これは一般的には無気力，不安，悲哀感，無価値感などを主症状とする病理的状態であるが，中学生の場合，表面的には抑うつと結びつけにくい過活動，攻撃的行動の増加，顕著な幼児返り（退行）などを伴うことが少なくない。このような抑うつ状態は，これまで述べてきた心身症的あるいは神経症的諸症状の一つというだけではない。これらの諸症状を示しながらも内的葛藤の高まった状況に耐えていた中学生が，周囲からの適切な援助を含む効果的な回復機転を発動する機会を与えられないままに，消耗し追いつめられてついに陥る状態という側面も持っている。

Ⅲ　なぜ教師は中学生の不適応行動を親の問題と決めつけてはいけないのか？

　これまで述べてきたのは不登校のような容易に認知できる非社会的行動の出現に至る前に，医師の眼からは神経症，心身症，あるいはうつ病などの精神医学的な診断が可能な内的葛藤の高まりに由来する諸問題が，まさに"普通"の中学生の中に存在しているという観点であった。本節では，たとえば授業妨害，突発的で乱暴な行動，ルールへの反抗，仲間関係への敏感で過剰な反応，些細な刺激で泣き叫ぶといった一般に「パニック（パニック障害のパニックとは異なる）」と呼ばれてきた情緒的混乱状態などのような学校を舞台に生じてくるさまざまな不適応行動（前節であげた「第三グループの問題行動」に含まれる）について検討したい。

　こうした不適応行動の原因については，たまたま医師の診断を受けて"特殊"な中学生として認知されている少数のケースを除くと，たいていの場合，子ども自体の資質の問題と親の「しつけ」や養育姿勢の問題に求めるという道徳主義的な感性が学校現場には濃厚に存在する。近年マスコミをにぎわす「キレる子ども」や「学級崩壊」というセンセーショナルな用語が教育現場に素早く受け入れられ

表2 中学生の不適応行動の背景要因

A. 発達障害軽症例ないし周辺例
    1) 境界知能
    2) 注意欠陥／多動性障害（ADHD）
    3) 広汎性発達障害（アスペルガー障害など）
B. 精神病性障害
    1) 統合失調症
    2) 双極性障害
C. 家族要因
    1) 虐待，放任，過保護など
    2) 両親の不和，別居，離婚など

たのも，まさに「子どもの性質・資質」イコール「親のしつけの結果」という道徳主義的な図式が学校に歓迎されたために他ならない。しかし，不適応行動を示す中学生の大半は本来，"普通"の子どもの中の「落ちこぼれ分子」として一般化され，学校の困り者といった扱いを受けるのではなく，不適応行動を惹起させているさまざまな要因を正確に評価された"特殊"な中学生として正当に認知され，適切なサポートを与えられなければならない子どもなのである。

では"特殊"な中学生として認知すべき学校での不適応行動にはどのような背景要因があるのだろうか。その主なものをあげると，表2に示したように第一に発達障害，第二に精神病性精神障害，そして第三に虐待からいわゆる養育姿勢や家族構造の危機に至るまでのさまざまな家族要因をあげることができる。なおここでは，あえて学校への直接的な反感に基づく「反抗」という問題は背景要因の検討から除外してあるが，学校が自らの子どもを守り育む機能に関する健全な自己点検機能を持っているか否かという点を含め，きわめて重要な要因であり，これに関しては別に検討する必要があることはいうまでもない。

ここで第一の背景要因としてあげた発達障害とは，いうまでもなく，それと認知することの容易な精神遅滞や自閉性障害の典型例のことではなく，それら中核的な発達障害の周辺領域に分布する軽症ないし境界的な発達障害のことである。その第一グループは精神遅滞の周辺領域をなす境界知能の中学生である。心理的過敏さやストレスへの脆弱性を具有することの多い境界知能児は，前述の心身症的身体症状や神経症症状ないし自傷的な問題行動の生じやすさでも際だっているが，ときには集団的な問題行動に加わったり，性的非行や家出・放浪などの個人

的な行動障害を示すことがある。発達障害の第二グループとしては「注意欠陥／多動性障害（ADHD）」の中学生である。ADHDの中学生の衝動性や多動性は，唐突な怒りの爆発を好例とする衝動行為としてあらわれ，周囲の挑発に刺激されやすい傾向は「いつも騒ぎの中心にいる」という印象を持たれやすい。いわゆる学級崩壊の中心的生徒としてマスコミで教師が語る例の中に少なからずADHDの中学生が含まれていることは多くの児童精神科医が認めるところである。その場合，学級内での騒ぎの中心になって目立つのは確かに刺激されやすいADHDの中学生であるかもしれない。しかしその中学生の引き起こす騒ぎに乗ってうっぷん晴らしをしている周辺の生徒群の存在が，実は学級崩壊発現の必要条件となっているように筆者には思われてならない。発達障害の第三グループは自閉性障害の軽症・高機能例であり，その中心をなすのは「アスペルガー障害」の中学生である。思春期に至ったこのグループの中学生は小学生の頃のようなサポートを与えてくれなくなった教師や同級生集団との関係に敏感になり，ときに執拗に一つの課題に固執したり，被害妄想的な発言をくり返したり，些細な刺激で奇声を発して泣き叫んだりといった特有な反応を示すようになる。こうした風変わりな反応が見られる一方で，アスペルガー障害の中学生は対人関係へのスキゾイド的な無関心あるいは孤立癖を伴っているのが常であり，それらの特徴が教師や周囲の中学生には著しい自己中心性や社会性発達の未熟さの証拠としてしか理解できず，援助の機会に恵まれないまま不適応状況を続けている場合も少なからず存在する。以上のような発達障害周辺領域の問題を持つ中学生はたいていの場合，適切な処遇と治療を受けることによってよりよい適応状態に至ることができるはずである。困った"普通"の中学生として親や中学生が道徳主義的に追いつめられるのではなく，発達上の特有なハンディキャップを持つ"特殊"な中学生として可能な限り早期に認知して，合理的な援助法や適切な精神医学的治療でサポートすべきである。

　不適応行動の第二の背景要因としてあげた統合失調症や双極性障害のような精神病性障害もまた最初から病気として明確に区別できる症状で始まるとは限らない。何らかの一般的な問題行動が実は水面下で進行しつつある精神病の初期症状であったと後になって気づかされることも少なくないのである。中学生の年代で発病した統合失調症の初期症状はしばしば個人で行う衝動的かつ暴力的な行為障害であったり，家庭内暴力や怠学であったり，くり返される家出や性非行であったり，唐突な自殺行動である。

この初期症状の段階からすぐに精神病的な異常体験が顕在化してくれば，その診断に深刻な遅延は生じないが，初期症状の段階に比較的長くとどまる場合には，問題行動だけが一人歩きしてなかなか積極的に"特殊"な状態と認知されないということになりやすい。中学生の双極性障害の場合の攻撃性の高まりは躁病期だけでなくうつ病期にも存在しており，問題行動のみが前景に出て病気と気づかれずに経過する場合もありうる。

　これまで述べてきたような"特殊"な中学生を見出す目を曇らせてしまう学校の道徳主義的感性は，過保護な親，過度に厳格で支配的な親，ネグレクトと定義できるほど養育を放棄している親，中学生を身体的あるいは性的に虐待する親などまさに第三の背景要因「親の養育姿勢の問題」にあたるような偏った親子関係に起源を持つ中学生の不適応行動と関わる際にも，親との関係を学校自らが切断し，親と中学生双方を追いつめて事態をさらに深刻化させてしまう，あるいは親子を孤立化させて問題の可視性を奪ってしまう，不適切な感性といわざるをえない。なぜなら偏った養育環境に育った中学生の不適応行動に込めた救難信号を感知し，問題の根源である家族状況そのものへ社会の側から包括的な救いの手をさしのべるという現代社会が保有すべき機能の最前線に位置する学校において，このような感性あるいは価値観が優勢であるなら，真の問題解決を求める子どもの心の叫びは身勝手な主張，あるいは家庭で解決すべき問題として拒絶され踏みつぶされる結果に終わるからである。現在，そのような観点から特に重要な対象とされているのが家族要因の第一にあげた虐待やネグレクトに脅かされてきた中学生である。ところが彼らは弱々しい被害者・犠牲者の姿で舞台に登場してくるのではなく，むしろ他の中学生への攻撃，むやみな反抗，あるいは盗みや怠学，性的非行などといった問題行動を頻発する困った中学生という姿で学校に注目されるようになる場合が多いのである。虐待やネグレクトを受けた中学生のこのような不適応行動は，親に存在を否定された子どもの深い絶望感や人間不信や自己否定の感情から発してくる暗い怒りであるとともに，密かに救いを求めるかすかな悲鳴でもあると理解すべきである。家族要因の第二にあげた「家族構造の危機」という要因は虐待に比べはるかに一般的な現象であり，そのような危機の中にある子どもはかなり多いことが推測されるが，これらもまた子どもの心を踏みにじり，心の均衡を崩すことで問題行動に駆り立てる力を持っており，その病原的な意義を軽視できない背景要因といえよう。

Ⅳ 中学生の心のケアをめぐる教師への提言

1．"特殊"な問題を認知することは差別ではない

"普通"の中学生に治療・援助としての持続的なケアを行う必要は本来的にないといってよいだろう。筆者は，"普通"の中学生の中に特定されないままでいる"特殊"な中学生，いわば"普通"に見える"特殊"な中学生を早期にかつ正確に認知して，早い時期から適切なサポートをしていくことこそ，「"普通"の中学生に与えられるべき心のケア」という概念の核心となる部分であると考えている。こうした"普通"の中学生の中に内包された"特殊"な中学生には，すでに"特殊"な中学生として認知されている中学生に与えるべき援助および治療とまったく同じ，あるいはそれ以上にデリケートに配慮されたサポートが必要なのである。こうした観点を学校現場が確立するためには，まず"普通"と"特殊"という用語のイメージに関わるこれまで学校現場では当然とされてきた感覚，すなわち"特殊"と感じることが差別を生むのではないかという恐れや，すべの中学生を"普通"と感じることが教師として正しい姿勢であるというある種の偏見を克服する必要がある。子どもが主体的存在として何人も差別されない平等な権利を持っているということと，子どもがハンディキャップを含めた個々の個性に応じた適切な保護や教育を子どもの希望に基づいて社会から与えられる必要があるということとはけっして矛盾していないのである。そのような観点に立つならば"普通"というイメージでとらえられる中学生は今よりずっと減少し，差別としてではなく個性として特別に注目して関わるべき"特殊"な中学生が増加することになる。

2．"特殊"な徴候に気づく感度をあげねばならない

これまで述べてきたような諸現象・諸症状の多くがしばしば学校での教師の目からは非常に見えにくいものである理由は先に述べたとおりである。教師に求められることは，こうした諸症状を含めた中学生のデリケートな変化を直接に感知する繊細な感性だけではなく，親からの情報と養護教諭をはじめ他の教師やスクール・カウンセラーなどからの情報を統合して，自らの認識とのズレの意味を注意深く洞察する姿勢である。おそらく"普通"の状態からさまざまな症状や不適応行動の出現する"普通に見える特殊"に至るまでの広い領域には，たとえば軽い冗談めかした愚痴，微細な行動上の変化，あるいは家族に向けた苛立ちの増加などの見逃しやすい微細かつ繊細な徴候が含まれる。そうした微細徴候の収集と，それがその後どんな問題に展開したかという結果に関するデータを蓄積していく

地道な作業が学校現場で組織的に取り組まれるなら，明白な症状以前の徴候に関する情報量は飛躍的に増加することになるだろう。こうした取り組みによって"普通"の中学生の中に援助を必要としているという意味で"特殊"な中学生を認知する教師の感度を上昇させることが期待できる。

3．"特殊"な中学生は個人の水準で支えねばならない

学校は主として中学生を集団として扱う場である。そして"普通"の中学生とは集団として扱われても個性を損なわれることなく，むしろ集団から支えられながら個人として問題なく育つことのできる中学生を意味していると考えてもよいだろう。ところが集団の中にあって内的葛藤の高まりに辛うじて耐えている中学生や，集団の中の問題のメンバーとして扱われ始めている中学生は，もはや集団の一員であることから利益を得ることが期待できなくなっており，むしろ教師が"特殊"な中学生として認めることで救われる可能性のほうがずっと大きくなっている。つまり"特殊"な中学生として認知することは，その中学生をあくまで個人として支えようとする姿勢を明確にすることに他ならない。彼らがもはや"特殊"な中学生ではないと自ら決断して仲間集団へ復帰していく日まで，教師は親や他領域の専門家と連携しながら個人としての中学生に寄り添っていなければならない。教師はこの集団と個人という対立概念を自らの中に統合するという緊張と矛盾に満ちた内的作業を通じて初めて専門家として，集団の中で傷つかざるをえない個々の中学生の思春期発達に寄与することができるのである。

4．現代の中学生に適合した問題点の把握と支持法の確立をめざさねばならない

現代の中学生心理の特徴をあげるとすれば，筆者はまず集団の中で自己価値が毀損することに対する過敏な傷つきやすさと，子どもにとっての友人関係の意義の低下という仲間集団体験をめぐる感性の変化をあげておきたい。同じように公教育の意義も以前は考えられなかったほど相対化し，学校はもはや子どもの学童期および思春期の成長過程を引き受ける唯一の器あるいはシステムとはいえなくなりつつある。かつてそれなしには大人になれないとさえ思われた仲間集団と学校の価値が現在のように下落するにつれ，外界での挫折による内的葛藤の増強は以前に比べてきわめて容易に家庭へのひきこもりと結びつくようになっている。子どもが外界での社会的活動を回避して家族内人間関係へとひきこもるということは，親と子が双方の自己愛を万能的に支え合うといった相補的な関係へと両者が退行することを意味していると思われる。しかしこのような親子関係は現代で

は必ずしも不登校状態における特徴であるだけではなく，一般の中学生においてもそれが衰えずに持続していることがけっして異常な事態ではないらしい。この特徴は，乳幼児期における親の子どもへの心理的没頭が作り出すのかというと必ずしもそうではなく，むしろ現在の子どもが早期から幼いやんちゃな子どもであるよりは親の手を煩わせぬしっかりした子ども，すなわち小さな大人であることを求められているということに拠っている可能性がある。この期待に応える限りにおいて，すなわち親を満足させ親の自己愛の体現者となれている限りにおいて，子どもは親の賞賛と愛情を得て自己愛を維持することを許されているというわけである。こうした現代の子どもの特徴をよく心得た評価を通じて子どもの"特殊"な問題をできるだけ鋭敏に認知する必要があるし，援助・治療においてもこうした特徴を越えて現代の中学生が新たな意味での仲間や学校の意義を発見できるよう援助する必要があるだろう。

5．教師養成課程の必修課目として現代の教師は児童青年精神医学を学ばねばならない

これまで述べてきたことをまとめると，現代の教師は，"普通"の中学生に見える子どもにも必要に応じてその"特殊"性を認知し，適切に対処する役割を全員が求められているということになる。一方でスクール・カウンセラーを代表とする異業種のスタッフが学校に関わるようになってきており，教師に集まる情報は多岐にわたるようになった。したがって現代の教師は，こうした情報をバランスよく統合して個々の中学生の"特殊"な側面を過不足なく評価し，必要であるなら精神保健分野の専門家へと橋渡しができなければならない。そのため現代の教師はどうしても児童思春期精神医学の全体像をある程度心得て教育にあたる必要があり，教師養成の早い段階から全員が講義および研修を通じてこの分野の系統的な学習をしておくことが望ましい。

第6部
不登校・ひきこもりとその治療

第 6 部　解題

　「増補版のための諸言」でも述べたように，第 6 部は第 19 章から第 21 章までの 3 章から構成されており，すべて 2015 年から 2016 年にかけて発表した論文を修正したものである。第 19 章「思春期の不登校の精神医学」は 2015 年に開催された日本思春期青年期精神医学会第 28 回大会の特別講演の内容を中心に 2015 年現在の不登校事情を児童精神医学の観点から述べたものである。ここでは思春期心性が持つひきこもり親和性に注目し，思春期心性が幼児的親子関係への退行，仲間集団・学校活動，そして自己愛の 3 種類の支えからなるサポート・システムによってかろうじて均衡を維持されていることの危うさあるいはナイーブさこそひきこもり親和性の本態であると指摘した。さらに，不登校・ひきこもりからの回復過程に応じた支援の主な取り組み課題を「出会い・評価段階」から始まり「社会参加の試行段階」に至る 4 段階の段階として図式化している点も筆者の不登校支援論の中心的概念となっている。この図式は，筆者が主任研究者として作成に取り組んだ「ひきこもりの評価・支援に関するガイドライン」（厚生労働省が 2010 年 5 月に公表）でも採用したものである。第 20 章「思春期心性の男女差からみたひきこもり」は，第 19 章のそれを反復する形の思春期発達に関する概説を述べた後に，思春期心性の性差に注目し，男子と女子による不登校・ひきこもりを発生させ，その状態を維持させることに関わる心性のジェンダーによる違いを論じ，思春期心性の男女差は自ら支援法の違いや活用すべきリソースの違いにもつながる重要な鍵概念であることをあらためて強調している。そして最終章が第 21 章「思春期の精神療法をめぐって」である。これは直接不登校・ひきこもりを対象とした論文ではないが，精神療法の対象として想定される思春期の子どもの多くが不登校の子どもであることは臨床の現場で思春期の子どもと出会っている専門家の多くが認めるところであろうし，その意味でこの章は不登校の治療・支援論でもある。思春期心性の一つである両価性の高さは，この年代の患者と治療契約を結ぶ際に成人のそれとはまったく異なるという意味で十分に理解していなければならないが，とりわけ不登校児ではその両価性がより一層高まり，自己愛性もより肥大している。治療・支援者はそのことを十分に心得ていなければ，こうした子どもの治療への表面的な抵抗の強さに圧倒され，「だからこの年代は難しい」と感じることになりやすい。第 21 章で筆者が訴えたかったことは，こうした特性を心得て思春期の不登校児と出会い，彼らの社会との再会と，そこから派生する等身大の自己認知と現実的な自己評価の確立を目指した歩みに伴走すること，それこそが思春期の精神療法の本願であるという点である。以上の 3 章をもって 10 年を隔てた不登校・ひきこもりをめぐる二つの時代の空気が繋がることができたら第 6 部を新たに加えた目的はほぼ達成されたと言ってよいだろう。

第19章

思春期不登校の精神医学

はじめに

　不登校は疾患概念ではなく，多様な精神疾患と関連する精神病理学的な，そして同時に社会病理的な現象ないし症候であると筆者は考える。この不登校を精神医学的に理解するということはこれを単に病気として扱うということではなく，医療者がどのような支援を提供できるかと考える際に発想の専門性に基づく根拠を明確にしたということである。

　図1は文部科学省が公表した不登校の発現率の経年変化を表したグラフである。これで見る限り，21世紀に入ったこの10余年間，中学生の不登校率は全国平均で3%弱の水準を一貫して維持している。おそらくこの調査にはこぼれた，あるいは拾わない隠れた不登校が存在し，もっと実数は多いことが推測される。しかし，ここで注目したいのはその点ではなく，小学生の不登校率（約0.3%）が中学生のそれ（約2.7%）のおよそ10分の1を維持し続けている，すなわち中学生は小学生の10倍近く不登校に親和性が高いのではないかという点である。この点から言っても，思春期という年代（10歳から17歳ぐらいまで）は不登校，あるいは社会的回避行動に非常に親和性が高いと言えるのではないだろうか。

　現在，わが国の社会は思春期の仲間集団をかつてのような形態で形成することにひじょうに難しい時代を迎えているように見える。かつて思春期の入り口の年代にあたる前思春期の子ども，とりわけ男子の特徴的現象とされたギャングと呼ばれる仲間集団の成立を，いじめの巣として危険視する感覚は根強く定着しつつある。そのような社会状況では，このギャング仲間との結びつきと，そこでの集団的活動の高揚感によって支えられるはずの，思春期における心理的母親離れと

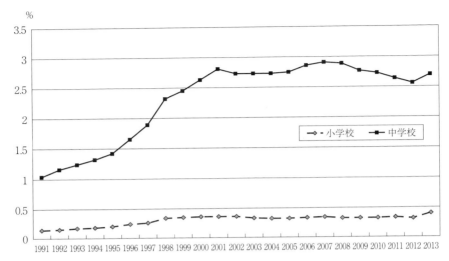

図1 全国小中学生の不登校発現率(文科省統計)

いう大きな発達課題が遷延しがちな,あるいは曖昧化される傾向にあるのも無理からぬところである。その結果,友人関係のような親子関係,とりわけ母―娘関係が理想視されたり,社会的人間関係を回避するひきこもり親和性が亢進したり,挫折に対する傷つきやすさが顕著になったり(すなわち思春期の肥大した自己愛傾向が遷延したり)といった,思春期心性の変化を生み出しているように筆者には思えてならない。

不登校が中高生年代でいっこうに減らない理由にはこのような思春期心性の時代性も関与しており,現在の不登校支援のあり方を考える際にもそのことは常に意識していなければならないと思われる。以下ではこのようなことも心得ながら思春期精神医学的な不登校のとらえ方について考えてみたい。

I 思春期不登校の精神医学的理解

不登校を精神医学的にとらえるための試みとして,筆者は不登校を表1に示したように,背景にある精神疾患,発達障害,パーソナリティ傾向,不登校の進行経過のどのステージに今あるか,そして不登校の原因でもあり立ち直る際の資源にもなる環境の評価という5つの軸で総合的にとらえる多軸評価を提案した[5]。以下ではそのうち背景精神仕官,発達障害およびパーソナリティ傾向の評価という3種類

表1　内的葛藤の高まりによって生じる諸症状

第1軸：背景精神疾患（発達障害，パーソナリティ障害を除く）の評価
第2軸：発達障害の有無の評価
第3軸：パーソナリティ傾向あるいは不登校下位分類の評価
第4軸：不登校経過の評価
第5軸：環境の評価

（齊藤，2007より改変）

の軸に焦点をあて不登校の精神医学的な考え方について検討したい。

1．不登校の背景にある精神疾患

不登校の背景にある精神疾患とは具体的に何を指しているかを見るために，国立国際医療研究センター国府台病院児童精神科における平成21年（2009年）の初診患児722名のうち不登校を伴っていた227名（初診患児の31％にあたる）のDSM-Ⅳに基づく主診断名を集計したグラフ（図2）を示す。背景精神疾患はこのグラフに示した諸疾患のうち発達障害とされる広汎性発達障害（以下PDD；ここでは混乱を避けるためDSM-5のASD概念は用いない）と注意欠陥／多動性障害（以下ADHD）を除いた不安障害，気分障害，適応障害，身体表現性障害，破壊性行動障害（ADHDを除いた反抗挑戦性障害と素行障害）が主な疾患である。

ここで，これらの背景精神疾患として挙げた諸疾患は必ずしも原因疾患を意味しているわけではないということを強調しておきたい。すなわち，これらの精神疾患は不登校を症候の一つとして結晶化させた要因の一つととらえることができる一次性精神疾患とは必ずしも言えないのである。

不登校が始まり一旦は軽減したかに見えた諸葛藤に基づく内的ストレスは，終日家庭にとどまり母親の身近に常にいるという家庭内の関係性の変化，それが必然的に誘導する退行の進行，そして同年代集団から脱落したことをめぐる挫折感，罪責感，敗北感などにより不登校直前の状況でのそれに勝るとも劣らない苦痛を与えることになり，さまざまな二次性精神疾患の発現につながっていくのである。医師が初診から数回にわたる評価面接の結果として見出すのは，以上のような一次性および二次性の精神疾患であり，各疾患が不登校の一次性精神疾患か，それとも二次性のそれかを，その後の面接を通じて見立てる必要がある。

一次性か二次性かという診立ては各疾患固有の治療，例えば薬物療法での大きな違いを生むわけではないが，精神療法の展開の上では大きな違いを生む重要な

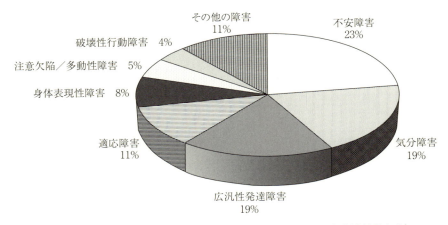

図2 不登校の背景精神障害（国府台病院児童精神科平成21年新患統計から）

ものとなる。一次性の精神疾患であれば疾患特有な不安や気分の基盤となった心性とその出自に注目し，同時にそれらの心性が学校生活や学校での人間関係を回避することにつながっていく経過に注目することになるだろう。また，二次性精神疾患であれば，その発現の培地となった不登校中の親子関係や挫折感などをめぐる子どもと親の葛藤や，それらの場としての家族システムに注目することだろう。

2．不登校の背景にある発達障害

不登校を示している子どもの精神医学的主診断の一覧における発達障害は，図2に示したようにPDD（19％）とADHD（5％）の計24％である（一医療機関の数字であるがある程度の普遍性は持っていると筆者は考える）。これはあくまで主診断の統計であり，実際には不安障害や気分障害等に分類されたケースが併存障害として発達障害を持っており，初診後の診療経過でそれが明らかになってくるケースも決して少なくないはずである。このことから不登校の子どもの少なくとも4分の1が発達障害の特性を持っていると考えることは妥当ではないだろうか。

では，不登校の背景に発達障害が存在することを見出すことの意義は何かを考えてみたい。

多くのPDD者は，他者の気持ちや場の空気を読むという課題がどうしても苦手であり，そのため周囲の人の心の動きに合わせて行動を選択することが困難である。そのため，幼い頃から周囲から仲間はずれにされたり，悪戯やからかいの

対象となったりしていることが少なくない。PDDの子どもにとって「心の理論（ToM：theory of mind）」開花期にあたる思春期開始直前の年代（10歳前後）まで，そのような状況にあること自体，それがよほど過酷なものでない限り，あまり認識していないようである。

　しかし一旦ToMが開花すると，それまでぼんやりとしか認識できなかった実世界における他者の気持ち，特に自分に向けられた気持ちをPDD者ははっきりと認知できるようになる。さらに，不幸な経験や逆境的な環境をたくさん経験している場合には，自らの孤立した状況の意味や他者の攻撃に込められた悪意に敏感になりやすい。しかも，現在の他者の気持ちや他者の行動の意味だけでなく，以前はぼんやりとしかとらえていなかった幼い頃の出来事の意味も回想的に理解する。かくして，思春期のPDD児は学校生活で孤立したり攻撃されたりしてまで学校にとどまろうとする動機を容易に見失い，不登校に向かいやすいのである。そして，一旦ひきこもると，そこから社会へ復帰しようとする動機をなかなか開発できず，不登校が遷延しやすいのもPDD児の特徴と言えるだろう。

　ADHD児は，衝動性が高く多動で落ち着きがないことから，幼い頃から家庭で，そして保育園や幼稚園で注意を受け叱られる機会が定型発達児よりどうしても多くなる。生来，人懐っこく，人に認められることの大好きなADHD児が，そのような機会を与えられないまま，叱責ばかりを受けている生育過程で，幼い頃から反抗的で乱暴な振る舞いが多くなったり，努力を放棄した受動攻撃的な姿勢をとるようになったり，あるいは分離不安の強い依存的な姿勢が強まることなどにより，ADHD児はPDD児より早い小学生年代早期にはすでに不登校を示し始める。

　ADHD児が思春期に至ると，その衝動性による軽はずみな行動やケアレスミスの多さから，仲間集団から批判されたり大人から叱責される機会が増加し，学校で孤立状況に陥りやすい。それが続くと怒りと反抗心が強まり反社会的になっていくか，受動攻撃的に家庭にひきこもるかという展開をしやすくなる。さらに思春期のADHD児には，不安や抑うつ気分への親和性が高まりやすいことも注目しなければならない。思春期のADHD児の不登校は，怒りの強さや他者への攻撃行動の多さ，あるいは受動攻撃的な不従順さ，そして不安や抑うつ親和性の高さの混合したものとなる可能性が高い。

3．パーソナリティ傾向あるいは不登校下位分類

　不登校児のパーソナリティ傾向はその不登校の発現とその臨床像に大きな影響を与える重要な要因である。このパーソナリティ傾向も，不登校の発現を促進す

表2　不登校の下位分類とパーソナリティ傾向

下位分類	優勢な特徴	親和性の高いパーソナリティ傾向
過剰適応型	背伸び，恥への恐れ	自己愛性（尊大，恥への過敏性），完全主義，予期不安，回避性など
受動型	圧倒されることへの恐れ	内向性，受動性，依存性，回避性，自己愛性（過敏型），受動攻撃性，スキゾイド性など
衝動型	衝動性の高さから孤立へ	境界性，自己愛性（尊大），受動攻撃性の優勢な回避性，強迫性など

注）下位分類として筆者は「混合型」という第4の分類を挙げているが，これは「衝動型＋過剰適応型」か「衝動型＋受動型」のいずれかのケースを示したものである（齊藤，2000）。

る役割を果たしているととらえられる側面と，不登校の遷延化の中で結晶化してきたものととらえるべき側面があることを理解すべきである。

　しかし，思春期年代ではパーソナリティ傾向を明確に定義することが難しいことから，筆者は不登校との関連で比較的容易にパーソナリティ傾向をとらえるため，子どもが不登校開始前の教室でどのような適応姿勢を示していたかに注目し，不登校の下位分類とすることを提案した（齊藤，2000）。この下位分類が示している社会的適応姿勢の特性は，後に優勢になる可能性が高いパーソナリティを示唆していると筆者は考えている。その下位分類とは過剰適応型，受動型，衝動型の3型に混合型を加えた4型である。混合型は衝動性の高い過剰適応型，あるいは衝動性の高い受動型といった，衝動性とその他の2型のいずれかの特徴が混合しているものが中心となる。以下では過剰適応型から衝動型までの3型について，優勢な心性などの下位分類固有の特徴と，ひきこもり状態の遷延につれて結晶化してくる親和性のあるパーソナリティ傾向について述べる（表2）。

　第一の下位分類である過剰適応型は，学校生活や仲間関係の中で適応的であることを強調し背伸びが目立つ下位分類で，弱みを見せない，うまくいっているということを強調する，強気な発言をするという側面と，失敗することや恥をかくことを過剰に恐れる側面が共存していることで判別できる。このような過剰適応的で挫折に過敏な姿勢は不登校への親和性を強めるだけでなく，不登校から学校へ，あるいはひきこもり生活から社会的活動へと動き出すときに必ず再現してくることを治療者，支援者は心得ていなければならない。また過剰適応型の特徴は，このようなひきこもり状態が遷延化すると，尊大さと恥への過敏性に特徴づけられる自己愛性，完全主義的な強迫性，予期不安を中心とした不安親和性，そして

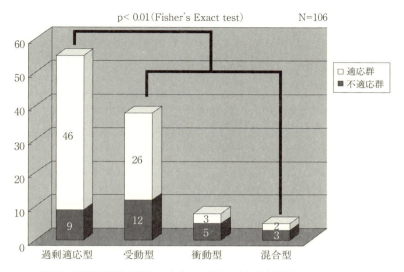

図3 不登校下位分類と中卒後10年目の社会適応状況

(齊藤, 2000)

回避性といったパーソナリティ傾向のいずれかへの発展が生じる。

　第二の下位分類である受動型は，過剰適応的な空気があふれる教室にあって，その迫力に圧倒され，萎縮し，不安に身を硬くして耐えている子どもの不登校を指している。この下位分類のひきこもり状態が遷延化すると内向性が高まり，長期のひきこもりに表れる社会的回避性，責任を回避し他者に頼らずにはいられない依存性，プライドの傷つくことへの過敏さや過剰な警戒心を特徴とする自己愛性，能動的にならないことが自己主張となる受動攻撃性，内気さとは異なる他者との交流への関心の薄さが特徴のスキゾイド性などのいずれかのパーソナリティ傾向が徐々に優勢になっていく。

　第三の下位分類たる衝動型は，思春期に衝動的な振る舞いが優勢であるため仲間集団から排除され孤立した結果，学校にとどまる意欲を失った子どもの不登校である。このように思春期で常軌を逸した衝動性が優勢になる子どもには以下のような二種類のグループの子どもを挙げることができる。その第一はADHDやASDの特性による衝動性の高さが目立つ発達障害の子どもである。第二のグループは，幼い頃から身体的虐待やネグレクトなどの虐待体験を持ち，思春期には衝動的で，対象へのしがみつきや物質乱用などによる空虚感を埋める行動が頻発

し，対象を統制しようとする欲求が異常に高いなどの特性を持つ子どもである。いずれのグループであっても，この特性を持つ子どものひきこもりが遷延化すると，空虚感が強く他者の行動を統制しようとする心性が目立つ境界性，尊大な自己愛性，社会への受動攻撃的な怒りの強い回避性，あるいは衝動性に対する防衛の肥大した強迫性などのパーソナリティ傾向が発展していく傾向がある。

この3型に混合型を併せた4型の下位分類は，義務教育期間に長期にわたる不登校を示し，入院治療ならびに病院内学級での教育を経験した子どもの中学校卒業後10年後の社会適応状況に大きな影響を与えることがすでに明らかとなっている（齊藤，2000）。それによれば，過剰適応型の中学卒業後10年目の1年間における社会適応状況は大半が良好な適応状態にあるのに対し，衝動型および混合型のそれは逆に不適応状態にあるものが半数を超えており，受動型は良好な適応状態にあるものが半数を超えるものの，過剰適応型よりは不適応状態のあるものの比率が高く，過剰適応型の10年目社会適応状況と受動型，衝動型，混合型の3型を併せたもののそれとを比較すると，過剰適応型の社会適応状況が他の3型より統計的に有意に良好という結果であった（図2）。この結果で中学校卒業後10年目の社会的不適応状態にあるものの中心はひきこもり状態にある20代半ば過ぎの青年である。思春期年代に関わることになった不登校ケースの治療・支援においては，ひきこもり状態の遷延化が結晶化させる，不登校下位分類に特異的なパーソナリティ傾向（表2）を視野に入れ，思春期年代での不登校下位分類の違いに応じた介入システムを組み立てることが必須である。

II 思春期心性の不登校親和性

もはや完全な意味での子どもではない年代，すなわち思春期は第二次性徴発現の数年前から始まると考えられている（Blos, 1962）。この思春期の発達課題は，身体サイズの急速な成長と生殖機能をはじめとする内臓機能の成熟による衝動の爆発的増大に背中を押された心理的母親離れと，それを実現するための諸機能の充実に裏打ちされた自己の確立（≒「自分探し・自分作り」）である。しかし，思春期に入った段階で子どもはあまりに経験不足であり，その対処能力は未熟である。しかし，そうした限界の中で人は心理的母親離れと自分探し・自分作りに取り組むしかなく，Blos[2]はこの取り組みの過程を「第二の個体化（second individuation）」と呼んでいる。言うまでもなく，第一の個体化とはMahler[3]が言う乳幼児期の「分離―個体化過程 Separation-Individual Process」に他ならない。

第19章　思春期不登校の精神医学　251

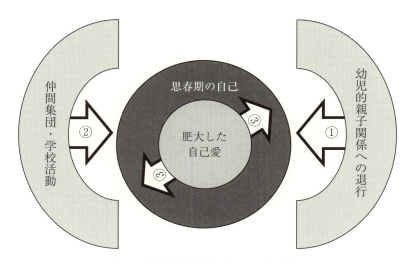

図4　思春期の自己のサポート・システム

　このような発達課題に取り組む経験の著しく乏しい未熟な思春期の子どもにはそれなりに強力な心理的サポート・システムが必須である。筆者は概念の簡素化のために，子どもの自己を支えるサポート・システム（図4）を以下の3種類の支持機能に限定し，それら支持機能の均衡の上に思春期の子どもの心理的発達は進行していくという仮説に従って考えていきたい。

　第一の支持機能は，乳幼児期以来慣れ親しんできた養育者への退行的な依存と甘え，すなわち退行した心性を混じりこませた思春期版アタッチメントである（図4の①）。母親離れの進行という発達課題を持ちながら，思春期の男女が母親への依存と甘えから得られるサポートに未だ強力かつ魅力的である。しかし，思春期に至ってその支援しかないとすれば，母親離れの進行は妨げられ，母親への退行的な依存状態から離脱できなくなる。通常，そのような状態にとどまると思春期の子どもは非常に居心地の悪い不安で落ち着かない気分となり，母親から離れようとする気持ちが強まる。それに応えて手をさし伸べる家庭外からの強力な支持機能と，それによるサポートが思春期の子どもにとって必須である理由がそこにある。

　第二の支持機能はその家庭外からのサポートであり，友人関係の存在，仲間集団への加入とそこでの適応，教師や指導者など家庭外の大人への憧れ，学業やス

ポーツ，あるいは芸術活動などの学校や地域社会での諸活動における成功体験がそれにあたる（図4の②）。これらのどの領域における適応ないし成功によっても，思春期の子どもは強力に支えられているという実感を得ることができる。この支えられているという感覚は「家庭外の世界で母親なしでも生きることができる」という自信につながり，母親離れの推進力となる。

しかし，これら家庭外の支持機能を持続的に得るためには，思春期の子どもは仲間集団や学校活動で適応し続ける，あるいは成功し続けるという条件を満たさねばならない（と，子どもはしばしば誤解する）。そのため外界での生活，例えば学校生活は過剰適応的なものとなりがちであり，緊張の強い，挫折に過敏な心境で日々を過ごすことになりやすい。その結果，学校での些細な失敗や何気ない仲間の揶揄を決定的な挫折体験と子どもは勘違いし，家庭外にとどまることが苦痛となり，退行的依存に救いとサポートを求めて母親に急接近しようとする心理的なベクトルが強まる。

以上のような2種類の支持機能が子どもの外側からサポートを提供するものであったのに対して，第3の支持機能は子どもの自己の内部に設置されたものであり，ここでは多くの内的な支持機能のうち最も代表的なものとして自己愛，とりわけ思春期に入って肥大気味の自己愛を挙げおきたい（図4の③）。自己愛とは，乳児期の養育者との相互作用の中で形成された自己肯定感（self-esteem，自尊心とも訳される）や自己効力感（self-efficacy）などを核として，その周囲に養育者との暖かい相互交流が派生させる肯定的自己感と，乳幼児期の原始的万能感が混ざり込んで結晶化したものに由来する心性と筆者は考えている。これは生涯にわたり人を支え続ける自己の1領域あるいは1装置と考えてよいと思われるが，思春期という年代は母親離れという課題への取り組みを強いられるため，その取り組みを支える有力な支持機能としての意義が大きく，必然的に自己愛は肥大しがちとなる。また，思春期における外界の対象（例えば親友やあこがれの教師）への強い入れ込みや同一化の成功は，速やかに内在化され，自己愛の肥大化の推進要因となる。こうして肥大した思春期の自己愛は母親離れを支え，経験不足な挑戦が持つ危うさを覆い隠す資源として利用される。

しかし，この思春期の自己を支える肥大した自己愛は非常に危険な側面を持っている。それは自己の危機が高まれば高まるほど，そして挫折の衝撃が手強ければ手強いほど，自己愛は肥大化するという点である。例えば仲間外れに合う，仲間の前で恥をかく，優れていると思っている活動で失敗をするなどの一般的な挫

折は，思春期年代の子どもに強い衝撃を与える．それに対応するように自己愛は肥大化し，外界の関係性や活動の場から母親の下へひきこもって，友人や教師などへの尊大で強気な価値引き下げ（母親にそれらへの誹謗を執拗に話すなど）に夢中になる．大半の場合，それは一過性であり，翌日には外界の関係性や活動に再接近し母親から離れることになるが，運悪く長期にわたってひきこもることになると，この自己愛の過剰な肥大化にとどまることができなくなり，このふくらみに膨らんだ自己愛が傷つくことを恐れる過敏性が亢進していくことになる．この状況は自動的にひきこもりを維持し強める悪循環を作り出すのである．

　図4の①②③で表現した3種類の支持機能は，その瞬間その瞬間の子どもの心理的状況に応じて各支持機能の作用とその意義を微妙に変化させながら，最も有効に思春期の自己の恒常性を維持しようとするシステムと理解できる．すなわち，思春期の自己は外界での挫折（あるいはその危機の認知）によって退行的な母親への依存を刺激され，その母親への依存の亢進によって母親から距離を置こうとする願望を刺激されるといった具合に，退行的な母親への依存により得られる支え（図4の①）と家庭外の世界の関係性や活動への適応による支え（図4の②）の間をゆれ動いており，自己がその2つの支持機能間のどこに位置するかによって，自己を内側から支える自己愛（図4の③）の質と量は絶えず変化し続けている．こうした動態は思春期の自己の恒常性を維持するホメオスタシスととらえることができる．

　以上のような思春期発達における子どもの自己とそれを支えるサポート・システムのホメオスタシスは，非常に繊細で脆弱な均衡の上に成り立っていることから，仲間関係における孤立やいじめを受けるといった友人関係の破綻，学業やスポーツなどの学校活動における失敗，家族の病気や死亡，不和による両親の夫婦関係の危機，あるいはその破綻による別居ないし離婚といった子どもを取り巻く環境の重大な変化や，こうしたライフ・イベントに関連し，あるいは無関係に生じてくる子ども自身の不安亢進，気分の落ち込み，強迫症状の悪化などといった精神疾患と診断されない水準から疾患水準までの精神的危機によって，容易にその均衡を崩し，思春期の子どもを家庭あるいは母親の下にひきこもらせる推進力に変化する．思春期が必然的に抱えざるをえなかった不登校への高い親和性とはこのことである．

　思春期に不登校が始まると，速やかに母親への過剰接近と家庭外の支えの減衰ないし喪失という著しく均衡を欠いた状況に子どもは投げ込まれ，思春期発達の

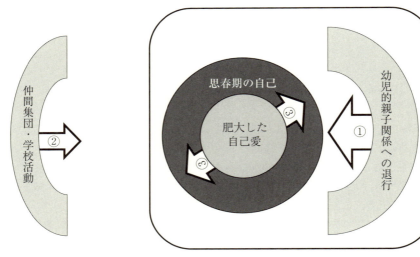

図5　不登校状態にある子どもの布置

重大な挫折として経験することになる。もしもこの事態が遷延すれば、結果として母親への幼児的な依存や甘えの欲求は際限のないものへと変容していくだけでなく、同時に母親に能動性を剥奪され呑み込まれる強い恐れが鎌首をもたげ牙をむき始める。男女を問わず思春期の不登校は、長期化の中で、しばしばこの際限のない依存と横暴で尊大な母親支配の両者が顕在化し、両価性の高い共生的関係への退行を加速させていく。それは幼児期の分離─個体化過程[3)]における母親との関係性の思春期版としての再現であり、その悪循環的展開ととらえることが可能である。図5は、不登校の始まりを契機としてこのような泥沼に陥った思春期の子どもの自己とそのサポート・システムとの関係を表現している。

　子どもの自己は急速に幼児的な親子関係への退行を強め、母親への接近により支えを強めようとする。当然母親からの支援（図5の①）は均衡を欠いた量に増大しており、退行をさらに深める強力な推進力となっている。逆に、仲間集団や学校活動からは大きく距離を置き、そこから得られる支え（図5の②）はほとんど無いに等しいくらいまで弱体化している。

　このような状態にとどまり退行的な依存関係から支えを得ようとあがいても、そこには両価性の高いきわめて不安定な情緒状態と、サド・マゾヒスティックな関係性が待っているだけであり、現実に目を向ければたちまち辛い挫折感と孤立

感が頭をもたげてくる。このような心理状態は自己愛（図5の③）を極限まで肥大させることで，現実から目をそらし，他者や外界の事物に対する他罰的かつ尊大な価値切り下げの舌鋒を強めようとする反応に火をつける。しかし，自己愛が均衡を欠いて肥大すれば，尊大さや横暴さが増すだけではすまず，必ずその肥大した自己愛が傷つくことへの過敏性が爆発的に増加し始め，社会的な場との接触による傷つきを強く恐れ回避する心性が強まることにつながることはすでに述べた。すなわち，自己愛が肥大すればするほど，子どもは社会活動を回避しひきこもりへの傾斜を強めるという悪循環が生じるということである。

不登校が続く思春期の子どもの母子関係は，徐々に両者が共通のカプセルに包まれた共生的なユニット（図5の思春期の自己と幼児的親子関係を包む角丸四角形）を形成することが珍しくない。このユニットは厚い殻をかぶり，②がユニットから離れ，かつ細くしか描かれていないように，外界の脅威から子どもの自己を隔絶させ守ってくれるだけでなく，しばしば父親や他の同胞さえもユニットからはじき出し，純粋に母と不登校の子どもの共生的結びつきを強める作用を果たす。図5で表現したような家族システムの機能障害を放置すれば，家族メンバー各々の結びつきを歪めたり変形させたりしかねないばかりでなく，不登校の深刻化とさらなる遷延化に展開しかねないのである。

こうした家族状況は，多くの場合，両親の結びつきを基盤とした大人世代と不登校の子どもを含む子ども世代との世代間境界をあいまいにしたり，破壊したりする。このような不登校の家族システムへの強い影響を考慮すると，それを標的とするシステム論的家族療法などの支援を組み込むことは必須であると言ってよいだろう。

Ⅲ　思春期の不登校の治療・支援

当然，ここまで述べてきた不登校の思春期精神医学的理解を不登校の治療・支援にいかに活かしていくかが問題である。すでにここまで述べてきた中にも治療的な記述が一部含まれていた。それらとの重複は避けて不登校の治療・支援の考え方をまとめておきたい。

1．背景精神疾患（発達障害を含む）に対する治療

不登校の背景にある精神疾患を明らかに診断できた場合，それが不登校の原因となっている一次性精神疾患であるか，それとも不登校というストレスの強い葛藤状況下で発症した二次性精神疾患であるのかを問わず，多くの精神疾患には固

有の治療・支援法が存在する。したがって，不登校という状態への介入と並行して，その精神疾患に対する適切な治療・支援を提供する必要がある。この各精神疾患に固有の治療・支援には複数の技法を含んだ大きく三つの領域があり，実際の臨床では各領域から必要な治療技法を複数選択し，それらを組み合わせて実施することになる。

　背景精神疾患への治療・支援の第一領域は，力動的精神療法，遊戯療法，認知行動療法，行動療法（暴露反応妨害法など）など精神疾患の症状や問題の解決を目的とする心理療法（サイコセラピー）である。診断された精神疾患の種類，具体的な治療目標，子どもの年齢，そして性別などの精神疾患の特性と子どもが持つ属性によって採用される技法はおのずから決まってくる。

　第二領域は薬物療法である。診断された精神疾患の種類や，標的とする問題の内容によって処方される薬物は異なる。18歳未満の子どもでは抗ADHD薬や一部の抗精神病薬を除くほとんどすべての向精神薬（抗精神病薬，感情安定薬，抗ADHD薬，抗不安薬，抗うつ薬，抗強迫薬，不眠治療薬など）が適応外使用を強いられており，その年代での安全性や有効性は正式には確認されていない薬剤である。多くの子どもの精神疾患では，薬物療法の選択以前に環境調整や心理療法を実施し，その結果いかんで初めて薬物療法の可否を検討すべきであることがガイドライン等で明言されている。

　第三領域は不登校の子どもを取り巻く環境の整備と調整である。家族，仲間集団，学校生活などの領域で見出された精神疾患の発現を促した要因や疾患の悪循環的展開を推進した要因を見出し，それを改善あるいは再編することに取り組む。これは「犯人探し」に目的があるのではなく，あくまで思春期の不登校児を支え，前向きに状況に取り組む環境を整備する過程でなければならない。通常まず取り組むのは両親や学校スタッフへの心理教育で，彼らが不登校中の思春期の子どもを支える環境となれるよう，個々の子どもの心性と不登校という現象の特性について情報提供する。家族療法（両親だけの夫婦療法を含む）は家族機能の再編のために取り組まれる。子どもがADHD特性を明らかに持っている場合，ペアレント・トレーニングを通じた子どもの問題への親の対処機能や行動管理機能を修正するために有効である。もちろん親と学校と治療・相談機関の3者の連携を通じた学校の受け入れ態勢整備も重要な支援となる。

　発達障害に含まれるいくつかの疾患が診断できる場合には，すでに触れた精神医学的治療とは別に個々の疾患の特性に応じた教室環境・学習環境の構造化を工

夫すべきであり，それ自体重要な支援となる。そうした環境の構造化が発達障害を持ち不登校状況にある思春期の子どもの学校復帰への動機を高め，学校が嫌な場ではないという実感を提供することができる可能性がある。

そのような観点から ASD と診断された思春期の子どもへの支援とはどのようなものであるべきかを以下に述べる。

まず支援の基本として，大人が思春期 ASD 児の味方になる必要があるという点を強調したい。思春期の仲間集団は男女ともに強い結びつきと団結を維持するために，毛色の違う子どもを排除するだけでなく，攻撃対象とする傾向がある。ASD 児が仲間集団から孤立してしまいがちであるのはそのような理由による。不登校に入っていない ASD 児でも教室で孤立しているならば，大人が仲間役割を代行し，支える意思を明確に伝えるべきである。不登校にすでに入っている場合には，仲間集団に無理に合流しなくても学校で過ごせる工夫を一緒に考えるという提案を穏やかに行うべきである。安全を脅かすことなく考えを気軽に話せる大人として支援者が ASD 児に受け入れられるところから全ては始まる。言うまでもなく，支援者が不登校中の思春期 ASD 児に型どおりの説教や一般論で説得しようとしても成果は得られないばかりでなく，支援者と子どもの関係をも破壊する結果にも発展しかねない。それよりは，ASD 児が支援者の言葉に関心を示すまで辛抱強く待ち，タイミングよく具体的な適応法や対処法を，比喩やほのめかし無しの具体的な表現で伝えるという姿勢で臨むほうがはるかに効果的である。

思春期 ASD 児がひきこもり状態から動きだす際にまず利用する適応指導教室やフリースクールといった中間的な居場所は，簡素で可能な限り整然とした部屋で，活動の時間割や内容の具体的な教示が視覚化されて張り出されているなど，いつ何をするのかが明確にとらえられる環境作りに心掛けることも支援者の重要な心得である。通常，不登校の中間的な居場所は不安の強い子どもが居やすいように，ルールや枠組みが少なく，子どもの自主的な判断を尊重する環境作りが行われている。ASD 児にとってそのような自由度の高い環境は，いつ行き，何をし，いつ帰ったらよいのかがとらえにくく，困惑させられる環境なのではないかと思える感覚を支援者は持っていなければならない。中間的な居場所を中心とする支援の場で，予告されていた活動が急に変更されると，ASD 児が強い混乱を示したり，怒り出したりして支援者を驚かせることがある。これは唐突な変化に弱いASD の特性に基づく反応であり，いつもの活動が何らかの都合で変更される際には，前もって予告をくりかえしたり，壁にその予定を張り出したりなどの工夫

を凝らし，ASD児が唐突な変更と感じないですむように努めなければならない。

　思春期のADHD児が不登校となった場合の対応はどうあるべきであろう。支援者がまず心得ておくべきは「叱る」という対応を可能な限り行わないということである。現在実行できている目的にかなった望ましい行動は可能な限り見逃さずにそれを認め，ほめたり礼を言ったりする。一方，これまで散々叱られてきた困った行動に対しては，叱るよりもとるべき行動を教示したうえで，それ以上その行動には注目せず，結果的にその行動が消えたり修正されたりしたら，時をおかずにそれを認め称賛する。こうしたメリハリの利いた感情的にならない姿勢を一貫して大人が持つことが，幼い頃から叱られ続けたADHD児の実際には非常に低い自尊心や貧しい自己像の修正に寄与するのである。このような大人を得て，ADHD児は適応的にふるまい認められようと思う動機を再建できるのである。

　ADHD児がいきなりかんしゃくを起こし，制止を振り切って乱暴にふるまうといった事態が生じるのも珍しくないが，そのようなときには力で抑え込むより，場所を替え，クールダウンできる機会を与えることで対処し，叱りつけるべきではない。

　こうした対応は支援の場（教室や中間的な居場所）だけで行うだけでは十分な効果が得られない。家族のADHD理解が深まり，支援の場と同じように大人が叱責せずに子どもに対応する環境を家庭に作りだすことが強力な支援となるのである。ペアレント・トレーニングは親にこうした技能を獲得してもらい，ADHD児の前向きな動機を開発するための支援技法で，わが国でもその効果は確かめられている。

　なお，ADHDの体質を持つ子どもは幼い頃から親やその他の大人の怒りを刺激しやすく，虐待的な養育となっていることも珍しくない。その可能性が疑わしい場合には地域の子育て支援機能を担う機関や児童相談所と連絡をとりあい，対応を検討する必要があることを心得ておかねばならない。仮に虐待が認定され保護された場合，ADHD児は保護所や児童養護施設などでその衝動性や攻撃性の高さのためにその機関のスタッフを困惑させることが多い。児童思春期精神医学の専門家はこうした状況での対応について相談されたり，治療を求められたりすることがある。保護された場で第二の虐待が生じないためにも，対処法について医師は機関のスタッフとケース検討などを通じて話し合う仕事にも関与すべきだろう。

2．思春期発達の理解を織り込んだ不登校の治療・治療

　すでに述べたように思春期はひきこもり，すなわち不登校への親和性が最も高

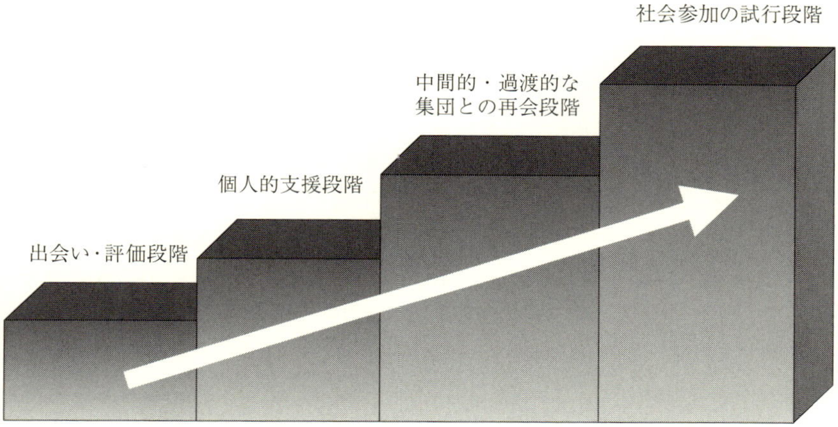
社会参加の試行段階
中間的・過渡的な
集団との再会段階
個人的支援段階
出会い・評価段階

図 6　不登校状態と社会参加とをつなぐ諸段階

まる年代であり，その根拠として思春期発達のデリケートな均衡状態（ホメオスタシス）の崩れやすさが関連していることを示した。では，思春期心性のこうした特性を織り込んだ不登校の治療・支援とはどのようなものとなるであろうか。

不登校の治療・支援の目標は，不登校の子どもが図 5 のように外界からひきこもり母子の共生的結びつきにしがみついた状態から，図 4 で示した思春期年代の環境と自己の関係性の均衡状態に復帰　あるいは初めて到達するために支援することである。思春期の不登校支援は，精神疾患やその一領域である発達障害に固有の，あるいは特化した治療や支援を行うという次元だけでは終わらないケースが大半である。何らかの挫折を契機としてひきこもり，ひきこもったことによってさらに挫折感を深め，それを糊塗するかのように自己愛性を高めるという思春期の不登校状態の悪循環を脱して，同年代の社会的活動と関係性を再び獲得することができるところまで，細心の注意を払って支え，二つの状態をつなぐ，すなわち図 5 から図 4 への移行を果たすという次元の支援に成功しなければ，不登校の真の解決は生じない。図 6 はこの「つなぐ」支援の過程を図式化したものである。

第一段階は思春期不登校児との出会いと評価の段階である。この段階は多面的な評価を通じて当該不登校児の全体像を描くことに努める時期であるとともに，まず親を支えることが主な支援となる時期でもある。この段階では不登校児は治療や相談を拒否したり，親と一緒に現れても自分は治療・支援に関心がないとい

う姿勢を示したりしていることが多く，主に支援を求めているのは親であることも，親面接の比重が重くなる理由である。しかし，実は子どもはその親の変化を待っているのだと感じることができるケースに出会うことが珍しくない。実際に親が冷静になり，事態を客観的に見ることができるようになる，すなわち，ある程度「親が育った」タイミングで子どもが治療・支援の場に顔を出すことが，偶然とは言えない確率で生じているというのが筆者の実感である。

　本格的に子ども本人が登場すると，第二段階の個人的支援段階の段階に入っていく。この時期には，その子どもへの個人療法を治療・支援の中心に置いて当事者の思いを語れる対象と場を提供することが治療・支援の目標となる。この治療・支援を通じて患者—治療者関係が一定の安定性を持って構築されることがその後の当事者の歩みを支えることになる。この段階でも，子どもの変化に親の気持ちが置いてきぼりにされないための親支援は継続されなければならない。

　この第二段階の治療・支援が進行する中で徐々に不登校の克服に向けて動こうとする動機が開発され，さまざまな中間的・過渡的な場と仲間集団を提供する機関にチャレンジしようとする思いが頭をもたげてくる。そのような場（公的な適応指導教室や民間のフリースクール，あるいは入院・入所治療の場など）に加わり，大人や同年代集団と再会すると，多くの思春期の不登校児は過剰適応気味に勢いを回復し，集団活動に没頭していく。この中間的・過渡的な場や仲間集団と再会し始めたところから，実際に就学や就労に向けた試行を開始するところまでが第三段階である。こうした場での集団療法的活動が軌道に乗り始めると，大半の不登校児はかつての学校での挫折を再現するような葛藤に直面する一種の「揺り返し」を経験することになる。この時の動揺を支えるのは第一期と第二期で中心的な支援であった家族支援であり，子どもへの個人療法であることを忘れず，両者を第三段階でも継続する必要がある。

　第四段階は社会参加の試行段階と考えることができる。しばしば第三段階の中間的・過渡的な場で出会い結びついた仲間と共に，あるいは単独で学校復帰や進学の準備に取り組んだり，就労への挑戦を支援する機関と結びついたりするのがこの段階の開始を意味し，実際に就学・就労が果たされる瞬間までこの段階が続くことになる。言うまでもなく，以前の段階で必要であった親支援や当事者との個人療法，さらには中間的・過渡的な場やメンバーとの関係などは，不登校児がこの段階にある間は維持されるべきである。

　こうした四つの段階をたどることで不登校状態と同年代社会とをつなぐ支援は

目標を達成できるが，その道はけっして直線的な経過とはならないことを支援者は心得ておかねばならない。思春期不登校の治療・支援においては，ある段階での停滞や前の段階への逆行が生じることはきわめて一般的な出来事である。支援者が「この停滞や逆行もまた思春期発達の大切な原動力である」という姿勢で思春期の不登校児を一貫して支えることこそ治療・支援の要諦と言ってよいだろう。

　図6に示した各段階をたどっていく過程で一貫して提供すべき支援が思春期の不登校支援における親支援を中心とする家族への対応である。思春期特有な反発と依存という両価性に満ちた親子関係（図4）はそれだけで親を困惑させるに十分であるが，不登校によって生じた密着と退行の極まった親子関係，とりわけ母子関係（図5）は親だけでは解決の難しい混乱に家族を追い込むことになる。この家族状況に介入することが子どもの直接支援に勝るとも劣らぬ不登校支援の要諦であることは言うまでもない。

　この家族支援の初期にまず実施すべきは，思春期における不登校という現象のとらえ方と思春期心性に関する情報を体系的かつ簡潔に親に伝える心理教育である。これに続いて，システム論的家族療法の考え方と技法を織り込んだ両親面接の実施を心がけるべきだろう。この両親面接では密着した母子関係にいかに父親が介入できるかという作戦会議に取り組むことになるが，その際留意すべきは父親が唐突に子どもを母親から引き離すといった暴力的な介入を父性の発揮と勘違いさせないことである。不登校にとどまる子どもの苦悩を受容することを前提に，家族システムの中の夫婦あるいは両親というサブシステムの機能を再建し，親と子どもという世代間境界を明確にしていく作業に辛抱強く取り組むことこそ親面接の目標であり，やがて子どもとの個人療法の中でも親との関係性を取り扱えるようになることにつながる基盤の取り組みである。

　以上に示したようなさまざまな次元での総合的取り組みが目指す親離れの推進，能動的・主体的自己の再発見，集団との再会といった目標への展開がなかなか生じないまま膠着状態となっているケースでの治療・支援には，ときに子どもを家庭から分離させる児童精神科病棟での入院治療や児童福祉施設での入所処遇のような治療・支援の構造が必要になることがある。この入院治療や入所処遇が思春期の不登校支援に必要になるのは悪循環的な母子共生状態から子ども本人も親も抜け出す方法の見出せないまま袋小路で動きがとれなくなっているケースである。

　こうした思春期の不登校児が悪循環的母子共生状態から離れ，治療スタッフに支えられながらこの親子関係をめぐる葛藤の緩和と関係修復に取り組めることは

不登校状態から抜け出す強力な支援となるはずである。入院・入所は，個人療法，環境療法的な治療スタッフとの交流，入院仲間・入所仲間という仲間集団との再会，そして挫折した学校体験の院内学級での再開などを通じ，思春期の子どもに自己の内界を見つめ，他者とともに生きる勇気を取り戻し，家族と適切な関係を結ぶことのできる技術と意欲と勇気を育むことを目指す営みである。さらに，子どもの入院治療あるいは入所処遇は親が自らの家族を振り返り，その機能改善に取り組む余裕と機会を提供するものでもなければならない。

おわりに

思春期の不登校からの回復は，多くの場合，何らかの問題を抱えたまま社会生活に関わり始めるところからスタートする。親にしろ，教師にしろ，また子ども本人にしろ，この中途半端さを受け入れられず，「もっと完全な回復を」と夢見るケースが実際には多い。支援者は，このような当事者の心性を理解しつつもそれに巻き込まれてはならない。「完全な回復にこだわって停滞するより，中途半端でも社会と関わる場や役割を持つことのほうがどんなに心豊かに生きることができることか，そして経験を共有する仲間がいることがどんなに勇気を与えてくれることか」と実感できる体験を一つ一つ経験しなおし，あるいは初めて経験していくこと，それが人間としての成熟に他ならない。このことを思春期の不登校児と，そしてその家族と語り合える日を目指して支援者は汗を流さねばならない。

文　献

1) Blos P : On Adolescence : A psychoanalytic interpretation. The Free Press, New York, London, 1962.（野沢栄司訳：青年期の精神医学．誠信書房，東京，1971.）
2) Blos P : The second individuation process of adolescence. In : The Psychoanalytic Study of the Child 22. International Universities Press, New York, pp162-186, 1967.
3) Mahler MS, Pine F, Bergman A : The Psychological Birth of the Human Infant. Basic Books, New York, 1975.（高橋雅士，織田正美，浜畑紀（訳）：乳幼児の心理的誕生―母子矯正と個体化．黎明書房，名古屋，1981.）
4) 齊藤万比古：不登校の病院内学級中学校卒業後10年間の追跡研究．児童青年精神医学とその近接領域 41（4）：377-399, 2000.
5) 齊藤万比古：不登校の児童青年精神医学的観点．児童青年精神医学とその近接領域 48（3）：187-199, 2007.

第 20 章

思春期心性の男女差からみた
ひきこもり

はじめに

　ここでは adolescence を「思春期・青年期」と訳し，10歳すぎから16,7歳までの年代を思春期，17,8歳から25歳頃までを青年期と呼び分けておきたい。となれば「思春期のひきこもり」とは10歳から17歳くらいまでの生徒のひきこもり，すなわち中高生を中心とする不登校に他ならない。この思春期のひきこもりをいくつかの文脈から考察したい。

I　思春期心性とは何か

　言うまでもなく，ひきこもりは幼稚園生の不登園や小学校低学年の不登校も存在する。しかし文部科学省の不登校に関する調査報告によれば，中学生に不登校は小学生の不登校の10倍近く発現しており，高校生の不登校も中学生ほどではないものの小学生よりは何倍か多く発現していることから，不登校・ひきこもりの発現には思春期心性が深く関わっていることが推測される。ではなぜ思春期心性はそれほど社会的回避行動であるひきこもりと親和性が高いのであろうか。

　ここではすでに不登校とひきこもりを同じ現象として扱っているが，これは厚労科学研究の成果として2010年に公表された「ひきこもりの評価と支援に関するガイドライン」（研究代表者　齊藤万比古）[1]で，高校生までの不登校と青年期以降のひきこもりを一貫した現象としてとらえることを提唱したことに拠っている。

　たった10数年しか生きていない思春期の子どもが，本能の圧力に背中を押されて心理的母親離れの確立に向けた歩みを開始する時，その子どもには強力な支

えが必要なはずである。それは，第一に退行的な母親への依存と甘えという幼児期以来の使い慣れた支え，第二に思春期に入って急激にその意義が増大する家庭外の人間関係（仲間集団，教師など）の緊密化と学校活動（学業，スポーツ，芸術など）での成功による支え，そして第三に思春期に肥大する自己愛による内的な支えという3種類の支えの間の均衡によって提供され維持されるものであることは前章で述べたとおりである。この均衡は必然的に崩れ易い脆弱性を伴っており，その年代をきちんと育ち抜くことによって自己を有効に作動させ，社会性を獲得する発達が可能になるのである。しかし，その三者の支えの均衡は非常に崩れやすいものであり，それ故に思春期年代はひきこもりへの親和性が高いのではないかと推測される。

　そうであるとすれば，思春期心性のどのような特性が不登校・ひきこもりへの親和性，ないし脆弱性を高めるのかという点を以下で検討したい。

　男女とも第二次性徴発現の前後の年代である10歳から13歳までの年代が思春期の開始期とされ，初潮や精通の数年前から身体機能と身体サイズの急激な増加が始まり，爆発的な生殖機能の成熟がスタートするときから思春期は幕を開ける。それらの進行は必然的に衝動性や欲望ないし欲求といった心理的エネルギーの増大を誘導する。思春期が始まったばかりの子どもにとってそれは「なぜだか落ち着かない変な感じ」以外の何物でもない。しかし，その頃から子どもはもはや幼児期でも，力動心理学が言う潜在期でもない，新たな年代の奔流に投げ込まれているという現実に直面するのである。

　そのような年代である思春期の発達課題は，幼児期の終わりにひとまずたどり着いた心理的母親離れのとば口から出発し，その母親離れを本格的に達成するための諸機能を獲得する取り組みにある。この母親離れに取り組むということは，その過程を通じ，独立し自立した存在としての自己の確立に取り組むことに他ならない。母親離れは同時に「自分探し・自分作り」の仕事なのである。人は，この発達課題を確立するために，10歳から16，7歳にかけての思春期という年代を課せられた種であると言ってもよいだろう。しかも，思春期の子どもは経験が乏しく，十分な対処法もまだ持ち合わせていないのである。

　発達とは，年代に応じた過酷な発達課題を科せられるという側面だけではなく，その年代に特有な支えの機構を与えられているという側面も持っているものであり，思春期もその例外ではない。本格的な母親離れに取り組む思春期は，経験不足と実力不足のために孤立感，見捨てられ感，頼りたいが頼るとは言えない亢進

した両価性などの葛藤の強い感情を抱えざるを得ないものの，そのような心性を支えてくれる機構が存在しているのである．思春期の子どもの心の支えにはおおよそ3種類のそれがあり，それらの支えのバランスの中で思春期の発達課題をめぐる取り組みが進行していく．

　思春期の子どもの自己を支えるシステムの第一の要因に挙げるべきは，幼児期以来一貫して支えとして機能してきた母親への退行的な甘えと依存であり，母親離れが加速し始めた思春期に至っても依然として強力な支えとして存在する．学校や仲間との関係をめぐるストレスが高まると，思春期の子どももこの母親への接近に支えを求める動機が亢進する．しかし，本能的な母親離れの圧力が強い思春期では，母親への依存に支えを求め母親に近づきすぎると，たちまちその状況は居心地の悪いものに変容します．

　そこで重要になるのが，思春期で初めて強力な支えとなる家庭外の仲間集団への加入とそれへの没頭，そして学校の内外での学業，スポーツ，芸術活動などの諸活動での成功体験を通じて得られる「親無しでも自分は生きていくことができる」という自信と有能感である．これが思春期の心を支えるシステムの第二の要因である．しかし経験の乏しい思春期の子どもは，この支援を得つづけるためには仲間や教師との関係が良好であり続けなくてはならず，諸活動で成功し続けなければならないと考えがちである．そこにこの支えの重大なリスクがある．それは仲間集団との些細な行き違いを過大評価したり，成功していた活動でのたった一度の失敗が取り返しのつかない挫折であると過大評価したりすることである．そのため思春期の子どもは非常に過剰適応的となり，家庭外では弱みを見せず，あくまでうまくやれているという形にこだわる．そして，社会的な場での些細な失敗にも過敏に反応し，支えの第一要因を求めて母親のもとへ接近しようとする．

　思春期の心を支える第三の要因は第一と第二の要因のような子どもの外に存在する支えではなく，子どもの自己の内部にある心理的支えであり，筆者はそれを自己愛と表現したい．通常，思春期に自己愛は肥大し強力な支えとなるものであるが，それは上記の第一要因と第二要因の支えを得てきた経験がもたらす成功感，達成感，自己効力感，自尊感情などが内在化したものと考えることができる．しかし，この自己愛の肥大化は非常にリスクの高い状態でもある．もともと健全な自己愛は，様々な挫折の痛みから人を守り，それまでの関係性や活動の実績を維持させる強力な内的支えとして機能する．しかし，思春期のそれは挫折の過大評価のために，些細な挫折でも均衡を欠いた自己愛の肥大化が生じ，挫折させた外

界の価値切り下げと現実離れした尊大な自己像を形成する傾向がある。

　このような3種類の支えの均衡を失わない範囲で母親に接近しては外界の支えにもどり，外界の支えに没頭しすぎては些細な危機で母親にまたもどっていくという振動ないし往復運動を繰り返しながら，年代特有な発達課題を達成していくある種のホメオスタシスが成立しているのが思春期である。しかし，一旦このホメオスタシスが破綻し，自己愛の異常な肥大化を招くと，思春期の子どもは挫折への過敏さと外界の悪意に対する過大評価に苦しみながら，それから逃れるために母親への退行的依存の持続する状況，すなわちひきこもり状態に入っていくことになる。

Ⅱ　思春期心性の男女差とひきこもり支援

1．男子のひきこもり支援の諸相

　思春期男子の心性は，心理的母親離れの進行に伴う母親の保護的姿勢に対する反発と，危機を抱えた際の際限のない退行的依存という母親をめぐる正反対のベクトルを持った両価性の高まりにその特徴がある。母親離れの本能に背中を押されながら，以前にも増して強く母親を意識しているのが男子の思春期であり，必要となれば臆面もなく母親に接近し，退行的依存と甘えを顕在化させるのである。

　この母親への強い執着を牽制し調整するのが父親の存在である。思春期男子にとって父親は目障りであり，煙たい存在であるとともに，幼児期後半の年代に顕著な父親の怒りや叱責への恐れの退行的再現に直面している。そのため，思春期男子は母親への両価性に突き動かされたあからさまな甘えと闇雲な反発の混在した横暴な態度を父親に見抜かれ罰を受けるのではないかという恐れが高まり，母親への執着を抑制しようと努めるのである。

　もちろん，思春期男子はこのような家族内の関係性をめぐる葛藤を支え緩和してくれる強力な援軍として，仲間集団との一体感や学校活動の成功から派生する自己効力感など家庭外からの支援を持っていることはすでに述べたとおりである。しかし，こうした家庭外の関係性や活動から得られる支えは，それを維持するためにしばしば実力を超えた過剰適応を子どもに強いることになる。もしこうした支えの均衡が破れ，すでに触れたホメオスタシスが崩れるとひきこもりが生じ，母親への急接近状態が継続する事態が生じる。これが思春期男子のひきこもりの特有な状態像を派生するのである。

　不登校が開始すると，思春期男子の母親との結びつきはたちまち退行的な質を深めていき，母子で一つのカプセルに包まれたかのように，母子が家族の中で孤

立するという事態が生じることが多い。もはや父親を寄せ付けない母子の強い結びつきがひきこもり，すなわち不登校の中高生ではしばしば顕在化してくる。

このような思春期男子のひきこもりに対する支援のさしあたっての標的が，上記のような母子の結びつきの亢進状態と，母親の家庭内での孤立にあることは言うまでもない。そして，その役割を果たす主たる支援者は父親であることは明らかである。父親がいかに母子の強い結びつきに関与し，両者の距離を健全な間隔まで拡大できるか，そして母親と距離が開き始めた思春期男子にどのような新たな支えを提供できるか，それらに応えるのが父親の役割となる。しかし，大半のひきこもり状態では父親は子どもから強く拒否されており，そこに介入するには繊細で緻密な工夫と，腹を据えた辛抱強さが必須である。このような活躍を父親単独で実行することは極めて困難であり，専門的な支援者による指導と支えを得ることが推奨されている。

父親の関与を支えるうえで専門家が心得ておくべきは，息子を強引に学校へ連れて行かせるといった動きを求めるべきではないという点である。父親がそのような動きをする局面が皆無とは言えないものの，それが関わりの早い段階にやってくることはきわめて稀であることを心得ておきたい。父親の役割は，第一に母親の最前線で活動している苦労を認めることであり，母親が息子との強い結びつきと強い葛藤から少しでも距離を置く時間を持てるように努めることである。第二の役割は，自らの常識を封印してひきこもった息子の本当の気持ちに耳を傾けることであり，こうした事態に陥った息子の現実を受け入れ許すこと，すなわち「お前の思うように生きよ」と心から願ってあげることである。

支援者は両親との面接をシステム論的家族療法の観点を援用しながら，父親が母親を支え，母親と息子の間に距離を開ける努力をするとともに，父親自身が息子と近い関係を結べるくらい息子の現状を受け入れることを目指し，父親と母親の双方のエンパワメントに努めることが求められる。その一方で支援者は，ひきこもった思春期男子に家族ではない支援者として穏やかに近づき，ひきこもりに伴い均衡を破って肥大した自己愛の鎮静化と，子どもの社会への関心を育むことを目指した長い道のりを，子どもが自らの能動性を実感できるよう焦らず地道に支えなければならない。

2．女子のひきこもり支援の諸相

思春期女子の男子と最も異なる点は母親との関係の重要性と，同時にその微妙さにある。女子にとって母親は幼児期以来の愛着対象であり，ライバルでもある。

女子は幼児期の後半に父親への愛着と野心を防衛するため，母親の能動的で支配的な側面（ファリック・マザー）に同一化する。そのため思春期の後半に至るまで，女子は女性性の全体像を受け入れることに抵抗を感じ，男子のように活動的なお転婆さに執着する傾向がある。しかし，第二次性徴の開始とその最も象徴的な現象である月経発来（すなわち初潮）は女子の心身に大きな衝撃を与え，女子は自らの女性性と直面することになる。

　この過程の最も強力な支えの一つは男子と同じように親密な同性の友人関係や学校活動での成功であるが，もう一つ母親との関係に支えられることの重要性を忘れてはならない。

　ライバルでもあり続けた母親への接近は，男子のなりふり構わない幼児のような甘えという形態を通常はとらず，甘えと見せかけない甘え，依存と見せかけない依存を母親に向ける。あたかも友人同士のような親しげな母親とのおしゃべりや愚痴を語ること，そしてそれにふさわしい距離まで母親に近づくこと，それらが男子の露骨な甘えと同等の支えとなるという点が，この年代の女子の特性である。このような娘の接近を母親が自然に受け止め，話を最後まで聞いてくれる，そのことが思春期女子には何物にも代えがたい支えとなる。

　一方，思春期女子と父親との関係は非常に特異なものとなる。思春期の開始期に内的な衝動の高まった女子は，父親を異性として意識することに強い不安を覚え，本能的にそれを隠し，父親を遠くに押しやろうとする。この年代の女子が父親を忌避し，「不潔」と感じるのはこのことの現れであり，父親は「離れていて」という娘の心の叫びと理解し，適切な距離を置くべきである。

　思春期の女子が不登校となってひきこもると，友人との交流は決定的に減少する。もともと友人関係の破綻が不登校に陥る契機となっていることも多いことから，友人あるいは仲間集団でうまくいかなかったという挫折感の強さは男子に勝るとも劣らないと言ってもよいだろう。

　家庭にひきこもった思春期女子の多くは，やはり男子と同じように母親に常よりも接近し，母親との結びつきは均衡を欠いて強まっていくことだろう。しかし，この母子の結びつきは，いきなり男子のように急激な退行が生じるのではなく，母親に露骨に甘えるかどうか迷う葛藤の強い段階を経て，ついには母親への強い依存が前景に現れ退行が深まるという経過をたどる。この退行した母子関係の進行経過で，母親にしがみつき幼児のように頼るという側面を持つことに加え，横暴に母親を支配し統制しようとする側面を併せ持つケースが多いのは男子の場合

と同様である。稀に，初期の両価的な姿勢が持続し，母親を強く拒否し自室にひきこもって関わりを拒絶し続けるというケースに出あうこともある。

不登校状態の思春期女子は父親を以前にも増して避ける傾向があり，男子と同様に父親が帰宅するやいなや自室にこもってしまうという行動を示すケースが多い。その一方で，父親の自分に対する感情に非常に敏感となり，父親の言動に一喜一憂する傾向も見られる点で，男子の父親を「煙たがり回避しようとする」姿勢とは異なるように筆者には感じられる。

このような思春期女子のひきこもりと最前線で直面する母親は支援のために何をなすべきであろう。ここでも母親はひきこもる娘の愚痴や繰り言を批判なしに聞くことがまず求められる。これまで，自分たち母子はそのような話ができていただろうか，つまらない愚痴と聞き流したり，頭から否定したりしていなかっただろうかと振り返る必要がある。

娘が不登校になって治療・支援を受けたことで初めて娘の話を黙って聞くことの重要性を知った母親や，そのような話し合いが楽しいと感じた母親も実際には多いはずである。治療・支援はそのような母-娘関係が展開できるように努めることから始まる。こうした支援を通じて，思春期女子のひきこもりに親として真剣に向かい合ったことが，思春期にふさわしい母—娘関係の原点に帰り，娘の自立に貢献できる母親となれる絶好の機会であることを理解してもらえたら，思春期女子のひきこもり支援はその峠を越えることができるだろう。

父親の果たす役割はこうした母親と娘の関わりの展開を，母親の努力を認めることで大きく支え，母親の焦りをなだめ，母親のストレス発散のために二人で外出するなどのサポーター役に徹するべきである。治療・支援の場では，「間違っても自分のほうが娘の気持ちがわかると勘違いして母親よりも前に出ようとしないこと」を父親に理解してもらうかかわりが必要である。

まとめ

ここまで思春期の子どもの不登校について，思春期心性が持つ不登校親和性について考察するとともに，思春期の心性は男女で一定の質的相違があること，そのために男子と女子には微妙に不登校像の相違がみられることについて論じてきた。思春期の不登校をこのような年代特異性から展望し，それを治療・支援にどう生かすかという課題にもある程度議論を進めたが，まだまだ触れられていない部分がたくさん存在する。

不受校の支援は複数の機関が関わる総合的な技であり，場所から場所へ，時間から時間へのつながりを作り上げることが大きな目標である。その目標を意識した支援を行うために以下に支援の心得をいくつか挙げることで本論のまとめとしたい。

①支援者はひきこもった思春期の子どもを無理やり動かそうとしているのではないと伝える努力を惜しまない。
②社会へもどすことを急ぐより，今，此処で生じていることの理解と解決策を子どもと共に探りながら，周りと自己とを見つめる心の余裕の拡大に取り組むことが肝心である。
③ひきこもった子どもの社会への密かな思い，密かな野心を理解し，そのためには，これまでの自分を少しだけ，ほんの少しだけ修正することに力を向けるよう支援する。
④ひきこもり支援は家族支援の場でもあることを忘れない。親が家族の抱えてきた課題を修正しようとする動機を見出し，これに取り組むことを支える。
⑤親はひきこもるわが子の奴隷にも支配者にもなってはならないことを伝え続け，親が焦らず，臆せず，あきらめずに子どもを受容できるよう支える。

　以上のような心得を心に支援は行われるべきであるが，実際には子ども自身だけでなく，親も，教師も，そして治療・支援者も，動き出すまでの中途半端な状況に苛立ち，「もっと完全な回復を」と，強い焦燥感とともに思いがちである。この完全な回復というイメージにこだわるより，「中途半端でも社会と関わる場や仕事を持つことのほうがどんなに豊かな気持ちを与えてくれることか，いささかなりとも苦労を共有する仲間がいることがどんなに勇気を与えてくれることかという実感を一つ一つ経験しなおし，あるいは初めて経験していく過程こそ人としての成熟を得る唯一にして最高の方法である」という思いを子どもとその家族に伝え続け，支え続けることが思春期のひきこもり支援の要諦ではないだろうか。

文　　献

1) 思春期のひきこもりをもたらす精神疾患の実態把握と精神科治療・援助システムの構築に関する研究（主任研究者 齊藤万比古）：ひきこもりの評価・支援に関するガイドライン．http://www.ncgmkohnodai.go.jp/pdf/jidouseishin/22ncgm_hikikomori.pdf, 2010.

第21章

思春期の精神療法をめぐって

はじめに

　ここでは，精神療法の観点から「青年期の精神科治療とは何か」という設問に回答するという課題と直面した筆者の自問自答をそのまま表現しようと思う。言うまでもなく表題の「青年期」にadolescenceの日本語訳である。筆者は児童精神科医であることから，表題の「青年期」を10歳から25歳くらいまでの年代にあたる広義のそれととらえ，Blos (1962)[1]が提案する相期分類にしたがって，preadolescence（小学校高学年年代），early adolescence（中学校年代），adolescence proper（高校年代）などadolescence前半の3期をまとめて呼ぶ日本語として「思春期」，late adolescence（大学年代）とpost-adolescence（23歳頃から数年間）からなる後半2期をまとめて呼ぶ日本語として「(狭義の)青年期」を採用し，主として思春期年代，すなわち小学校の5，6年生から高校生までの子どもの精神療法について述べたい。
　しばしば精神療法の対象として難しいと評されることの多い思春期（10歳以上18歳未満の年代）の子どもの治療であるが，心得ておくべきいくつかの点をつかんでおきさえすれば，この年代の精神療法がとりわけ難しいというわけではないと筆者は考えている。以下では，難しいと思われがちないくつかの問題点について筆者の考えを述べてみたい。

I なぜ治療契約を結びにくいのか

　幼児や小学校の3，4年生くらいまでの子どもの精神療法は，技法の如何に関わらず遊びの要素が加わったものとなるため，子ども本人が治療に大きな抵抗を示すことはあまりない。したがって，その年代の子どもの治療契約は親の治療意欲や子ども理解の水準に負うところが大きいといってよいだろう。ところが，小学校高学年から高校生年代までの子ども，とりわけ中学生の精神療法開始時には，医療契約を結ぶ過程に様々な困難が生じ，それを解決しないと治療が軌道に乗らないという状況によく出会う。

　その代表的なものに初回面接（医療でいう初診）における露骨な抵抗がある。嫌々連れてこられた，自分は来たくなかった，あるいはどうでもいいけれど治療を受ける気はないといったある種の反感や敵意を全身から発散している思春期患者の姿がそれである。同時に，治療者の親や本人への質問に不快そうな表情を浮かべたり，露骨に無視したり，あるいは親の発言に対して，一々「違う」「そんなこと言っていない」などと否定したり，食ってかかったり，小突いたりし，ときには面接途中で席を立って出て行ってしまうことさえある。

　こうした露骨な思春期患者の反治療的な態度は治療者を困惑させ，ときに「本人に治療意欲がない」と判断してしまう可能性もある。しかし，思春期精神療法の治療者として，このような初回面接における思春期患者の振る舞いを字義通りに受けとめるのは誤りである。

　思春期における本格的な心理的母親離れという発達課題との取り組みは母親との心理的距離をめぐる両価性，すなわち依存欲求と自立を妨害される恐れとを同時に亢進させるため，両者の間を激しく，かつめまぐるしく往復する情緒的不安定さを思春期の子どもは抱えることになる。この両価性ないし不安定性の亢進状態の中で，精神疾患に罹患した思春期患者は自分がいかに母親に横暴にふるまっているか，いかに社会的に求められる成果を挙げずにいるか，あるいはいかに期待される路線から外れてしまっているかといった類の罪悪感を，通常よりはるかに多く抱え込むことになる。そこに第三者である治療者の登場である。

　強い罪悪感を持たざるをえない現状を，この治療者と称する人物から叱責され罰せられるのではないかと恐れ，防御を固めるのは当然のことである。こうした思いは必然的に自分の独自性や自律性を治療者によって奪われるのではないかという強い恐れを生み，ハリネズミやヤマアラシが針を逆立てるように治療と治療

者を拒むか，あるいは平気さを強調し，挑戦的な言動を示すかどちらかの姿勢を産むことになる。思春期の精神療法は，基本的に，患者のこの心性を抱えるところからしか始まらないものなのである。

　以上のような露骨な警戒心や拒否を示さない子どもにもときに出会うことがある。内的苦痛が，例えばパニック症や身体症状症の形を採ることで，思春期患者にとって身体疾患に近い感覚で「病気」と受け止めやすい場合には，むしろ積極的に治療に接近してくる（ただし，身体症状の場合は身体疾患として扱われている限り）。あるいは，治療歴がすでに一定の期間経過しており，ある程度腹をくくったタイミングでかかりつけ医やカウンセラーから紹介され治療の場に登場した場合には，初期からある程度精神療法の導入に前向きになっていることもある。

　初回とその後何回かの初期面接では受身的・消極的な印象を与える態度で親と同行し，治療契約にも同意を示したかのように見えた思春期の子どもがしばらく治療に参加した後に唐突に精神療法の場に来なくなる場合がある。そのようなケースでは，念がいったことに，その唐突な中断の瞬間まで治療に入れ込んだ姿勢を見せており，治療者がいよいよ「作業期（あるいは徹底操作期）」に入るものと期待した直後にそれが生じるのである。このような反応は思春期の子どもの受動攻撃的な姿勢に由来する可能性が高い。強迫的なまでに過干渉で，母親に手を出す余地を与えない父親を持つ息子がその典型であり，幼い頃から一貫して存在する能動的であることをめぐる強い葛藤と，能動性を奪い続けた大人（この典型では父親）への怒りを受動攻撃的に表現した反応と理解できるケースである。

　ここまで述べてきた初期あるいは作業期への移行期で生じる様々な形の精神療法への抵抗に対応することこそ，思春期患者との精神療法が必然的に直面せねばならない重要な課題である。まず心得ておかねばならないのは，こうした思春期患者の反応を治療者が「無礼」とか「治療意欲の乏しさ」，あるいは「誠実さの欠如」などと判断しないということである。前記のような思春期特有な心性，特に高い両価性という特性を理解していると，それが治療者や治療そのものへの恐れの表現に他ならないことを理解できるのである。

　治療者は，思春期患者のこの恐れをよく理解し，抵抗に隠蔽された救いを求める本当の心を支えるという目的を見失ってはならない。治療者はただ，眼前の子どもの心性について観察と熟考を続けながら，子どもに治療に参加してほしい旨を穏やかに伝えるのである。思春期精神療法では，治療のアウトカムを誇大に提示することで子どもの抵抗を越えようとしたくなることもあるが，これは行って

はならない。子どもの両価性に刺激された治療者側の救済者空想は，治療者の気づきなしでは治療破壊的となるからである。

　もし子どもが初回面接で治療をあくまで拒否したり，作業期目前で突然治療を放棄した場合，筆者は「君の気持ちはわかりました。今は治療に参加する気持ちになれないのですね。一つ相談ですが，親御さんはここであなたについて相談を続けたいと希望しておられます。君は君，親は親ということで，親がここへ通うことは認めていただけませんか。」と提案し（大半の子どもはこの提案を拒まない），「君がここで話したいと思ったら，親御さんに伝えてください。必ずその機会を作りますから。」と付け加えることにしている。親がまず問題と向き合うことから治療が始まり，やがて子ども本人が治療に登場するという展開は思春期精神療法ではよく出会う経過の一つである。このような変法がときに避けがたいのが思春期精神療法の特徴であり，例えば児童思春期病棟での入院生活（病院内学級の利用を含め）そのものを精神療法の現場であり精神療法そのものであるととらえることもその一つと言えよう。思春期精神療法とは，このような広がりを持った自在に形を変えながら展開する関係性の現場なのである。

Ⅱ　思春期精神療法の展開を考える

1．治療関係の成立まで

　思春期の精神療法の開始段階は子どもの治療および治療者への期待と恐れという両価性の亢進状態を通過することなしには始まらないということを前項で述べた。では，思春期の子どもと治療者がそれなりに出会うことができたという実感を共有することができるのは治療経過におけるどのタイミングなのだろうか。

　筆者の経験を顧みると，多くの思春期患者が，精神療法の初期には自分の現状について青年や成人のように語ることは稀で，健康度の高い子どもほど日々の日常について淡々と話したり，治療者の質問にだけ言葉少なく答えたりするという姿勢をとり続けた。一部に，あまり抵抗を示さずに話す子どももいたが，それは比較的少数派であり，話すという距離が近づく関係性の変化に両価的な迷いを強く刺激されている気配，すなわち緊張感が急激に亢進する気配を感じ，治療者側の緊張も高まらざるをえないケースのほうがずっと多かったと筆者は記憶している。

　もちろん，初期から内的な苦痛を多弁に語りながら露骨に援助を求めてくる思春期患者や，他罰的に他者への怒りを噴出させ，言葉を尽くして他者批判に熱弁をふるうケースに筆者も多く出会ってきたが，そのような反応を示す患者の場合，

その病態水準はパーソナリティ障害水準，あるいは精神病水準であることが早晩明らかになるという展開を示したケースが多かったと思う。

初期には大半の思春期患者は，自分の問題で登場したはずの精神療法や診療の場で，他人事のような姿勢や何も起きていないかのような態度を示すのが一般的なのである。そのような姿勢を示しながら，なぜか必ず精神療法の場に通ってくる，それが治療関係の成立し始めたサインである。逆に，初期から抵抗も見せずによく話してくれる子どもの場合，言葉が少なくなってきたり黙りがちとなったりすること，早口がおさまってくること，あるいは話し声が小さくなり不自然に高い調子が鎮まってくることなどは治療関係の成立してきたサインと理解すべきである。

この時点までに，思春期患者は治療の場と人（治療者）の安定性，あるいは侵入的でなく受容的であることなどといった治療環境の質と量をある程度測り終え，自分を託そうという覚悟を固めるのであろう。導入期における治療者は子どものこうした治療への抵抗や構えを当然あるものとして受け入れ，この姿勢の防衛的側面をはやまって指摘すべきではない。治療関係が確立するまでの導入期には，治療者は何気ない日常的な話題を語る思春期患者の背景に流れている優勢な気分や感情に注目し，言葉にならないそれらをとらえることに努める。当然ながら，子どもの両価的心性に対してはそれを受容することを優先し，早すぎる解釈や明確化・直面化は避ける。

2．作業期あるいは徹底操作期

思春期精神療法では，治療関係が成立したからといってたちまち「治療的に有意義な言語的交流」がスタートするというわけにはいかない。導入期に続いて，何気ない日常的な話題やそれに対する都合のよい自分勝手な解釈を話し続ける面接を繰り返す思春期患者も多い。その何気ない話題を通して自己の内面を象徴的，あるいは間接的に表現しているのだと治療者がとらえ，その話に耳を傾け，そこに散りばめられた本音や実感を感じ取りながら，何気ない平凡な感想を返していくことを続ける間に，治療はおのずから熟していくのである。

そしてある時，子どもは自分が抱えてきた苦悩や苦痛について唐突に話しはじめたり，距離を置いていた領域の行動，例えば不登校の中学生が適応指導教室に始めて参加するといった行動に打って出たりする。おそらくそれは，ようやく症状形成の主要因となっていた内的課題と直面し，取り組みはじめたことを示すサインなのだろう。

初期に治療に対して過剰適応的で，どんどん洞察的な発言をしていた不登校の中学生が，治療関係の成立とともに登校を再開するといった急速な前進を示したが，その後まもなく，再び欠席を続けるようになるケースを筆者は多く経験した。ある女子中学生は，再欠席が始まった時期の面接で，それまで見せたことのなかった治療のキャンセルや，治療者と二人になることの拒否，あるいは治療中の沈黙などを何回かにわたって示した。こんな展開もまた，自分が抱えてきた課題に真摯に直面し，取り組みはじめた思春期患者の心性を示唆する姿である。実際そうなって初めて，この女子中学生は自分のさみしさや親への愛着と不満といった本当の気持ちについて語り始めた。

　おそらくはここまでが作業期の導入部であり，そこには紛れもなく自己と直面している子どもの姿がある。この手応えが明確になってきた段階での思春期患者の内的課題は，通常の思春期心性に通じる著しい流動性を持っているという特徴がある。この流動性とは，奔流に喩えられるほどダイナミックに変化し，同時に前進と後退の反復を繰り返す思春期心性の発達過程の特性そのものである。本来，徹底操作とは重大な葛藤を越えていくための，成功しては崩れ，成功してはまた崩れるというシジフォスの神話のような往復運動の果てしない反復という側面がある。この反復の中からやがて，課題としての葛藤へのより合理的な対処機能を獲得していくというのが，技法の違いを越えた精神療法の作業仮説であるといってよいだろう。この作業期の反復的過程に思春期心性の流動性，すなわち往復運動のどちらの方向へ向けてもあらわれる変化量の大きさが加わることで，思春期患者の徹底操作は，成功した際の尊大なまでの自信と，崩れた際の全否定に近い失望感の激しさのどちらをも支えねばならないという不屈の覚悟を治療者に求めることになる。

　治療者はこの徹底操作の反復性に耐えて生きのびることを義務として課せられた存在である。反復の中にある密やかな前進を感知し，その一見無駄な反復にしか見えない思春期患者の内的な営みを護り育むために，治療者は治療の停滞に苛立つ自らの自己愛性を統制し，思春期の心身にわたる発達路線についての深い理解を支えとして，生きのび，かつ治療に成功しなければならない。

3．思春期精神療法の終結

　思春期の子どもの精神療法終結は，現実生活が求めてくる制限に大きな影響を受けざるを得ない。そのため，学年の変わり目や，特に進学による学校の変わり目に治療終結を設定せざるを得ないことはよくあることである。特に転勤など親

の事情による転居は治療終結の決定的な理由となるだろう。治療終結は，思春期の子どもの場合，治療者から言い出すよりは，親が言い出すことのほうが多く，その理由は上記のようなタイミングによるものの他に，担任教師や祖父母などから必ず抜ける授業があることへの懸念や，治療そのものの必要性への疑問を表明されて動揺した結果であることも多い。

　治療者はこうした理由と子どもの治療状況とを天秤にかけて終結を受け入れるべきか否かを判断するために，率直に本人および親と話し合わなければならない。もしその時点での治療中断を避けられない場合には，治療者の務めは親の理解のなさに腹を立て叱りつけることではなく，いずれ治療が必要だと親あるいは子ども自身が思うことがあったら，どう治療を再開できるか，どう治療を求めることができるかを過不足なく伝えることである。

　一般的に，思春期精神療法の目標は第一に治療を求める契機となった精神症状の消退であることはいうまでもない。しかし，思春期の精神療法は症状治癒だけを目標にするわけにはいかない場合がほとんどである。すなわち思春期精神療法の第二の目標として，思春期心性の健康な発達の再開に貢献し，その前進過程を守り，ついにはほぼ健康なパーソナリティの形成あるいは統合に至る端緒を患者が確かにつかむことを目指すという観点を，治療者は持っていなければならない。症状は患者を精神療法へと導いてくれるが，精神療法が取り組むのは実際には症状の背景でうごめく手ごわい葛藤や外傷の激しい痛みであり，精神疾患発現による思春期発達の挫折あるいは順調な発達路線の剥奪という事態である。それらの解決に寄与することこそ，思春期精神療法の真の目標であると筆者は考えている。

　この思春期精神療法の治療目標からすれば，思春期が終結し，青年期への移行が生じる高校生年代の後半期から大学生年代の初期にかけて，パーソナリティの比較的安定した展開に一定の信頼が置けるようになったなら，そのタイミングで治療終結を検討すべきであり，実際にこの段階で治療終結になるケースは多い。そのタイミングでの終結は，治療開始段階で思春期の子どもや親が持っていた想定をはるかに超えた長い期間となることが多いため，その合理的な理由と意義を子どもや親と共有するために，治療者はくりかえし話し合っていかねばならない。

　その一方で，治療者が陥りやすい危険な傾向として「終わりなき治療」に陥る危険に触れておきたい。治療が長期にわたるケースがあることと終わりなき治療とは似て非なるものである。終わりなき治療となる原因には，第一に治療者と患者が分離をめぐる葛藤を意識することなく共有してしまうこと，第二に患者の受

動攻撃的な怒りによって治療の成果を見出せないまま終結できなくなっていること，そして第三に治療者の自己愛的な救済者空想に患者が屈して「永遠の患者」の役を引き受けていることなどが考えられる。終わりなき治療となることを回避するのは難しく，治療者がそうであることに気づき，その克服に患者と共に取り組む辛抱強い作業を引き受けることが唯一の手段となるだろう。

通常，治療の終結は淡々とした作業となるはずである。後ろ髪を引かれる思いの患者はまだ治療を終えていないのであり，治療者の終結期の作業が十分でないのかもしれない。一方，後ろ髪をひかれ，深い喪失感に襲われる治療者は，治療を自らの自己愛を満たす手段として必要としている可能性が高い。こうした心性を自ら洞察できるようになるためには，臨床経験とケースに対するスーパービジョンを受けることを通じた修練が治療者としての自己形成のある段階で必須である。

Ⅲ 思春期精神療法の治療者が心得ておくべきこと

すでに述べてきたように，思春期精神療法の治療者は，他の年代の患者に対する精神療法とは別の特有な考え方があることを心得ておかねばならない。以下で，治療者が自覚しているべき心得の中から重要と思われる三点を挙げ，本章のまとめとしたい。

a）思春期精神療法には，1回1回の面接がいつ最後の面接になるかわからないという側面が常にある。治療初期はもとより，治療関係が確立し，本来なら治療が最も安定する作業期に入っても，親の都合や治療に対する親の抵抗の高まりなどの事情で治療継続が難しくなることがある。親から十分に自立しておらず，経済的にも依存せざるを得ない思春期の子どもには，このような事態に抵抗する手段は乏しく，多くは治療中断につながってしまう。治療者は，このような可能性を織り込んで，常にどこかで治療の一回性を意識していなければならない。そのため，「今日の面接で治療は終わるかもしれない。この子どもはここまでの治療から何を得て，今後の人生の支えとするだろうか」と自問し，患者である子どもの生あるいは存在に対する慈しみと祝福を常に意識していなければならないだろう。これが，このような事態に対応するための治療者にできる唯一の努力なのかもしれない。

b）治療の徹底操作段階の反復性に耐えることが求められる。症状の改善と逆戻りを繰り返す徹底操作期を通って，ようやくたどり着くことのできるのが症状

の改善と思春期のパーソナリティ発達である。治療者は，徹底操作期の症状の改善と増悪の反復，すなわち患者や親の希望と失望の反復をそのまま受け入れる容器となり，この反復運動に伴走しなければならない。操作期を通じて，この役を引き受ける受容的で，強靭で，程々に楽天的な治療者の姿勢は，患者‐治療者間の相互交流過程で生じる治療者への同一化や理想化を介してゆっくりと患者の自己ないしパーソナリティに取り入れられていくことが期待される。

　c) 精神療法を通じた思春期患者の真の変化はいつでもほんの少ししか生じない。すなわち，精神療法による生き方の修正とは，あくまで微修正に過ぎないのであるが，患者にとってその意義は限りなく大きいということを治療者が十分に理解していなければならない。経験の乏しい思春期の子どもはこの微修正が持つ意義をなかなか理解できない。そのため思春期患者は治療に失望や怒りを感じやすく，治療者はそうした感情に注目しつつ，親と子どもの焦りを受容し，「早すぎる治療中断」という行動化につながらないような支援を続けなければならない。

文　献

1) Blos P (1962) On Adolescence : A psychoanalytic interpretation. The Free Press, New York, London.（野沢栄司訳 (1971) 青年期の精神医学. 誠信書房, 東京.）

増補版 あとがき

　本書増補版は2015年9月末に横浜で開催された第56回日本児童青年精神医学会総会の場で金剛出版の中村奈々氏からアイディアを頂戴し，検討してきたものの成果である。増補版のための諸言でも書いたように，本書初版が世に出た第47回日本児童青年精神医学会総会からちょうど10年を経過した2016年の第57回総会が目前に迫ったこの時期に，装いも新たに本書が世に出ることは筆者にとって感慨深いものがある。本書増補版が不登校論の過去の議論と現在の不登校論とをつないで，不登校と思春期心性との深い関連をとらえる観点を一貫したものとして示すことに成功しているなら，増補版を世に出す目的は達せられたと言ってよいだろう。第6部の3つの章が付け加わったことで，新しい読者にも，すでに本書初版を手にしたことのある読者にも，本書が過ごした10年におよぶ年月の味と現在の新たな閃きを感じさせる味とを違和感なく融合させた1冊と受け止めてもらえるなら幸いである。

　本書初版を辛抱強く10年間世に出し続けてくださり，今回の増補版の企画にも温かい声援を送ってくださった金剛出版社長立石正信社長と，本書が世に出るまでの1年間，ファリックでありすぎず，かといって軟弱でもない確かな力で，とかく作業の遅れがちな筆者の背中を押し続けてくださった中村奈々氏とに心から感謝する。お二人の助力が無ければ本書増補版が世に出ることはありえなかった。

初版 あとがき

　本書は筆者の初めての個人論文集である．熟成していない荒い論理や，全体を見通せていないがゆえの表現のあいまいさが嫌でも目につく過去の論文をまとめることに，当初はいささかの躊躇と抵抗を禁じえなかったことはいうまでもない．それでも，これら18編の論文を並べてみると，児童思春期精神医学をめぐる筆者の思考や感覚の変遷，そして児童精神科医療の実践の跡を，まるで昨日か一昨日のことのように生々しくたどることができた．その作業は意外にも心楽しいものであり，また当時あいまいだった不登校をめぐる論理や表現を少しだけ手直ししてみるだけで，その展望が一気に開けていくような感覚を味わえた箇所もいくつかあった．そうこうするうちに筆者は，本書をかまびすしい不登校論争の渦中に放り込む結果になったとしても，いささかの感覚と理解を共有できる読者に本書を届け，感想や批判を受けてみたいという希望を抱くようになっていた．いうまでもなく，本書は一貫性を持って一気に書き上げた著作ではなく，書かれた時も場も状況も異なる個々に独立した論文の集合であるため，その内容には重複する部分も少なくない．緒言にも書いたが，これはいわば螺旋階段を上るように同じ用語や図，あるいは論理をくりかえし取り扱いながら，徐々にそれらの意味を磨き，贅肉をそぎ落としていくという方法であり，筆者にはその方法が合っていたようである．願わくは，この反復の中で変化していく筆者の感覚や論理の軌跡をたどることを，読者諸氏が是とされんことを．

　本書が出版されるのは，筆者が大会会長を務める第47回日本児童青年精神医学会総会が開催されている頃であろう．その総会での会長講演として，筆者は「不登校の児童青年精神医学的観点」という演題で話すことを予定している．いうまでもなくこの演題名は本書の題名と共通のものであり，その内容は本書の準備作業中に抽出されてきたエッセンスということになる．そのような経過もあって，本書の表紙は第47回総会のポスターで採用している絵を用いた．この絵は筆者の長女綾が幼児期に描いた殴り書きを妻啓子がポスター用の原画としてデザインしたものである．

本書がこのように現実の書物となって世に出るまでには，金剛出版の石井みゆき氏の年余にわたる実に辛抱強い支援と励ましがあったことを特に記しておきたい。また，同社の高島徹也氏には校正段階を中心に，表現やレイアウトに関する繊細で行き届いた指摘を多数いただき，本書の完成度を高めることができた。両氏に心より感謝したい。

2006年9月
齊藤万比古

索引

〈あ行〉

アスペルガー障害（症候群） 18, 20, 28-29, 48, 67, 236
いじめ 25, 28, 39, 46, 77, 90, 115, 190, 206, 215
　　　――の常態化 219-220
　　　――の初期構造 218, 220
　　　――の鎮静化 220
　　　――の定義 215, 218
　　　――の不透明層 219
異種性 142
依存性人格障害 137, 150
居場所 29, 57, 111, 134
うつ病 28, 76, 138, 163, 189, 205-206, 234
　　　――性（気分）障害 137, 161
エディプス 98
　　　――三角 65
塩酸メチルフェニデート 183
親ガイダンス 55, 97, 99, 102-104, 106
　　　集団 123
親カウンセリング 55, 181
親子同席面接 103
親の特性 15
（母）親への過剰接近 25, 41, 63-65, 70-71, 133, 178, 229-230
親面接 179, 193-194

〈か行〉

解釈 116-117
回避 16, 20-21, 25, 47, 52, 61, 66, 69-70, 76, 85, 90, 92, 98, 111, 120-121, 124, 136-137, 161-162, 188, 190-192, 239
　　　――性 16, 92
　　　――性障害 147, 160
　　　小児期または青年期の――性障害 53, 160-161
　　　――性人格障害 76, 137, 150, 162-163
回復過程 72, 134, 138

下位分類 20, 26-28, 35-38, 48, 53-54, 86, 100, 111, 113, 126, 133, 148, 161-162, 166, 186-187, 191
　　　家庭内暴力の―― 186
開放的なグループ（open group） 109
解離性障害 150, 232
加害者 217
核家族 146, 159, 188, 194
学習障害 20
拡大家族 146, 159
過剰適応 26-27, 36-37, 101, 149, 191, 229, 233
過剰不安障害 18-19, 53, 82-83, 90, 147, 160
　　　小児の―― 90, 133
家族機能 21, 28-29, 189
家族（内）力動 25, 32, 188
家族療法 55, 97, 106, 123, 188, 194
　　　システム論的―― 188
学校 14, 16-17, 24, 51, 61, 68, 70, 77, 98, 115-116, 122, 175, 190, 205, 228-229, 233-234
　　　――恐怖症（school phobia） 6, 15, 24, 33, 53, 142, 160
　　　――ぎらい 50, 88
　　　――原因論 14, 32, 51, 52
　　　――不適応対策調査研究協力者会議 15-16, 32, 51
　　　――教育に対する中立性 99
活動的集団療法 123
家庭内暴力 27, 41, 43-47, 65, 68, 71, 75-76, 82, 99, 119, 138, 147, 159-160, 166, 175, 185, 233
　　　気分障害に伴う―― 186
　　　統合失調症に伴う―― 186
　　　脳器質性疾患あるいはてんかんに伴う―― 186
　　　非行に伴う―― 186
　　　精神遅滞あるいは広汎性発達障害に伴う―― 186
環境 21, 25, 27, 35-36, 38-39, 60, 62, 189-190, 207, 223

学校―― 15, 38
　　　治療的―― 123
　　　養育―― 14, 224, 237
観衆　217
管理教育　25
機能の全体的評定（GAF）尺度　193
気分障害　19, 90-92, 161, 163, 186, 193
気分変調症（気分変調性障害）　18-19, 28, 82, 91, 133, 138, 147, 150, 160-161, 163
虐待　22, 68, 93, 185, 188-189, 206, 224, 235, 237
逆転移　110, 117, 124
境界水準　106, 109, 111-112, 114-115
境界性人格障害　47, 54, 117, 137, 150, 162-163, 193, 206
境界知能　20, 66, 193, 235
境界例　162, 186, 189-190
恐慌性障害　149
強迫症状　27, 41, 44, 70-71, 75, 99, 119, 122-123, 147, 190-191, 193, 195, 233
強迫性障害　19, 28, 54, 90, 160, 162, 193
強迫的な性格傾向　188
拒食　122, 233
グループ内グループ　111, 114-115
経済状態　24
欠損家族　206
現実原則　126
　　　病院の――　121, 123
行為障害　92, 179-180, 189, 192-193, 236
　　　家庭内に限られる――　192
攻撃性　33-34, 37-39, 46-48, 70, 89, 98, 105, 117, 123, 180, 183, 188, 207, 225-226, 233, 237
子どもと環境との相互作用　228
子どもの性格傾向　189
コミュニケーション障害　20

〈さ行〉

罪悪感　24, 33, 40, 55, 89, 120, 124, 178, 195, 206-207, 230
再接近危機　100
再登校　35, 51-52, 55, 73, 99, 135, 210
　　　――率　154, 159-160, 197
作業
　　　――期　113-115, 126-127
　　　――同盟　104
挫折体験　191

死因別死亡率　200
自我
　　　――機能　120, 228
　　　――理想　100-101, 125, 224
自己
　　　――愛　47, 51-52, 101, 109, 117, 120, 122, 137, 224, 239-240
　　　――感覚　207
　　　――像　101, 103, 137
自殺　65, 70, 92, 200
　　　――願望（希死念慮）　203-204, 212
　　　――企図　27, 44, 200, 203
　　　――手段　201-204
　　　――の直接動機　205
　　　――率　201
　　　意図的――　208-209
　　　偶発的――　208
　　　集団――　208
　　　辺縁的な意図的――　208
思春期　6, 27, 32, 36-37, 39, 41, 47, 54-55, 60-62, 64-68, 70, 75, 77, 97, 99-100, 108-111, 113, 115, 117, 120-121, 124-126, 160, 162, 174, 177-178, 180, 182, 185, 197, 210-211, 215, 221-222, 224, 228, 236, 239
　　　――前期　191, 204, 222-223
　　　固有の――　222
　　　前――　54, 97, 99-101, 103, 105, 108, 113, 120-121, 124, 126, 163, 190-191, 204, 209-210, 212, 221-223
自傷行為　90, 126, 209-210, 233
死生観　204
児童相談所　57, 183, 187
社会恐怖　76, 90, 133, 137, 149, 160-161, 163
社会適応状況　45, 132, 137-141, 143-149, 151-154, 158, 164-167
社会的差別　217
社会との再会段階　21, 26, 28, 34, 45
社会不安障害　18-19, 28
終結期　116, 126, 128
受動攻撃的　48, 69, 103-104, 112, 180, 200
受容と制止の混合比　115
準備状態　205
障害のない欠席者　161
衝動　100, 105, 187, 207
女性性　115

人格　50-51, 54-55, 77, 120, 136, 188, 205
心気症　19, 28, 35, 78, 84, 91, 190, 232
人口動態統計　200-201
身体化　35, 99, 147, 161, 166
　　——障害　19, 28, 83-84
身体症状　27, 32, 34, 41, 43-44, 56, 63, 65, 70, 77-86, 89-91, 128, 147, 160, 231, 232-233
　　　　心身症的——　27, 43-44, 79, 231-232, 235
身体表現性障害　19, 84, 91, 161
心理機制　205, 207, 209, 212
心理的成長　77, 120-121
睡眠
　　——障害　27, 41, 44, 123
　　——相遅延症候群　56
スキゾイド人格障害　54, 137, 162
脆弱性　20, 32-38, 40-41, 44-46, 66-67, 189, 204, 235
精神科児童思春期病棟　121
精神遅滞　20, 66, 186, 235
精神病　19, 44, 54, 65, 68, 84-86, 92, 109, 136, 163, 186-187, 189, 236
精神療法　98-100, 104, 106, 123, 134, 182, 193-196
　　　個人——　55, 96-97, 108-109, 112, 123, 182-183
　　　支持的——　55
　　　集団——　55, 96-97, 108-117, 123, 125
青年期　6, 27, 36, 48, 58, 76, 97, 100, 108, 115, 124, 175, 185, 226
摂食障害　99, 233
選択性緘黙　91, 133, 161
全般性不安障害　28, 90
躁うつ病　68
双極性（気分）障害　19, 29, 92, 136, 236-237
早熟性　206
相補的共生関係　224

〈た行〉
大うつ病　19-20, 29, 85-86, 92, 138, 147, 150, 163
　　——性障害　29, 92
怠学　24, 27, 48, 57, 68-69, 92, 236-237
退行　21, 27, 41, 44, 47, 54, 61-62, 64, 68, 71, 92, 100, 104, 109, 112, 127, 137, 162, 190-191, 221, 223, 230, 234, 239
第二の個体化（過程）　37, 39, 41
多軸評価　19, 32

脱感作療法　98
注意欠陥
　　——／多動性障害（ADHD）　18, 20, 28-29, 38, 48, 92, 175, 179-180, 182-183, 189, 193, 235
　　——および破壊的行動障害　179
　　——障害（ADD）　105
中間的・過渡的　61
　　——な対象　121
　　——な場と時　121
仲裁者　217
長期化　35, 66, 75, 78, 98-99, 119-121, 128
長期経過　65, 76, 154
長欠児　50
超自我　103, 113, 125, 222, 224
　　——不安　101
挑戦　101, 111, 113, 115, 122-123, 125, 127
直面化　85, 106, 128
治療
　　——・援助　21, 28-29, 32, 46, 48, 50, 141, 158, 164, 166-167, 238
　　——技法　96, 108-109, 117, 123, 196
　　——者　18, 52, 55-56, 82, 96-106, 109-117, 126, 133, 140, 182, 194-195
　　——者の役割　116
　　——スタッフ　121-127, 196, 208
　　——的教育　123
　　——目標　28, 54, 98, 101, 103
追跡調査　46, 163, 209
抵抗　96, 108, 111-112, 120, 124-127, 180-181
　　——期　109
適応群　45, 138-141, 145-147, 149, 152-156, 158-162, 165-167
適応指導教室　14, 29, 52, 57
適応障害　18-19, 25, 28, 54, 82, 90-91, 133, 138, 147, 150, 160-161, 166, 193
手首自傷症候群　209
徹底操作　117
転移　101, 124
　　——の分裂　124
転換
　　——・解離症状　147
　　——症状　27, 44, 83
　　——性障害　19, 54, 84, 91, 133, 232
同一性障害　150, 160, 162

登校拒否 (school refusal)　6, 15-16, 24, 33, 52, 53, 97, 108, 119, 142, 190, 208
　　──研究　50
　　──治療　52, 54-56, 58, 97, 106, 108
　　境界例型──　106, 111, 126-128
　　思春期型──　97, 99-100
　　年少型──　98
統合失調症　6, 19-20, 25, 29, 47, 54, 68, 76, 85-86, 92, 109, 136-138, 150, 160, 162-163, 166, 186-187, 189-190, 193, 195-197, 205-206, 236
導入期　103, 111-113, 116, 126-127

〈な行〉
仲間集団　37-39, 55-56, 61-63, 67, 69, 74, 83, 92, 98, 100-101, 103, 105, 108, 113-115, 120-121, 123-125, 127, 224
入院治療　45, 56, 83, 96-97, 106, 109, 119-121, 124-128, 151, 154, 156, 161, 183, 193, 196, 208, 210
　　──の構造　121
　　──の利点　120-121
入院の適応　56, 119
ネグレクト　24, 68, 93, 224, 237
能動性　74, 105, 125, 126

〈は行〉
破壊性行動障害　161
馬鹿さわぎ　125, 127
発達障害　5, 20, 48, 60, 66, 187, 235-236
　　軽度──　18, 20, 28-29, 35, 39, 46, 48
　　高機能広汎性──　18, 39
　　広汎性──　5, 20, 66-67, 92
　　特定不能の広汎性──　20
発達性協調運動障害　20
パニック　27, 44, 123, 134, 137, 234
　　──障害　19-20, 90, 137, 234
　　──発作　90, 233
反抗　20, 48, 68-70, 72, 75, 82, 89, 91, 109, 174-175, 177-178, 180-183, 192, 230, 233-235, 237
　　──期　64, 104, 159, 189
　　──挑戦性障害　91, 133, 161, 174-175, 179-183, 189, 192-193
反動形成　101, 112, 120, 122
非24時間睡眠・覚醒症候群　56
被害・加害者　217

被害者　217, 225
ひきこもり　16-17, 20-21, 25-27, 29, 35, 41, 44, 47, 58, 63, 65-66, 71, 76, 88-92, 99, 104, 136-137, 147, 151, 160, 230, 239
　　──段階　21, 26, 34-35, 44-47
　　社会的──　26, 44-46, 63, 159, 162
非行　90, 175, 186, 191, 200, 206, 233
　　──グループ　68
　　──群　207
　　集団的──　187
　　性的──　235-236
被暴力体験　189-190
病院内学級　45, 56, 76, 82, 101, 121-123, 127-128, 136, 139, 142, 145, 147, 151-152, 158, 166, 196, 211
病棟規則　125
広場恐怖　105, 162
敏感関係妄想　27, 91, 147
不安　16, 119, 123
　　──・恐怖（症状）　90, 28, 147, 161, 232-233
　　──・焦燥感　27, 41, 44, 99
　　──障害　19, 28, 54, 82, 90-91, 137, 149
不潔恐怖　27, 68, 70-71, 90, 137, 187, 190, 233
不定愁訴　27, 65, 71, 82, 91, 232
父性の不在　16, 25, 159
物理的構造　121
不適応群　45-46, 137-139, 141, 145-147, 151, 153-154, 158, 160, 163, 165-167
不登校　5, 16, 24, 33, 68, 77
　　──開始段階　21, 26-27, 34, 40, 44, 47
　　──準備段階　21, 26-27, 34-35, 37-38, 40, 44
　　──治療　6, 32, 84, 132
　　──の援助　22, 73-74
　　──の経過　21, 34, 69, 73, 76, 79, 84, 138
　　──の精神医学化　18
　　──の遷延化　24, 34, 44-47, 136-138, 160
　　──の治療　28-29, 148
　　──発現率　25, 88
　　過剰適応型──（登校拒否）　20, 26, 35, 37, 100-101, 106, 111-113, 126-127, 149, 162, 166
　　混合型──　20, 27, 149, 162, 166
　　衝動型──　27, 35, 38-39, 46, 48
　　衝動統制未熟型──（登校拒否）　20, 38, 105-106, 111-113, 149, 162, 166
　　受動型──（登校拒否）　20, 27, 35, 37-38,

47, 102-103, 106, 111-113, 126-127, 149, 162, 166
　　受動攻撃型——（登校拒否）　20, 27, 46-47, 103, 106
　　第二の——　136
プレイグループ　115-117
分離-個体化　98, 110, 121, 126, 204, 210, 228-231
分離不安　15-16, 25, 27, 41, 44, 53, 71, 98, 127, 178-179, 233
　　——障害　18-19, 28, 54, 82, 90, 133, 147, 160-161, 179, 193
防衛　64-65, 84, 100, 108, 191, 221, 231
　　——的な活動性　117
傍観者　217-218, 225
保護　61, 115, 120-121, 126-128, 187, 238
母子（親子）共生　16, 66, 72, 120-121, 159, 192, 194, 224
本人の要因　189

〈ま行〉

未熟な防衛機制　117
無気力　27, 56, 70-71, 103-104, 234
明確化　100, 106
妄想関連症状　27, 44-45, 147, 160, 166
妄想性障害　91
黙認する子どもたち　218-220
喪の仕事　206
モラトリアム　16, 22
問題行動　17, 40-41, 46, 77, 91, 106, 120, 126, 133, 185, 205, 227, 231, 233-237

〈や行〉

薬物依存　206
薬物療法　29, 92, 97, 123, 183, 193, 195-196
遊戯療法（プレイセラピー）　55, 82, 98-99, 103-104, 108, 123, 182-183
予期不安　25, 63, 70, 83, 90, 232
抑うつ
　　——症状　19, 27, 41, 44-45, 90, 119, 147, 160, 166, 207
　　——状態　54, 65, 70-71, 82, 90, 92, 123, 210, 234
　　見捨てられ——　20, 105
予後
　　家庭内暴力の——　197

不登校の——　138-139, 158-164
——研究　132, 138, 142, 154, 158
——調査　76, 136, 139, 164
——不定型経過　166
——不良型経過　165-166
——良好型経過　165-166

〈ら行〉

ライフイベント　21, 28, 35
両価性　41, 47, 52, 64-65, 75, 101, 133, 179, 190-191
連携
　　学校との——　183
　　多種機関の——　15
（不登校）論争史　15-16, 18, 60

〈わ行〉

枠組み　109-112, 116, 120-122, 125-128, 147, 196, 206, 225
　　中間的・過渡的な——　125

〈A〜Z〉

broken family　146, 159
chum group　222-223
co-therapist　110
DSM-Ⅲ-R　53, 81-82, 147, 149-150, 160-161, 166
DSM-Ⅳ　20, 133, 137, 175, 179-181, 189, 192-193
DSM-Ⅳ-TR　28
gang group　221-223
group roles　112
ICD-10　173, 192
individual roles　112
intact family　146, 159
peer group　222-223

〈人名〉

Atkinson, L.　25, 34, 53, 119
Berg, I.　24, 33-34, 154, 156, 161-162
Blos, P.　97, 191, 221-222
Hersov, L.　53, 121
Johnson, A.M.　15, 24, 33, 142
Mahler, M.S.　100
Shaffer, D.　205-206
高木隆郎　35, 79, 84, 190
Warren, W.　24, 162

初出一覧（タイトルは初出時のもの）

[第1部]
第1章　最近の不登校．臨床精神医学，33(4)；373-378, 2004.
第2章　不登校．別冊日本臨床：領域別症候群，40；99-102, 2003.

[第2部]
第3章　子どもの攻撃性と脆弱性：不登校・ひきこもりを中心に．児童青年精神医学とその近接領域，44(2)；135-148, 2003.
第4章　登校拒否の現状と治療．臨床精神医学，22(5)；533-538, 1993.
第5章　発達障害としてみた不登校．こころの科学，73；61-65, 1997.
第6章　思春期心性と不登校．千葉県小児科医会，29；10-16, 1998.
第7章　不登校の心身相関．心身医療，6(9)；13-20, 1994.
第8章　不登校・引きこもり．小児内科，32(9)；1290-1293, 2000.

[第3部]
第9章　登校拒否の下位分類と精神療法．臨床精神医学，16(6)；809-814, 1987.
第10章　入院治療における登校拒否の集団精神療法．臨床精神医学，17(8)；1167-1173, 1988.
第11章　登校拒否の入院治療．精神科治療学，6(10)；1141-1148, 1991.

[第4部]
第12章　不登校だった子どもたちのその後．こころの科学，87；81-87, 1999.
第13章　不登校の病院内学級中学校卒業後10年間の追跡研究．児童青年精神医学とその近接領域，41(4)；377-399, 2000.

[第5部]
第14章　反抗挑戦性障害．精神科ケースライブラリー：児童・青年期の精神障害，pp.150-162, 中山書店，1998.
第15章　家庭内暴力．臨床精神医学講座11：児童青年期精神障害，pp.339-349, 中山書店，1998.
第16章　青少年の自殺行動をめぐって．精神保健研究，37；13-21, 1991.
第17章　思春期の仲間集団体験における"いじめ"．思春期青年期精神医学，11(2)；107-114, 2001.
第18章　児童精神科医から学校への提言．思春期青年期精神医学，10(1)；21-31, 2000.

[第6部]
第19章　思春期不登校の精神医学．思春期青年期精神医学，25(2)；159-173, 2016.
第20章　ひきこもりと児童・思春期精神医学．臨床精神医学，44(12)；1573-1578, 2005.
第21章　青年期治療をめぐって．精神療法，増刊2号；186-191, 2015.

著者略歴

齊藤万比古（さいとう・かずひこ）

1975 年 3 月	千葉大学医学部卒業
1979 年 7 月	国立国府台病院児童精神科
1999 年 4 月	国立精神・神経センター国府台病院　心理・指導部長
2003 年 4 月	国立精神・神経センター精神保健研究所児童　思春期精神保健部長
2008 年 4 月	国立国際医療センター国府台病院　第二病棟部長
2010 年 4 月	独立行政法人国立国際医療研究センター国府台病院　精神科部門診療部長
2013 年 4 月	恩賜財団母子愛育会総合母子保健センター愛育病院　小児精神保健科部長
2015 年 4 月	現職：恩賜財団母子愛育会　愛育研究所　児童福祉・精神保健研究部部長，愛育相談所所長

主要著訳書

「子どもの精神科臨床」（著／星和書店）
「発達障害が引き起こす不登校のケアとサポート」（編著者／学研）
「発達障害が引き起こす二次障害のケアとサポート」(編著者／学研)
「子どもの心の診療シリーズ6　子どもの人格発達の障害」(編著／中山書店)
「不登校対応ガイドブック」（編著／中山書店）

所属学会

日本サイコセラピー学会・理事長，日本 ADHD 学会理事長，日本児童青年精神医学会・前理事長，日本精神神経学会・小児精神医療委員会委員長など

［増補］不登校の児童・思春期精神医学

2016 年 11 月 15 日　発行
2017 年 5 月 20 日　2 刷

著　者　齊藤万比古
発行者　立石正信
装丁　臼井新太郎
装画　ササキエイコ
印刷・製本　音羽印刷

発行所　株式会社　金剛出版

〒112-0005　東京都文京区水道 1-5-16
電話 03-3815-6661　振替 00120-6-34848

ISBN978-4-7724-1523-1　C3011　　　　Printed in Japan ©2016

素行障害
診断と治療のガイドライン

[編]=齊藤万比古

●A5判 ●上製 ●308頁 ●定価 **4,500**円+税
● ISBN978-4-7724-1276-6 C3047

素行障害は，多くの精神疾患と異なり，
社会的な規範に対する
問題行動によってのみ規定される。
その困難な対応への確かな指針を示す。

CRAFT
ひきこもりの家族支援ワークブック
若者がやる気になるために家族ができること

[著]=境泉洋　野中俊介

●A5判 ●並製 ●200頁 ●定価 **2,800**円+税
● ISBN978-4-7724-1324-4 C3011

若者がやる気になるために
家族ができることとは？
認知行動療法の技法を応用した，
ひきこもりの若者支援に有効な治療プログラム。

詳解
子どもと思春期の精神医学

[編]=中根晃　牛島定信　村瀬嘉代子

●B5判 ●上製 ●684頁 ●定価 **20,000**円+税
● ISBN978-4-7724-1026-7 C3047

各領域の最新の臨床・研究成果をもとに，
実践的臨床に役立つ内容を重視し，
児童精神医学の知見を広く，深く集積した
リーディング・テキスト。